中医药

劳动实践活动设计

曹颖 田春雨 李旗 王萌 主编

李继安 副主编

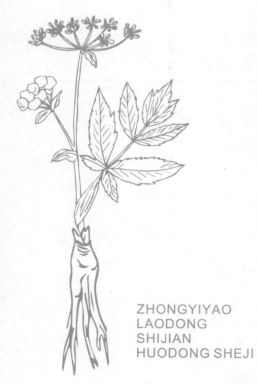

ZHONGYIYAO
LAODONG
SHIJIAN
HUODONG SHEJI

吉林大学 出版社

·长春·

图书在版编目（CIP）数据

中医药劳动实践活动设计 / 李继安主编. –– 长春：
吉林大学出版社, 2022.9
ISBN 978–7–5768–0882–7

Ⅰ.①中… Ⅱ.①李… Ⅲ.①中医教育 Ⅳ.
①R2–4

中国版本图书馆CIP数据核字(2022)第196239号

书　　名：中医药劳动实践活动设计
ZHONGYIYAO LAODONG SHIJIAN HUODONG SHEJI

作　　者：李继安
策划编辑：李承章
责任编辑：赵黎黎
责任校对：曲　楠
装帧设计：刘　丹
出版发行：吉林大学出版社
社　　址：长春市人民大街4059号
邮政编码：130021
发行电话：0431–89580028/29/21
网　　址：http://www.jlup.com.cn
电子邮箱：jldxcbs@sina.com
印　　刷：三河市文阁印刷有限公司
开　　本：787mm × 1092mm　　1/16
印　　张：13.5
字　　数：280千字
版　　次：2022年9月　第1版
印　　次：2022年9月　第1次
书　　号：ISBN 978–7–5768–0882–7
定　　价：56.00元

前　言

2018年9月，习近平总书记在全国教育大会中提出了培养德智体美劳全面发展的社会主义建设者和接班人的总体要求，并强调了劳动育人的价值，为新时代高校育人工作指明了方向。2020年3月，《中共中央国务院关于全面加强新时代大中小学劳动教育的意见》的出台，就全面贯彻党的教育方针，加强大中小学劳动教育进行了系统设计和全面部署，为高校教育教学注入了新的内涵。

为贯彻落实《中共中央国务院关于全面加强新时代大中小学劳动教育的意见》，帮助大学生掌握必要的劳动技巧，树立正确的劳动观念，华北理工大学开设了一系列劳动技能课程。这些劳动技能课与学生的专业教育相结合，既能让学生吃苦流汗体会劳动精神，又能精益求精领悟工匠精神。

中医学是中华传统文化的瑰宝，至今仍然在民族的繁衍生息中发挥着重要作用。中医药服务活动，从中草药种植、采集、炮制、制剂、日常应用到针灸推拿手法，都是中华民族祖先汗水和智慧的结晶。中医学本科教育往往侧重于理论教学和临床实践，而忽视了上述多种形式的中医药活动。这些中医药活动有些是开展临床工作的基础，有些是临床工作的延伸。让学生参与到这些活动中来，不仅有助于学生劳动精神的培养，也有助于学生更快、更深入的了解中医理论，认识中医药价值。华北理工大学中医学院共开设四门劳动技能课，分别是《中药采集及蜡叶标本制作》《中医药膳制作》《实用方剂制备》和《推拿手法操作技能》，覆盖了中医药劳动实践的多个方面。本书为中医药相关劳动技能课教材，内容包括药用植物的辨认、标本制作，常用经典方剂丸散膏丹制作，常用药膳制作和基础推拿手法等。意在使中医学相关专业学生初步了解本专业的实用价值并掌握基本劳动技能，激发学生的学习兴趣及专业自信；同时，帮助医学相关专业学生了解中医药的基础知识及中医药实用技术，为其进一步学习中医学知识奠定基础。在中医药的劳动实践中，使学生认识到劳动最光荣，劳动创造价值，劳动是创新的源泉。同时，本书能够为高等学校教育中医学专业或非中医学专业的医学知识拓展教育提供参考。全书理论与实践并重，讲清了实践的理论基础及具体的实践要点，能够为初学者提供更为便捷的学习指导。

由于时间仓促和水平有限，书中难免有一些不足之处，敬请各位读者不吝赐教，分享宝贵意见和建议，使之臻于完善。

华北理工大学

李继安

目　录

中药标本制作篇

中药方剂制备篇

中医药膳制作篇

推拿手法实践篇

》中药标本制作篇

第一章　中药的采集

本章导读

中药采集是中药学课程体系中的重要环节，不仅是对理论知识的复习巩固和验证，同时通过观察、识别药用植物，更利于掌握药用植物分类的方法。通过使用工具书、参考书鉴定药用植物，加深对理论知识的认识和实际能力培养。

第一节　中药采集的目的、方法及注意事项

一、药用植物标本采集的目的

1. 通过中药采集（Chinese medicine collection），使学生对中药的生境、生态和资源保护和利用的理论知识得到强化，既拓展了学生的知识面，使学生了解中药资源调查的基本技能、方法，也培养学生独立工作的能力和团队精神及观察问题、分析问题、解决问题等思维组织能力。

2. 掌握本地的主要中药品种，并能够辨认常见药用植物。

3. 掌握标本的采集、记录及制作方法。

4. 掌握常见中药的功效、熟悉常见药用植物的药用部位。

二、中药采集需要的材料

1. 标本夹，用韧性强的杂木条制成，供以压制标本用。

2. 采集箱，野外采集到的新鲜标本装入箱内，可防干燥变形，以便带回住处压制或供鉴定用，有些活植物还可供栽植用。

3. 小锄头，用以挖掘具有深根、块根、根状茎、球茎、鳞茎或石缝中的草本或灌木。

4. 掘铲，用以挖掘小草本植物用。

5. 枝剪，用以剪断木本植物枝条，有手枝剪和高枝剪两种。

6. 吸水纸（采集纸、草纸），用以压制标本时吸收植物水分之用，一般纸张均可，但以吸水力强的纸最佳。

7. 野外标本采集记录本，用于记录植物各部分的应记事项，事先印好，装订成册。

8. 其他物品：台纸；胶水，用于固定标本；棉线，用于固定标本和拴号牌；细纸条，宽3～5 mm的纸条，用于固定标本；纸袋，用于存放容易掉落或受损害的花或果实；标签；采集号牌，用线拴于标本上，记录采集号、采集日期等信息；粗、细麻绳；放大镜；GPS；指北针；照明用具；雨具；文具用品；蛇药及一般急救药品；工作记录本；照相机；望远镜；参考书；等等。

三、药用植物标本采集方法

1. 采集完整的标本，采集标本是为了更好地鉴别植物种类，故必须采齐植物的根、茎、叶、花和果实，特别是花和果实应采到，否则，属不完全的标本。若在采集时无花果，应在日后设法补采，但必须确知为同一种植物方可补采（可在原采植株上挂或钉一个牌子，等开花及果实成熟时补采）。

2. 草本植物的采集，较矮小的草本植物一般连根挖出。高度在1 m以上的亦应连根挖出，把它折成"N"或"M"字形压制。亦可分成几段压制，即可以剪取上段带花果的部分，中段带叶，下段带根，3段合并成1份标本，但务必将其全草高度记录下来。注意是否有基生叶、不同叶型及不定根或卷须等，若有，应一并采集。

3. 木本植物的采集，应选取具有花果且叶片完整的枝条剪下，其长度为25～30 cm，叶、花、果太密时，可适当疏去一部分（疏去的叶要留下叶柄）。若全树上叶片的形状或大小差异很大，或具刺时，应一并采集。药用部位是根或树皮时，应采一小块树皮或一小段根，附在枝条标本上。

4. 雌雄异株或同株植物的采集，雌雄异株植物应分别采集，分别编号，并注明两者的关系。雌雄同株植物，应采齐两种花，放在同一标本上，编一个号。

5. 蕨类植物的采集，蕨类植物应采集地下部分、营养叶、孢子叶及具有孢子囊群和孢子的植株。

6. 寄生植物，例如菟丝子、桑寄生等，采集时应将寄主植物一并采集，与标本压在一起，并注明两者的关系。

7. 采集种子时，应同时采集蜡叶标本两份，以备鉴定学名之用。种子应装入纸袋内附于标本上，或装入玻璃瓶中，但应与标本编同一号码。

8. 大型叶片植物的采集，若植物叶片较大，如牛蒡的基生叶，棕榈科一些植物的叶子等，在一张纸上压不下，可将一片叶子分成2～3段分别压之，但在每一段上要系上注有甲、乙、丙或A、B、C等字样的同一号牌；或者剪去叶子的一半，但叶尖应保留。若为羽状复叶或羽状裂的大型叶，可将叶轴一侧的小叶或裂片剪短，但在小叶或裂片的基部留一小段，以便表明小叶或裂片附着的位置和情形；复叶顶端的小叶或顶端的裂片，永远不可剪掉。

9. 采集植物标本时，必须仔细观察植物的生长环境、形态特征，逐项加以记录。特别要注意其主要特点，如花的颜色、气味、果实的形态及类型，有无乳汁等，因为某些特点一经压制成蜡叶标本后就难以观察到，所以必须在采集时详细记录下来。注意记录本上的号码必须与标本上号牌的号码相一致，以防混淆。这样即使所采到的标本有时只是植物体的一部分，但有了详细的文字记录，就成了完整的标本。

四、标本采集的注意事项

1. 采集支撑茎，将木质化部分剪去，以展示尽可能多的分枝方式。从支撑茎上长出的小枝或分枝本身都不可能提供这种信息。只要有可能，茎尖应予以保留。

2. 保存附着的叶柄、腋芽和托叶，尽量保持复叶的完整性。

3. 如果植株很大，应将标本采全（包括采集记录），以保证充分的使用价值。从大植株上取下的部分应与台纸大小相符。如果植株很小，应采集若干个体来装满一张台纸。

4. 异叶型植物，要采集到异型叶；雌雄同株植物，最好两种花都要采到；雌雄异株植物，雌雄株应分别采集和编号；花柱异长植物，不同的类型要分别采集和编号。

5. 将散落的花、果收集放于袋中，如果种子很多，并且完全成熟，可将其干燥并装入纸袋，再与标本放在一起，并在纸袋上注明采集号。

6. 对珍稀濒危植物，应注意加以保护，可采集一个很小的标本并配以照片，或仅照照片。

7. 要特别注意每个采集号只能含有一个分类单元的标本，如有疑问，则必须加以注明，并尽可能分成不同的采集号。

五、野外记录的填写和标本的编号

植物标本的压制（preparing of plant specimens）无论如何精细，总与它在长时有些变化，如植物体的大小、外形，各部分有无乳汁或浆汁，叶正反两面的颜色、有无白粉或光泽，花的颜色、有无香气、有无杂色或斑点，花药与花丝的形状，果实的形状、颜色、有无腊被和毛茸等，都是在采集后不易保存或无法看出来的性状，所以我们在野外采集时，应仔细观察，详细地记录在野外记录本上。

野外记录（field record）应在采集标本的同时填写，最迟应在当日晚上整理标本时填写。填写时应按记录本的各项认真填写，其中有几项甚为重要，如该植物当地的土名、药用价值、生态环境、海拔高度及形态特征等都应当时填写，否则就会影响今后鉴定的正确性。在填写野外记录的同时，应按种进行编号，原则上同株植物的标本编同一号码，不同植株应编另一号码。号码必须顺序编下，不可有重号或空号。注意记录本上的号码应与标本上所挂号牌的号码一致，不要混淆，这样可按记录本上的号码直接找到标本。填写野外记录本和号牌应用铅笔，而不用圆珠笔或钢笔，因后两者久之遇水湿或在消毒时易褪色。

第二节　植物标本的压制和整理

植物标本采回之后，需要进行制作，制作的方法有烙干法、沙干法、硅胶法和压干法几种，通常采用的是压干法。

一、登记和整理

把野外采回的标本进行逐号逐份的修剪，并在记录本上逐项记录。在夹板上铺数层吸水纸（纸的大小应与夹板相同），将标本平展在吸水纸上，使其形态自然和美观易压，注意叶片应平整，并应有正反面叶片。落下的花、果要用纸袋装起，袋外写上该标本的采集号，与标本放在一起。果实或种子过大的，可以剖成2~3片（但要注意形态完整）。多汁的块茎、根茎、鳞茎或多浆肥厚植物，最好切开或先用开水烫死后再压。藤本植物或过长的草本植物可转折成"N"或"M"形，使其不露出吸水纸的范围之外。每一号标本应压3~5份或更多。标本与标本之间应隔数层吸水纸（视标本水分多少而定纸的层数）。最后，用标本夹夹好、捆好，放在通风处或日光下晒，使水分蒸发。

二、换　纸

标本整理压制后，应及时进行换纸，一般在开始2 d内，1 d换2~3次。换纸时应注意标本的叶片不要皱折，若有皱折者，应弄平整，过多的叶子还可以摘除。对于薄而软的叶片，换纸时可以先用干的吸水纸覆盖在标本上，然后连已湿的吸水纸和标本一起拿起反铺在干吸水纸上，再取下湿吸水纸，这样可使叶片不因换纸而弄乱。

三、干标本的整理

已压制干的标本要及时提出单纸另放，即每隔一张单纸放一份标本，并应将同号标本放在一起，外用一张单纸夹起，在夹纸的右下角写上该号标本的采集号。最后，将每包标本用细绳捆好，放在通风干燥处，勿使受潮，以便今后上台纸或鉴定学名等。植物标本的消毒和装订：野外采集回的植物标本，往往带有虫卵或霉菌孢子，存放日久会被虫蛀蚀而遭破坏。故在存入标本室之前，必须消毒。通常采用升汞（$HgCl_2$）和95%的酒精配成20%~50%的升汞酒精溶液，先将消毒溶液放在搪瓷盘中，将标本放入溶液中浸泡5 min，然后将标本夹起，放在干吸水纸上吸干。消毒操作过程中，应注意防止升汞中毒，切忌用手直接操作，必须带上胶皮手套和佩戴口罩，操作完后应立即用肥皂洗手。一切用具忌用金属制品，可用瓷器、玻璃器皿或搪瓷器皿，夹标本可用竹制镊子。若标本已上台纸或标本不多时，可采用药熏的方法进行消毒。具体方法是：用二硫化碳1磅（0.435 kg），放在1.7 m³容积的消毒柜中，标本放在下面，药物放在标本上方稍高处，将消毒柜封闭，让药物自行挥发而消毒。经两昼夜后，打开柜门，待毒气散尽即可取出标本。

（华北理工大学　田春雨）

学习小结

本章主要讲解了中药采集的目的及要求、中药采集需要的材料、中药采集的方法及注意事项、野外记录的填写和标本的编号、植物标本的压制和整理，为后面的实践课程及中医药科研与临床实践奠定基础。

本章思考题

1. 常见中药的采集方法有哪些？
2. 不同中药不同采集方法的原因是什么？
3. 简述标本的制作过程。

关键词语

中药采集（Chinese medicine collection）

植物标本的压制（preparing of plant specimens）

野外记录（field record）

第二章　中药的性状鉴定

本章导读

中药鉴定（Chinese medicine identification）主要依靠性状鉴定法，也叫"直观鉴定法"，是用感观来鉴定中药性状是否与规定的标准或对照品相符合的一种方法。它是由传统鉴别方法与现代生物和矿物形态学相结合而形成的。

第一节　中药性状鉴定法

中药性状鉴定法就是用眼看、手摸、鼻嗅、口尝及感试等十分简便的方法来鉴别中药的真伪、纯度或粗略估计品质的优劣。它包括看、量、嗅、尝和试5种主要的传统经验鉴别法，具有简单、易行且迅速的特点。本法适用于各类中药的鉴别，必要时可配合其他鉴定方法加以确证。

性状鉴定法（character identification method）在中药鉴定中占有十分重要的地位，它是中药鉴定工作者必须掌握的基本功之一，也是行之有效的方法。

一、性状特征的描述方法

中药的性状是根据其原植（动、矿）物的入药部分经过加工和炮制后的性状而制定或描述的鉴别依据。

药材的性状包括形状、大小、颜色、表面特征、质地、断面特征、气及味等内容。

对各项内容的描述通常采用两种方法进行：一是使用生物学或矿物学的形态、组织学等名词，便于掌握药材鉴定的规律性，便于分类和推广；二是采用广大医药工作者在长期实践中积累起来的生动、形象的经验鉴别术语，语言简单，好记易懂，针对性强，但不易掌握其规律性。

二、性状鉴定的内容

中药性状鉴定的内容各有特点，有时感知一种特点，便能达到对比鉴别的目的。性状鉴定的内容，一般包括以下几方面。

1. 形状：指药材的形状，一般较为固定，其与药用部位密切相关。例如，根类药材多呈圆柱形、圆锥形，其中部分块根呈纺锤形或不规则块状；根茎类药材的形状差异大，根状茎同根类，块茎呈长圆形或不规则形，球茎和鳞茎呈球形、类球形或扁球形，鳞茎由鳞片构成且顶端常尖等；皮类药材呈卷筒形、凹槽形或扁片状等。

有些药材可用简单的语言概括其外形特征，使之便于记忆。如海马为"马头蛇尾瓦楞身"，山参常为短横体或横灵体，味连呈鸡爪形等；有的则以形似物作为药材的名称，如酱瓜天麻、乌头及钩藤等。

观察形状时，亦可用下列术语描述，如头（指根及根茎的上部），芦（指根顶端短缩的根茎），身（指根的主根），梢（指根的下部或支根），须（指小根或须根），连珠（指根及根茎膨大部分呈连珠状），疙瘩（指突起不规则）等。此外，在观察皱缩的全草、叶或花类药材，以及某些果实、种子类药材时，观察时需要一定的处理（如水浸）。

2. 大小：指药材的大小、粗细及厚薄等，即对其进行测量。单位多用"cm"，特殊的用"m"或"mm"。表示药材的大小，一般有一定的幅度。药典和有关文献中记载的药材大小，是指常见的大小。对于某些细小的种子或果实类药材不便测量时，可使用印有毫米方格线的纸（或坐标纸）。较小的药材亦可在实体解剖镜或放大镜下测量。

3. 颜色：常指商品药材的色泽，一般较为固定。有些药材以颜色命名，极易识别，如黄芩、紫草等。药材的色泽可作为其质量的标志，如玄参要黑、茜草要红及黄连要黄。色泽的变化与药材的质量有关，如绵马贯众久贮，根茎和叶柄基部断面变为棕黑色而不能药用；枸杞子和牛膝变黑后，就说明其已变质。药材的颜色，一般均为复合色调，描述的颜色应以后一种色调为主，前一种为辅助色调。如小茴香呈黄绿色，即以绿色为主，黄色为辅。另有用"或"和"至"连接，如王不留行呈黑色或棕红色（未成熟）、天冬的表面呈黄白色至黄棕色。

4. 表面特征：指药材的表面（包括外表面和内表面、上表面和下表面）所能看到的特征，包括光滑、粗糙，有无皮孔、毛茸、鳞叶及其他附属物，有无纹、皱、槽和沟（均指表面皱纹的形状），有无节（包括细节、环节等）等。如人参根上部具横皱纹，川木香具纵槽，金银花花冠表面密被毛茸等。描述时，要特别注意药材不同部位的鉴别点，如防风的根头部具明显的密集环纹（习称"蚯蚓头"）。

5. 质地：是指用于折试药材所感知到的特征。

一般用软硬、坚韧、疏松（或松泡）、黏性、粉性、致密、轻重、油润、绵性、角质或柴性等术语加以描述或形容。

描述质地的各种术语，均有一定含义，例如："松泡"表示质轻而松，断面多裂隙，如南沙参；"粉性"表示含有一定量的淀粉，折断时常有粉尘散落，如山药；"黏性"表示具黏液质，如石斛嚼之则显黏性；"油润"表示其质地柔软，含油而有润泽，如熟地黄；"角质"表示质地坚实，断面且呈半透明状或有光泽（常因含多量淀粉，蒸煮时致使糊化而成），如法半夏；"糟"表示枯朽，呈朽木状，如川木香；"柴性"表示纤维性强，木质成分较多，折之如柴，敲之作响，如桑白皮。

6. 断面特征：包括自然折断面和刀横切（或削）的平面。折断面：主要观察和描述折断时的现象，如折断的难易程度，折断时的声响，有无粉尘飞扬，新鲜的药材有无汁液流出等。折断后的断面，常呈下列特征：如平坦、纤维状、刺状、颗粒性、层状或呈胶丝状等。刀横切（或削）成的平面：注意观察和描述皮、木部的比例，以及色泽、射线与维管束的排列形状。常用的术语有："菊花心"指根或根茎的横切面的中心部位具有类似菊花瓣状的放射状纹理，如黄芪等；"车轮纹"指药材的断面纹理呈车辐状，如防己；"网纹"，指断面具网状花纹；"油点"或"朱砂点"，指具有红色或红棕色的油细胞或油室；"霜"或"毛"，指药材析出的结晶，如茅苍术；"星点"，指大黄髓部的异型复合维管束；"云锦花纹"，指何首乌的花朵状纹理（异型复合维管束，存在于皮层），又称"云纹"；"金井玉栏"，指某些根类药材断面浅棕黄色的形成层环与类白色的皮部，如桔梗；有的木部具小孔（导管），如关木通等。

断面特征主要用于鉴别易混药材的饮片。如土茯苓片片面淡棕色，有光滑感；草薢片片面淡黄色，有弹性；姜黄片棕黄色，断面角质性，内有黄色环纹；片姜黄片面淡土黄色，片面无横纹而有筋脉纤维；青皮片皮薄，中空而虚；枳实片皮厚，中心充实。

7. 气：指药材具有特殊的气，是用嗅法识别药材。药材的气是由于含有挥发性物质的缘故，有些药材的气十分特殊，可作为鉴别的主要依据。有些药材以其气命名，便于识别，如麝香、败酱草等。嗅法鉴别药材一般比较可靠，如阿魏具强烈的蒜样臭气；白鲜皮有似羊膻气；檀香具有其固有的特异芳香气等。

对气的描述时，可直接嗅闻干燥的药材，无特殊气存在，可用气微、气无或无臭等词描述。如果某些药材气不强烈或因干燥后不易嗅出时，可适当处理后再嗅闻，如薄荷可揉搓，荆芥可哈热气，血竭可燃烧后嗅气等。

8. 味：用味觉来识别药材，又称尝法。有些药材以味取名，直接可反映出药材各自味的特征，如苦参、甘草。药材的味也是评价质量的标准之一，如乌梅以其味酸为佳；甘草、党参以味甜为佳；黄连、黄柏以味越苦越好；肉桂以味甜辣为佳。通过尝味，可感知一些药材的特征，如当归和独活饮片较难区分，尝其味则可鉴别，当归先苦辛而后微甜，独活先苦辛而后麻辣。亦可用于鉴别某些药材是否符合炮制的要求，如半夏、乌头等。在描述时，对于无味者，可写味淡或不写。尝时要掌握舌各部位对味觉的敏感程度，一般地说，舌尖部只对甜味较敏感，舌根部对苦味较敏感。对于叶类和全草类药材，最好是加少量水煮几分钟后，尝药液的味。

9. 水试：利用某些药材在水中产生各种特殊的变化来鉴别药材。水试产生的现象与药材所含有的某种化学成分有关。如红花水浸泡后，水液变成金黄色，其花色不褪；苏木投入热水中，呈鲜艳的桃红色透明溶液；熊胆仁投入水中，可逐渐溶解而盘旋，并有黄线下垂至杯底而不扩散；小通草遇水显黏性等。水试法亦可用于鉴别药材的优劣，注意药材入水后所产生的现象及程度，如沉浮、溶解与否、透明度、膨胀度、颜色变化、有无黏性及旋转与否等。

10. 火试：是指用火烧、煅药材，观察所产生的现象，以鉴别药材。有些药材用火烧后，能产生特殊的臭气、颜色、烟雾及响声等现象，如降香用火烧之微有香气，点燃则香气浓烈并有油流出，烧完留有白灰；血竭粉末放在白纸上，用火烤即熔化，色泽鲜红如血，透明无残渣；海金沙点燃可发出爆鸣声及闪光，可区别相似品松花粉及蒲黄；麝香少许火烧有轻微爆鸣声，起油点，香气浓烈，无臭气，灰为白色。

此外，药材的性状鉴定还可利用药材的某一突出特性进行鉴别。如"磁石召铁"鉴别含铁类药材；"琥珀拾芥"，即指琥珀经摩擦可产生静电引力，吸得芥子者真。

第二节　根及根茎类中药饮片的鉴别方法

根及根茎类中药是以植物地下部分入药的药材总称。绝大多数来源于草本的双子叶和单子叶植物，少数为蕨类植物。药用部位主要包括根和根茎两个器官，通常分为根（含块根）、根茎、根状茎、块茎、球茎、鳞茎及带叶柄残基的根茎等。由于很多中药同时具有根和根茎两部分，两者又相互联系，为便于比较，将根及根茎类中药并入一章介绍。

一、根类中药

根类中药系指药用部位是根或以根为主并带有部分根茎或地上残茎的药材。就根部而言，没有节、节间和叶，无芽或极少数生有不定芽。

根类中药性状鉴别主要应注意观察其形状、大小、颜色、表面、质地、横切面、折断面及气味等；其中形状、表面和断面特征，对于区别来源于双子叶和单子叶植物的药材较为重要。

根的形状一般为圆柱形或长圆锥形；有的根膨大，呈圆锥形或纺锤形等，称为"块根"，如何首乌、白首乌等。双子叶植物根一般主根明显，常有分枝；少数根部细长，集生于根茎上，如威灵仙、龙胆等。根的表面常有的可见皮孔；有的顶端带有根茎或茎基，根茎俗称"芦头"，上有茎痕，如人参等。根的质地和断面特征常因品种而异，有的质重坚实，有的体轻松软；折断时或有粉尘散落，或呈纤维性、角质状等；注意观察断面的纹理，通过纹理特征可以区别双子叶植物根和单子叶植物根。一般来说，双子叶植物根的断面有一圈形成层的环纹，环内的木质部范围较环外的皮部大，中央无髓部，自中心向外有放射状的纹理，木部尤为明显；表面常有栓皮。单子叶植物根的断面有一圈内皮层的环纹，中柱一般较皮部小，中央有髓部，自中心向外无放射状纹理；表面无栓皮，少数具有较薄的栓化组织。其次，还应注意断面的颜色、有无分泌物分布等特征，如当归、白芷等含有黄棕色油点。

二、根茎类中药

根茎类中药系指地下茎或带有少许根部的地下茎药材。根茎属于变态茎，是植物地下茎的总称，包括根状茎、块茎、球茎和鳞茎，其中以根状茎的药材为多见。本类药材多数来自单子叶植物，其次为双子叶植物，来源于蕨类植物的较少。就根茎而言，一般有节、节间、鳞叶或鳞毛，有芽或芽痕，有的生有不定根。

根茎类中药性状鉴别主要应注意观察其根茎的种类、形状、大小、颜色、表面、质地、横切面、折断面及气味等；其中根茎的种类、形状、表面和断面特征，对于区别来源于双子叶、单子叶和蕨类植物的药材较为重要。

根茎的形状与其种类有关，常呈圆柱形、长圆形或不规则团块状、扁球形和圆锥形等。表面有节和节间，来源于单子叶植物的根茎类药材的节和节间尤为明显；节上常有退化的鳞片状或膜质状小叶、叶柄基部残余物或叶痕，有时可见幼芽或芽痕；来源于蕨类植物的根茎类药材表面常有鳞片或密生棕黄色鳞毛。根茎上面或顶端常残存地上茎基或茎痕，侧面和下面常有细长的不定根或根痕。鳞茎常呈扁平皿状，节间极短。双子叶植物根茎类中药表面常有栓皮，断面有放射状纹理，横切面中心有明显的髓部；单子叶植物根茎类中药断面可见有维管束小点散布，中心无明显的髓部。

三、植物举例

防　风

为伞形科植物防风 *Saposhnikovia divaricata* (Turcz.) Schischk. 的根。

【形态特点】

多年生草本，高30～80 cm，全体无毛。根粗壮，茎基密生褐色纤维状的叶柄残基。茎单生，二歧分枝。基生叶三角状卵形，长7～19 cm，2～3回羽状分裂，最终裂片条形至披针形，全缘；叶柄长2～6.5 cm；顶生叶简化，具扩展叶鞘。复伞形花序，顶生；伞梗5～9，不等长；总苞片缺如；小伞形花序有花4～9朵，小总苞片4～5，披针形；萼齿短三角形，较显著；花瓣5，白色，倒卵形，凹头，向内卷；子房下位，2室，花柱2，花柱基部圆锥形。双悬果卵形，幼嫩时具疣状突起，成熟时裂开成2分果，悬挂在二果柄的顶端，分果有棱。花期8～9月；果期9～10月。

【性状】

根呈圆锥形或纺锤形，稍弯曲，长20～30 cm，根头部直径约1 cm，中部直径1～1.5 cm。表面灰黄色或灰棕色。根头部有密集的细环节，节上有棕色粗毛，顶端有茎的残痕；根部外皮皱缩而粗糙，有不整齐的纵皱及细横纹，除散生污黄色的横长皮孔外，点状突起的须根痕也随处可见。质松而软，易折断，断而不平坦，木部淡黄色，皮部黄棕色有裂隙，射线呈放射状。气微香，味微甘。以条粗壮、皮细而紧、无毛头、断面有棕色环及中心色淡黄者为佳。外皮粗糙、有毛头，带硬苗者质次。

柴　胡

为伞形科植物柴胡*Bupleurum chinensis* DC.或狭叶柴胡*Bupleurum scorzonerifolium* Willd.的干燥根。按性状不同，分别习称"北柴胡"和"南柴胡"。

【形态特点】

柴胡：多年生草本，高45～70 cm。根直生，分歧或不分歧。茎直立，丛生，上部多分枝，并略作"之"字形弯曲。叶互生；广线状披针形，长3～9 cm，宽0.6～1.3 cm，先端渐尖，最终呈短芒状，全缘，上面绿色，下面淡绿色，有平行脉7～9条。复伞形花序腋生兼顶生；伞梗4～10，长1～4 cm，不等长；总苞片缺，或有1～2片；小伞梗5～10，长约2 mm；小总苞片5；花小，黄色，径1.5 mm左右；萼齿不明显；花瓣5，先端向内折曲成2齿状；雄蕊5，花药卵形；雌蕊1，子房下位，光滑无毛，花柱2，极短。双悬果长圆状椭圆形，左右扁平，长3 mm左右，分果有5条明显主棱，棱槽中通常有油管3个，接合面有油管4个。花期8～9月。果期9～10月。生于干燥的荒山坡、田野或路旁。

狭叶柴胡：多年生草本，高30～65 cm。根深长，不分歧或略分歧，外皮红褐色。茎单1或数枝，上部多分枝，光滑无毛。叶互生；根生叶及茎下部叶有长柄；叶片线形或线状披针形，长7～15 cm，宽2～6 mm，先端渐尖，叶脉5～7条，近乎平行。复伞形花序；伞梗3～15；总苞片缺，或有2～3；小伞梗10～20，长约2 mm；小总苞片5；花小，黄色；花瓣5，先端内折；雄蕊5；子房下位，光滑无毛。双悬果，长圆形或长圆状卵形，长2～3 mm，分果有5条粗而钝的果棱，成熟果实的棱槽中油管不明显，幼果的横切面常见每个棱槽有油管3个。花期7～9月。果期8～10月。生于干燥草原。

【性状】

北柴胡：呈圆柱形或长圆锥形，长6～15 cm，直径0.3～0.8 cm。根头膨大，顶端残留3～15个茎基或短纤维状叶基，下部分枝。表面黑褐色或浅棕色，具纵皱纹、支根痕及皮孔。质硬而韧，不易折断，断面显纤维性，皮部浅棕色，木部黄白色。气微香，味微苦。

南柴胡：根较细，圆锥形，顶端有多数细毛状枯叶纤维，下部多不分枝或稍分枝。表面红棕色或黑棕色，靠近根头处多具细密环纹。质稍软，易折断，断面略平坦，不显纤维性。具败油气。

茜 草

为茜草科植物茜草*Rubia cordifolia* L.的干燥根及根茎。

【形态特点】

多年生攀缘草本。茎四棱形，有的沿棱有倒刺。叶4片，轮生，其中1对较大而具长柄，卵形或卵状披针形，长2.5～6 cm或更长，宽1～3 cm或更宽；叶缘和背脉有小倒刺。聚伞花序顶生或腋生；花小，萼齿不明显，花冠绿色或白色，5裂，有缘毛。果肉质，小型，熟时紫黑色。花果期9～10月。

【性状】

根茎呈不规则结节状，上侧有茎基，下侧丛生粗细不等的根。根呈圆柱子形，波状弯曲，长10～25 cm，直径0.2～1 cm，表面红棕色或暗棕色，具细纵纹及少数细根痕。质脆，断面平坦，皮部紫红色，木部浅黄红色。气微，味微苦。性寒，味苦。

丹 参

为唇形科植物丹参*Salvia miltiorrhiza* Bge.的根。

【形态特点】

多年生草本，高30～80 cm，全株密被黄白色柔毛及腺毛。根细长，圆柱形，外皮朱红色。茎直立，方形，表面有浅槽。单数羽状复叶，对生，有柄；小叶3～5，罕7片，顶端小叶最大，小叶柄亦最长，侧生小叶具短柄或无柄；小叶片卵形、广披针形，长2～7.5 cm，宽0.8～5 cm，先端急尖或渐尖，基部斜圆形、阔楔形或近心形，边缘具圆锯齿，上面深绿色，疏被白柔毛，下面灰绿色，密被白色长柔毛，脉上尤密。总状花序，顶生或腋生，长10～20 cm；小花轮生，每轮有花3～10朵，小苞片披针形，长约4 mm；花萼带紫色，长钟状，长1～1.3 cm，先端二唇形，上唇阔三角形，先端急尖，下唇三角形，先端二尖齿裂，萼筒喉部密被白色长毛；花冠蓝紫色，二唇形，长约2.5 cm，上唇直升略呈镰刀形，下唇较短，圆形，先端3裂，中央裂片较长且大，先端又作2浅裂；发育雄蕊2，花丝柱状，药隔细长横展，丁字着生，花药单室，线形，伸出花冠以外，退化雄蕊2，花药退化成花瓣状；子房上位，4深裂，花柱伸出花冠外，柱头2裂，带紫色。小坚果4，椭圆形，黑色，长3 mm。花期5～8月。果期8～9月。

【性状】

本品根茎短粗，顶端有时残留茎基。根数条，长圆柱形，略弯曲，有的分枝并具须状细根，长10～20 cm，直径0.3～1 cm。表面棕红色或暗棕红色，粗糙，具纵皱纹。老根外皮疏松，多显紫棕色，常呈鳞片状剥落。质硬而脆，断面疏松，有裂隙或略平整而致密，皮部棕红色，木部灰黄色或紫褐色，导管束黄白色，呈放射状排列。气微，味微苦涩。栽培品较粗壮，直径0.5～1.5 cm。表面红棕色，具纵皱，外皮紧贴不易剥落。质坚实，断面较平整，略呈角质样。

黄 芩

为唇形科植物黄芩 *Scutellaria baicalensis* Georgi的干燥根。

【形态特点】

多年生草本，主根长大，略呈圆锥状，外皮褐色。茎方形，高25～60 cm，基部多分歧，光滑或被短毛。叶对生，卵状披针形、披针形或线状披针形，长1.5～4.5 cm，宽3～12 mm，先端钝或急尖，基部圆形，全缘，具睫毛，上面光滑或被短毛，下面有腺点，光滑或仅在中肋有短毛；无柄或有短柄。总状花序腋生，花偏向一方；萼钟形，被白色长柔毛，先端5裂；花冠唇形，上唇比下唇长，筒状，上部膨大，基部甚细，紫色，长2～2.5 cm，表面被白色短柔毛；雄蕊4，2强；雌蕊1，子房4深裂，花柱基底着生。小坚果4，近圆形，黑色。花期7～8月。果期8～9月。

【性状】

本品呈圆锥形，扭曲，长8～25 cm，直径1～3 cm。表面棕黄色或深黄色，有稀疏的疣状细根痕，上部较粗糙，有扭曲的纵皱或不规则的网纹，下部有顺纹和细皱。质硬而脆，易折断，断面黄色，中间红棕色；老根中心枯朽状或中空，呈暗棕色或棕黑色。气微，味苦。

生地黄

为玄参科植物地黄 *Rehmannia glutinosa* Libosch.的新鲜或干燥块根。

【形态特点】

多年生草本，高10～40 cm，全株被灰白色长柔毛及腺毛。根茎肥厚、肉质，呈块状、圆柱形或纺锤形。茎直立，单一或由基部分生数枝。根生叶丛生；叶片倒卵形或长椭圆形，长3～10 cm，宽1.5～4 cm，先端钝，基部渐狭，下延成长叶柄，边缘有不整齐钝齿，叶面多皱；茎生叶较根生叶为小。花多毛，于茎上部排列成总状花序；花萼钟形，长约1.5 cm，先端5裂，裂片三角形，略不整齐；花冠宽阔，筒状，稍弯曲，长3～4 cm，紫红色或淡紫红色，有时呈淡黄色，先端5浅裂，略呈2唇状，裂片先端近于截形；雄蕊4，2强，着生冠管的近基部处；子房上位，卵形，2室，花柱单一，柱头膨大。蒴果卵形或卵圆形，先端尖，上有宿存花柱，外有宿存花萼。种子多数。花期4～5月。果期5～6月。

【性状】

呈不规则的圆形或长圆形块状，长6～12 cm，直径3～6 cm。表面灰棕色或灰黑色，全体皱缩不平，具不规则的横曲纹。细小的多为长条状，稍扁而扭曲。质柔软，干后则坚实，体重。不易折断，断面平坦，紫黑色或乌黑色而光亮，显油润，具黏性。气微香，味微甜。以肥大、体重、断面乌黑油润者为佳。

桔 梗

为桔梗科植物桔梗*Platycodon grandiflorus*（Jacq.）A. DC. 的根。

【形态特点】

多年生草本，高30～90 cm，全株光滑无毛。根肉质，圆柱形，或有分枝。茎直立，单一或分枝。叶近于无柄，生于茎中、下部的叶对生或3～4片轮生，茎上部的叶有时为互生；叶片卵状披针形，长3～6 cm，宽1～2.5 cm，先端尖，基部楔形或近圆形，边缘有锯齿。花单生于茎顶，或数朵成疏生的总状花序；花萼钟状，先端5裂；花冠钟状，蓝紫色，径3～5 cm，5裂，裂片三角形；雄蕊5，花丝短，基部扩大，花药围绕花柱四周；子房半下位，5室，柱头5裂，反卷，被白柔毛。蒴果倒卵形，熟时顶部5瓣裂。种子卵形，有3棱。花期7～9月。果期8～10月。

【性状】

本品呈圆柱形或略呈纺锤形，下部渐细，有的有分枝，略扭曲，长7～20 cm，直径0.7～2 cm。表面白色或淡黄白色，不去外皮者表面黄棕色至灰棕色；具纵扭皱沟，并有横长的皮孔样斑痕及支根痕。上部有横纹。有的顶端有较短的根茎或不明显，其上有数个半月形茎痕。质脆，断面不平坦，形成层环棕色，皮部类白色，有裂隙，木部淡黄白色。无臭，味微甜后苦。

南沙参

为桔梗科植物轮叶沙参*Adenophora tetraphylla*（Thunb.）Fisch.或沙参*Adenophora stricta* Miq.的干燥根。

【形态特点】

轮叶沙参：根粗壮，胡萝卜形，具皱纹。茎直立，单一，高60～150 cm。叶通常4片轮生；无柄或有短柄；叶片椭圆形或披针形，长4～8 cm，宽1.5～3 cm，边缘有锯齿，上面绿色，下面淡绿色，有密柔毛。圆锥状花序；有不等长的花梗；每1花梗上有1小苞片；萼齿5，细而直，绿色微带黑色；花冠钟形，蓝紫色，狭小壶状，裂片5；雄蕊5，黄色；子房下位，花柱伸出花冠外，蓝紫色，先端圆形，柱头9裂；花盘围绕在花柱的基部。蒴果3室，卵圆形。花期7～8月。

沙参：多年生草本，茎高40～80 cm。不分枝，常被短硬毛或长柔毛。基生叶心形，大而具长柄；茎生叶无柄，或仅下部的叶有极短而带翅的柄；叶片椭圆形、狭卵形，基部皮部棕红色，木部灰黄色或紫褐色，导管束黄白色，呈放射状排列。气微，味微苦涩。栽培品较粗壮，直径0.5～1.5 cm。表面红棕色，具纵皱，外皮紧贴不易剥落。质坚实，断面较平整，略呈角质样。

黄 芩

为唇形科植物黄芩 *Scutellaria baicalensis* Georgi的干燥根。

【形态特点】

多年生草本，主根长大，略呈圆锥状，外皮褐色。茎方形，高25～60 cm，基部多分歧，光滑或被短毛。叶对生，卵状披针形、披针形或线状披针形，长1.5～4.5 cm，宽3～12 mm，先端钝或急尖，基部圆形，全缘，具睫毛，上面光滑或被短毛，下面有腺点，光滑或仅在中肋有短毛；无柄或有短柄。总状花序腋生，花偏向一方；萼钟形，被白色长柔毛，先端5裂；花冠唇形，上唇比下唇长，筒状，上部膨大，基部甚细，紫色，长2～2.5 cm，表面被白色短柔毛；雄蕊4，2强；雌蕊1，子房4深裂，花柱基底着生。小坚果4，近圆形，黑色。花期7～8月。果期8～9月。

【性状】

本品呈圆锥形，扭曲，长8～25 cm，直径1～3 cm。表面棕黄色或深黄色，有稀疏的疣状细根痕，上部较粗糙，有扭曲的纵皱或不规则的网纹，下部有顺纹和细皱。质硬而脆，易折断，断面黄色，中间红棕色；老根中心枯朽状或中空，呈暗棕色或棕黑色。气微，味苦。

生地黄

为玄参科植物地黄*Rehmannia glutinosa* Libosch.的新鲜或干燥块根。

【形态特点】

多年生草本，高10～40 cm，全株被灰白色长柔毛及腺毛。根茎肥厚、肉质，呈块状、圆柱形或纺锤形。茎直立，单一或由基部分生数枝。根生叶丛生；叶片倒卵形或长椭圆形，长3～10 cm，宽1.5～4 cm，先端钝，基部渐狭，下延成长叶柄，边缘有不整齐钝齿，叶面多皱；茎生叶较根生叶为小。花多毛，于茎上部排列成总状花序；花萼钟形，长约1.5 cm，先端5裂，裂片三角形，略不整齐；花冠宽阔，筒状，稍弯曲，长3～4 cm，紫红色或淡紫红色，有时呈淡黄色，先端5浅裂，略呈2唇状，裂片先端近于截形；雄蕊4，2强，着生冠管的近基部处；子房上位，卵形，2室，花柱单一，柱头膨大。蒴果卵形或卵圆形，先端尖，上有宿存花柱，外有宿存花萼。种子多数。花期4～5月。果期5～6月。

【性状】

呈不规则的圆形或长圆形块状，长6～12 cm，直径3～6 cm。表面灰棕色或灰黑色，全体皱缩不平，具不规则的横曲纹。细小的多为长条状，稍扁而扭曲。质柔软，干后则坚实，体重。不易折断，断面平坦，紫黑色或乌黑色而光亮，显油润，具黏性。气微香，味微甜。以肥大、体重、断面乌黑油润者为佳。

桔　梗

为桔梗科植物桔梗*Platycodon grandiflorus*（Jacq.）A. DC. 的根。

【形态特点】

多年生草本，高30～90 cm，全株光滑无毛。根肉质，圆柱形，或有分枝。茎直立，单一或分枝。叶近于无柄，生于茎中、下部的叶对生或3～4片轮生，茎上部的叶有时为互生；叶片卵状披针形，长3～6 cm，宽1～2.5 cm，先端尖，基部楔形或近圆形，边缘有锯齿。花单生于茎顶，或数朵成疏生的总状花序；花萼钟状，先端5裂；花冠钟状，蓝紫色，径3～5 cm，5裂，裂片三角形；雄蕊5，花丝短，基部扩大，花药围绕花柱四周；子房半下位，5室，柱头5裂，反卷，被白柔毛。蒴果倒卵形，熟时顶部5瓣裂。种子卵形，有3棱。花期7～9月。果期8～10月。

【性状】

本品呈圆柱形或略呈纺锤形，下部渐细，有的有分枝，略扭曲，长7～20 cm，直径0.7～2 cm。表面白色或淡黄白色，不去外皮者表面黄棕色至灰棕色；具纵扭皱沟，并有横长的皮孔样斑痕及支根痕。上部有横纹。有的顶端有较短的根茎或不明显，其上有数个半月形茎痕。质脆，断面不平坦，形成层环棕色，皮部类白色，有裂隙，木部淡黄白色。无臭，味微甜后苦。

南沙参

为桔梗科植物轮叶沙参*Adenophora tetraphylla*（Thunb.）Fisch.或沙参*Adenophora stricta* Miq.的干燥根。

【形态特点】

轮叶沙参：根粗壮，胡萝卜形，具皱纹。茎直立，单一，高60～150 cm。叶通常4片轮生；无柄或有短柄；叶片椭圆形或披针形，长4～8 cm，宽1.5～3 cm，边缘有锯齿，上面绿色，下面淡绿色，有密柔毛。圆锥状花序；有不等长的花梗；每1花梗上有1小苞片；萼齿5，细而直，绿色微带黑色；花冠钟形，蓝紫色，狭小壶状，裂片5；雄蕊5，黄色；子房下位，花柱伸出花冠外，蓝紫色，先端圆形，柱头9裂；花盘围绕在花柱的基部。蒴果3室，卵圆形。花期7～8月。

沙参：多年生草本，茎高40～80 cm。不分枝，常被短硬毛或长柔毛。基生叶心形，大而具长柄；茎生叶无柄，或仅下部的叶有极短而带翅的柄；叶片椭圆形、狭卵形，基部楔形，长3～11 cm，宽1.5～5 cm。先端急尖或短渐尖，边缘有不整齐的锯齿，两面疏生短毛或长硬毛，或近于毛。花序学不分枝而成假总状花序，或有短分枝而成极狭的圆锥花序，极少具长分枝而成圆锥花序的；花梗长不足5 mm；花萼常被短柔毛或粒状毛，少数无毛，筒部常倒卵状，少数为倒卵状圆锥形，裂片5，狭长，多为钻形，少数为条状披针形；花冠宽钟状，蓝色或紫色，外面无毛或有硬毛，裂片5，三角状卵形；花盘短筒状，无毛；雄蕊5，花丝下部扩大成片状，花药细长；花柱常略长于花冠，柱头3裂，子房下位，3室。蒴果椭圆状球形，极少为椭圆状，长6～10 mm。种子多数，棕黄色，稍扁，有1条棱，长约1.5 cm。花、果期8～10月。

【性状】

本品呈圆锥形或圆柱形，略弯曲，长7～27 cm，直径0.8～3 cm。表面黄白色或淡棕黄色，凹陷处常有残留粗皮，上部多有深陷横纹，呈断续的环状，下部有纵纹和纵沟。顶端具1或2个根茎。体轻，质松泡，易折断，断面不平坦，黄白色，多裂隙。气微，味微甘。

第三节　茎木类及皮类中药饮片的鉴别方法

茎木类中药是以植物茎入药的药材总称，通常分为茎和木类两部分。茎类中药，包括木本植物的藤茎和茎枝，前者如海风藤、大血藤和鸡血藤，后者如桂枝、桑枝及桑寄生等；茎刺，如皂角刺；茎的翅状附属物，如鬼箭羽；草本植物藤茎，如首乌藤、天仙藤；或茎的髓部，如通草、小通草及灯芯草等。木类中药，专指采自木本植物茎形成层以内的木质部部分入药的药材，通称木材。木材常因形成的季节不同，而出现年轮。木材又分边材和心材，边材形成较晚，颜色稍浅；心材形成较早，位于木质部内方，蓄积了较多的次生代谢物质，如树脂、树胶、鞣质及油类等，颜色较深。入药多采用心材部分，如沉香、降香及苏木等。

皮类中药通常是以裸子植物或被子植物（主要为双子叶植物）的茎干、枝和根的形成层以外部分入药的药材。它由内向外包括次生和初生韧皮部、皮层和周皮等部分。主要为木本植物茎干的皮，少数为枝皮或根皮。

一、茎木类中药的性状鉴别方法

茎木类中药饮片的鉴别一般应注意其形状、大小、粗细、表面、颜色、质地、折断面及气味等，如带有叶的茎枝，则按叶类中药的要求进行观察。观察茎木类中药时还须注意各个表面的纹理，如横切面上的年轮，射线的宽度和密度，导管孔的大小及纵切面木质纹理的色泽等。

1. 形　状

茎类中药的形状以圆柱形较多，也有扁圆柱形、方形的。有些茎的木质部较发达，商品常切成斜向横切片，或不规则段片。木质藤本多扭曲不直，大小粗细不一。

2. 表　面

草质茎表面多沟纹，具有粗细不等的棱线，如天仙藤，表面大多为棕黄色，少数显特殊的颜色，如鸡血藤为红紫色。未除去木栓层的茎藤尚可见深浅不一的纵横裂纹或栓皮剥落后的痕迹，皮孔大多可见。木类中药的表面颜色各异，多数有棕褐色树脂状条纹和斑块。

3. 断　面

茎的断面有放射状的木质部与射线相间排列，习称"车轮纹"等。中央有时尚可见有髓部，有时常成空洞状。

4. 气　味

气味常可帮助鉴别，如海风藤味苦，有辛辣感；青风藤味苦而无辛辣味。木类药如降香、沉香等则气香。

此外，木质藤本和茎枝，多呈圆柱形或扁圆柱形，有的扭曲不直，粗细大小不一。多为黄棕色，少数具特殊颜色，如大血藤呈红紫色。表面粗糙，可见深浅不一的裂纹及皮孔，节具叶痕及枝痕。质地坚实，断面纤维性或裂片状，平整的横切面木质部占大部分，具放射状花纹和年轮，有的导管小孔明显可见，如青风藤等；有的可见特殊的环纹，如鸡血藤。

草质藤本较细长，圆柱形或干缩时因维管束和机械组织的存在，而形成数条纵向的隆起棱线，少数呈类方柱形。表面多呈枯绿色，也有呈红褐色，如首乌藤；节和节间、枝痕、叶痕均较明显。质脆，易折断，断面髓部类白色，疏松，有的呈空洞状。多数草本植物的带茎全草，如石斛、麻黄，则列入全草类中药。

木类中药多数呈不规则的块状、厚片状或长条状。表面颜色特异，如黄白色的沉香，紫红色的降香，棕红色的苏木，有些木类中药表面具有棕褐色树脂状条纹或斑块。质地和气味可帮助鉴别，多数木类中药质重，如沉香、降香及苏木等，具香气；但是白木香质轻，香气较淡。

二、皮类中药的性状鉴别方法

皮类中药性状鉴别主要应注意观察其形状、内表面、外表面、质地、断面及气味等；其中表面和断面特征、气味等，对于区别药材较为重要。

1. 形　状

由粗大老树上剥的皮，大多粗大而厚，呈长条状或板片状；枝皮则呈细条状或卷筒状；根皮多数呈短片状或短小筒状。描述的术语常有平坦、弯曲等；皮片多数向内弯曲，取自枝干或较小茎干的皮，易收缩而成向内弯曲状，由于弯曲的程度不同，又分为槽状或半管状、管状、筒状、单卷状、双卷筒状、复卷筒状或反曲等。

2. 外表面

外表面一般较粗糙。外表颜色多为灰黑色、灰褐色、棕褐色或棕黄色，有的药材外表面常有地衣、苔藓等物附生，呈现灰白颜色的斑片。有的外表面常有片状剥离的落皮层和纵横深浅不一的裂纹，有时亦有各种形状的突起物而使树皮表面显得不平坦；多数皮类中药尚可见到皮孔，通常是横向的，也有纵向延长的，皮孔的边缘略突起，中央略向下凹，皮孔的形状、颜色和分布的密度，常是鉴别皮类中药的特征之一。如中药合欢皮的皮孔呈红棕色，椭圆形；牡丹皮的皮孔呈灰褐色，横长的凹陷状；杜仲的皮孔呈斜方形。少数皮类中药的外表面有刺毛，如红毛五加皮；钉刺状物，如海桐皮等。部分皮类中药，木栓层已除去或部分除去而较光滑，如桑白皮、黄柏等。

3. 内表面

内表面一般较外表面平滑或具粗细不等的纵向皱纹，有的显网状纹理，如椿白皮。呈各种不同的色泽，如肉桂呈红棕色，杜仲呈紫褐色，黄柏呈黄色，苦楝皮呈黄白色。有些含油的皮类中药，内表面经刻划，出现油痕，可根据油痕的情况结合气味等，判断该药材的品种和质量，如肉桂、厚朴等。

4. 折断面

皮类中药横向折断面的特征和皮的各组织的组成和排列方式有密切关系，是皮类中药的重要鉴别特征，描述折断面性状的术语主要有平坦、颗粒状、纤维状及层状等。

有些皮类中药的断面外层较平坦或颗粒状，内层纤维状，说明纤维细胞主要存在于韧皮部，如厚朴。有的皮类中药在折断时有胶质丝状物相连，如杜仲。有些在折断时有粉尘出现，这些皮的组织较疏松，含有较多的淀粉，如白鲜皮。

5. 气　味

气味和所含成分有密切关系，有些皮类中药外形很相似，但其气味却完全不同。如香加皮和地骨皮，前者有特殊香气，味苦而有刺激感，后者气味较微弱。肉桂与桂皮外形亦较相似，但肉桂味甜而微辛，桂皮则味辛辣而凉。

三、植物举例

鸡血藤

为豆科植物密花豆*Spatholobus suberectus* Dunn的藤茎。

【形态特点】

密花豆：攀缘灌木。茎无毛。小叶3，阔椭圆形，长12～20 cm，宽7～15 cm，先端锐尖，基部圆形或近心形，上面疏被短硬毛，下面沿脉疏被短硬毛，脉腋间有髯毛。花多数，排列成大型圆锥花序；花长约10 mm；萼筒状，两面被白色短硬毛，萼齿5，三角形，上面2齿近合生；花冠蝶形，白色；花药2型，5个大，5个稍小；子房密被白色短硬毛。荚果刀状，长8～10.5 cm，宽2.5～3 cm，被绒毛，有网脉，沿腹缝线增厚，仅顶部有一个种子。生于林中或灌丛中。分布广东、广西及云南等地。

【性状】

本品为椭圆形、长矩圆形或不规则的斜切片，厚0.3～1 cm。栓皮灰棕色，有的可见灰白色斑，栓皮脱落处显红棕色。切面木部红棕色或棕色，导管孔多数；韧皮部有树脂状分泌物呈红棕色至黑棕色，与木部相间排列，呈3～8个偏心性半圆形环；髓部偏向一侧。质坚硬。气微，味涩。

桂　枝

为樟科植物肉桂*Cinnamomum cassia* Presl的干燥嫩枝。

【形态特点】

肉桂：常绿乔木，高12～17 m。树皮灰褐色，芳香，幼枝略呈四棱形。叶互生，革质；长椭圆形至近披针形，长8～17 cm，宽3.5～6 cm，先端尖，基部钝，全缘，上面绿色，有光泽，下面灰绿色，被细柔毛；具离基三出脉，于下面明显隆起，细脉横向平行；叶柄粗壮，长1～2 cm。圆锥花序腋生或近顶生，长10～19 cm，被短柔毛；花小，直径约3 cm；花梗长约5 mm；花被管长约2 mm，裂片6，黄绿色，椭圆形，长约3 mm，内外密生短柔毛；发育雄蕊9，3轮，花药矩圆形，4室，瓣裂，外面2轮花丝上无腺体，花药内向，第3轮雄蕊外向，花丝基部有2腺体，最内尚有1轮退化雄蕊，花药心脏形；雌蕊稍短于雄蕊，子房椭圆形，1室，胚珠1，花柱细，与子房几等长，柱头略呈盘状。浆果椭圆形或倒卵形，先端稍平截，暗紫色，长12～13 mm，外有宿存花被。种子长卵形，紫色。花期5～7月。果期至次年2～3月。

【性状】

本品呈长圆柱形，多分枝，长30～75 cm，粗端直径0.3～1 cm。表面红棕色至棕色，有纵棱线、细皱纹及小疙瘩状的叶痕、枝痕和芽痕，皮孔点状。质硬而脆，易折断。切片厚2～4 mm，断面皮部红棕色，木部黄白色至浅黄棕色，髓部略呈方形。有特异香气，味甜、微辛，皮部味较浓。

桑　枝

为桑科植物桑*Morus alba* L.的干燥嫩枝。全国各地均产。

【形态特点】

桑：落叶灌木或小乔木，高3～15 m。树皮灰白色，有条状浅裂；根皮黄棕色或红黄色，纤维性强。单叶互生；叶柄长1~2.5 cm；叶片卵形或宽卵形，长5~20 cm，宽4~10 cm，先端锐尖或渐尖，基部圆形或近心形，边缘有粗锯齿或圆齿，有时有不规则的分裂，上面无毛，有光泽，下面脉上有短毛，腋间有毛，基出脉3条与细脉交织成网状，背面较明显；托叶披针形，早落。花单性，雌雄异株；雌、雄花序均排列成穗状荑荑花序，腋生；雌花序长1~2 cm，被毛，总花梗长5~10 mm；雄花序长1~2.5 cm，下垂，略被细毛；雄花具花被片4，雄蕊4，中央有不育的雌蕊；雌花具花被片4，基部合生，柱头2裂。瘦果，多数密集成一卵圆形或长圆形的聚合果，长1~2.5 cm，初时绿色，成熟后变肉质、黑紫色或红色。种子小。花期4~5月，果期5~6月。

【性状】

本品呈长圆柱形，少有分枝，长短不一，直径0.5~1.5 cm。表面灰黄色或黄褐色，有多数黄褐色点状皮孔及细纵纹，并有灰白色略呈半圆形的叶痕和黄棕色的腋芽。质坚韧，不易折断，断面纤维性。切片厚0.2~0.5 cm，皮部较薄，木部黄白色，射线放射状，髓部白色或黄白色。气微，味淡。

杜　仲

为杜仲科植物杜仲*Eucommia ulmoides* Oliv.的树皮。

【形态特点】

落叶乔木，高达20 m。小枝光滑，黄褐色或较淡，具片状髓。皮、枝及叶均含胶质。单叶互生；椭圆形或卵形，长7~15 cm，宽3.5~6.5 cm，先端渐尖，基部广楔形，边缘有锯齿，幼叶上面疏被柔毛，下面毛较密，老叶上面光滑，下面叶脉处疏被毛；叶柄长1~2 cm。花单性，雌雄异株，与叶同时开放，或先叶开放，生于一年生枝基部苞片的腋内，有花柄；无花被；雄花有雄蕊6~10枚；雌花有一裸露而延长的子房，子房1室，顶端有二叉状花柱。翅果卵状长椭圆形而扁，先端下凹，内有种子1粒。花期4~5月。果期9月。

【性状】

本品呈板片状或两边稍向内卷，大小不一，厚3~7 mm。外表面淡棕色或灰褐色，有明显的皱纹或纵裂槽纹，有的树皮较薄，未去粗皮，可见明显的皮孔。内表面暗紫色，光滑。质脆，易折断，断面有细密、银白色、富弹性的橡胶丝相连。气微，味稍苦。

桑白皮

为桑科植物桑*Morus alba* L. 的根皮。

【性状】

本品呈扭曲的卷筒状、槽状或板片状，长短宽窄不一，厚1~4 mm。外表面白色或淡黄白色，较平坦，有的残留橙黄色或棕黄色鳞片状粗皮；内表面黄白色或灰黄色，有细纵纹。体轻，质韧，纤维性强，难折断，易纵向撕裂，撕裂时有粉尘飞扬。气微，味微甘。

牡丹皮

为毛茛科植物牡丹*Paeonia suffruticosa* Andr.干燥根皮。

【形态特点】

多年生落叶小灌木，高1~1.5 m。根茎肥厚。枝短而粗壮。叶互生，通常为2回3出复叶；柄长6~10 cm；小叶卵形或广卵形，顶生小叶片通常为3裂，侧生小叶亦有呈掌状3裂者，上面深绿色，无毛。下面略带白色，中脉上疏生白色长毛。花单生于枝端，大形；萼片5，覆瓦状排列，绿色；花瓣5片或多数，一般栽培品种，多为重瓣花，变异很大，通常为倒卵形，顶端有缺刻，玫瑰色，红、紫、白色均有；雄蕊多数，花丝红色，花药黄色；雌蕊2~5枚，绿色，密生短毛，花柱短，柱头叶状；花盘杯状。果实卵圆形，绿色，被褐色短毛。花期5~7月。果期7~8月。

【性状】

本品呈筒状或半筒状，有纵剖开的裂缝，略向内卷曲或张开，长5~20 cm，直径0.5~1.2 cm，厚0.1~0.4 cm。外表面灰褐色或黄褐色，有多数横长皮孔及细根痕，栓皮脱落处粉红色。内表面淡灰黄色或浅棕色，有明显的细纵纹，常见发亮的结晶。质硬而脆，易折断，断面较平坦，淡粉红色，粉性。气芳香，味微苦而涩。

黄　柏

为芸香科植物黄皮树*Phellodendron chinense* Schneid.的干燥树皮。

【形态特点】

落叶乔木，高10~12 m。树皮外层灰褐色，甚薄，无加厚的木栓层，内层黄色；小枝通常暗红褐色或紫棕色，光滑无毛。叶对生；单敷羽状复叶，小叶7~15片，有短柄；叶片长圆状披针形至长圆状卵形，长9~14 cm，宽3~5 cm，先端渐尖，基部广楔形或近圆形，通常两侧不等，上面暗绿色，仅中脉被毛，下面淡绿色，被长柔毛。花序圆锥状，花轴及花枝密被短毛；花单性，雌雄异株；萼片5，卵形；花瓣6，长圆形；雄花雄蕊6，超出花瓣之外甚多，花丝甚长，基部有白色长柔毛；雌花退化雄蕊短小，雌蕊1，子房上位，5室，花柱短；柱头5裂。浆果状核果球形，直径1~1.2 cm，密集成团，熟后紫黑色，通常具5核。花期5~6月。果熟期10月。生于山上沟边的杂木林中。

【性状】

本品呈板片状或浅槽状，长宽不一，厚1~6 mm。外表面黄褐色或黄棕色，平坦或具纵沟纹，有的可见皮孔痕及残存的灰褐色粗皮；内表面暗黄色或淡棕色，具细密的纵棱纹。体轻，质硬，断面纤维性，呈裂片状分层，深黄色。气微，味极苦，嚼之有黏性。

秦 皮

为木犀科植物苦枥白蜡树*Fraxinus rhynchophylla* Hance、白蜡树*F. chinensis* Roxb.、尖叶白蜡树*F. szaboana* Lingelsh.或宿柱白蜡树*F. stylosa* Lingelsh.的干燥枝皮、干皮。

【形态特点】

苦枥白蜡树：落叶乔木，高10 m左右。树皮灰褐色，较平滑，老时浅裂；小枝亦平滑，皮孔稀疏，阔椭圆形；芽短阔，密被褐色绒毛。单数羽状复叶，对生；叶轴光滑无毛；小叶通常5片，罕有3或7片，小叶柄长5～15 mm，光滑无毛；叶片卵形，罕有长卵形或阔卵形，顶端1片最大，长8～11 cm，宽4.5～6.5 cm，基部一对最小，长4～6 cm，宽3～4.5 cm，先端渐尖，基部阔楔形或略呈圆形，边缘有浅粗锯齿，上面光滑，下面沿中脉下部之两侧有棕色柔毛。花与叶同时开放，或稍迟于叶，圆锥花序生于当年小枝顶端及叶腋；花小，花萼杯状，4裂；无花冠；雄蕊2，外露；雌蕊2，心皮合生，柱头2裂。翅果倒长披针形，窄或稍宽，长约3 cm，先端窄圆或窄尖。花期5～6月。果期8～9月。生于阳坡或阔叶林山坡。

白蜡树：形态与上种相近，主要区别点为：小叶小，卵形或圆卵形，长2～4 cm，宽1.5～2.5 cm，最下一对小叶不较其他小叶小，或微小；叶两面光滑无毛。有花冠，花瓣线形，淡绿色。花期5月。果期9月。生长于山坡、疏林、沟旁。

【性状】

枝皮：呈卷筒状或槽状，长10～60 cm，厚1.5～3 mm。外表面灰白色、灰棕色至黑棕色或相间呈斑状，平坦或稍粗糙，并有灰白色圆点状皮孔及细斜皱纹，有的具分枝痕。内表面黄白色或棕色，平滑。质硬而脆，断面纤维性，黄白色。无臭，味苦。

干皮：为长条状块片，厚3～6 mm。外表面灰棕色，具龟裂状沟纹及红棕色圆形或横长的皮孔。质坚硬，断面纤维性较强。

香加皮

为萝藦科植物杠柳*Periploca sepium* Bge.的干燥根皮。

【形态特点】

杠柳：落叶缠绕灌木，高达1 m以上。主根圆柱状。小枝常对生，黄褐色，有细条纹，枝上有圆点状突起的皮孔。叶对生，叶柄长3～6 mm；叶片披针形或长圆状披针形，长5～10 cm，宽1～3 cm，先端渐尖，全缘，基部楔形或近圆形，上面深绿色，有光泽，下面淡绿色，羽状网脉较细密。聚伞花序腋生或顶生，花一至数朵；苞片对生，小型；花梗细弱，花径约2 cm；萼深5裂，裂片卵形；花冠外面绿黄色，内面带紫红色，深5裂，裂片矩圆形，向外反卷，边缘密生白茸毛；副花冠5枚，线形，具细柔毛；雄蕊5，连合作圆锥状，有毛，包围雌蕊；子房上位，由2分离心皮组成，柱头合生。果近圆柱状，长10～15 cm，先端渐尖，两果相对，弯曲而顶端相连，热时沿内侧纵裂。种子呈狭纺锤形而扁，黑褐色，顶端丛生白色长毛。花期5月。果期9月。

【性状】

干燥的皮呈长圆筒状，单卷或双卷，少数呈槽状或碎片状，长可达16 cm，厚2～5 mm。外表面灰棕色或土棕色而带微红，粗糙，有横长的皮孔，栓皮常呈鳞片状剥离，有时露出土棕色的皮部；内表面灰黄色或土棕色。质坚脆，折断面略平坦。有浓郁的特异香气，久嗅令人头晕；味苦。以条粗、皮厚、呈卷筒状、无木心、香气浓浊、味苦者为佳。

地骨皮

为茄科植物枸杞*Lycium chinense* Mill.或宁夏枸杞*L. barbarum* L.的干燥根皮。

【形态特点】

枸杞：落叶灌木，植株较矮小，高1 m左右。蔓生，茎干较细，外皮灰色，具短棘，生于叶腋，长0.5～2 cm。叶片稍小，卵形、卵状鞭形、长椭圆形或卵状披针形，长2～6 cm，宽0.5～2.5 cm，先端尖或钝，基部狭楔形，全缘，两面均无毛。花紫色，边缘具密缘毛；花萼钟状，3～5裂；花冠管产和裂片等长，管之下部急缩，然后向上扩大成漏斗状，管部和裂片均较宽；雄蕊5，着生花冠内，稍短于花冠，花呈"丁"字形着生，花丝通常伸出。浆果卵形或长圆形，长10～15 mm，直径4～8 mm，种子黄色。花期6～9月，果期7～10月。

【性状】

干燥根皮为短小的筒状或槽状卷片，大小不一，一般长3～10 cm，宽0.6～1.5 çm，厚约3 mm。外表面灰黄色或棕黄色，粗糙，有错杂的纵裂纹，易剥落。内表面黄白色，较平坦，有细纵纹。质轻且脆，易折断，断面不平坦，外层棕黄色，内层灰白色，味微甘，以块大、肉厚、无木心与杂质者为佳。

第四节　花类、叶类中药饮片的鉴别方法

花类中药是以植物花入药的药材总称，药用部位主要包括干燥的单花、花序和花的一部分。完整的花多数药用花蕾，少部分为开放的花和花序；花的一部分包括柱头、花粉、雄蕊、花冠、花萼、总苞及花托等。

叶类中药是以植物叶入药的药材总称，多数为成熟的叶，少数是嫩叶。叶类中药绝大多数采自双子叶植物的叶。药用部位有单叶、复叶的小叶片、带叶的枝梢及叶柄等。

一、花类中药的性状鉴别方法

花类中药常因干燥、破碎等而改变了原有的形状，但一般均较特异，常呈圆锥状、棒状、团簇状、丝状和粉末状等，水浸后展开可恢复原有的形态，并有明显的颜色和香气。花是植物分类依据的主要器官之一，具有鲜明的鉴别特征，较易识别。首先注意其是单花、花序或花的一部分等药用部位。单花要注意一般特征，包括整齐或不整齐、完全或不完全、单性花还是两性花、离瓣花还是合瓣花等；特别注意花萼、花冠、雄蕊群及雌蕊群等特征。花序应注意其类别、形状、中轴、苞片及小花的数目等。花类中药多具有香气和鲜艳的颜色，其形状、大小、表面特征和质地等，亦应特别注意观察。

1. 形 状

花类中药由于药用部位和种类不同，差异较大，常见的有圆锥形、棒状、团簇状、丝状及粉末状等。

2. 花 瓣

构造变异较大，上表皮细胞常呈乳头状或毛茸状突起，无气孔；下表皮细胞的垂周壁常呈波状弯曲，有时有毛茸及少数气孔存在。相当于叶肉的部分，由数层排列疏松的大型薄壁细胞组成，有时可见分泌组织及贮藏物质。维管束细小，仅见少数螺纹导管。

3. 雄 蕊

包括花丝和花药两部分。

（1）花丝：构造简单，有时被毛茸。

（2）花药：主要为花粉囊，是产生花粉的场所，花粉囊内壁细胞的壁常不均匀地增厚。

（3）花粉粒：成熟的有两层壁，内层壁薄，外层壁厚，外壁上有各种形态如刺状突起、放射状雕纹或网状纹理等；花粉的外壁上还有萌发孔或萌发沟。花粉粒的大小和形状，也是多种多样的，一般为10～100 μm。形状有类圆形、三角形、椭圆形及四分体等。花粉粒的形状、大小及外壁上的萌发孔和雕纹的形态，常是科、属甚至种的特征，对鉴定花类中药有重要意义。

4. 雌 蕊

由子房、花柱和柱头组成，子房有的表皮细胞分化成多细胞束状毛。花柱表皮细胞少数分化成毛状物。柱头表皮细胞常呈乳头状突起。

此外，还要注意观察花托、萼片、花瓣、雄蕊和雌蕊的数目及其着生位置、形状、颜色、被毛与否、气味等。除单花的观察外，需注意花序的类别、总苞片或苞片等。

二、叶类中药的性状鉴别方法

由于叶类中药的质地多数较薄，再经采制、干燥、包装及运输等过程，一般均皱缩或破碎，鉴定时：

1. 叶类中药的性状鉴别

叶类中药多为干燥品，由于叶片菲薄，再经采制、干燥及运输等过程，常皱缩卷曲或破碎。完整叶片的形状因植物的种类不同而异，常见的有披针形、椭圆形及卵形等20余种形状。叶的表面特征多样，有的具角质层，光滑无毛；有的仅下表面被毛茸或上下表面均被毛茸；有的对光透视可见深色的条纹、透明的叶脉或腺点；有的叶脉凸起或凹下；有的在放大镜下可见凹陷的点状腺鳞。叶片一般呈暗绿色或灰绿色，常因加工方法、贮藏等因素而使其颜色变黄或呈绿棕色等；少数叶片呈紫色、蓝紫色等特殊颜色。

叶类中药性状鉴别主要应注意观察其状态、类型、叶片和叶柄等特征，叶类中药常皱缩卷曲、易碎，在观察形态时应将叶片用水浸泡后展开观察。观察和描述时尤其要注意叶片的形状、大小、颜色、表面特征、质地、叶缘、叶端、叶基、叶脉和叶片分裂情况，以及叶柄有无、形状、长短、平直、扭曲、槽状、鞘状或叶片状、有无托叶等特征。

2. 叶类中药的横切面

主要观察上下表皮细胞及附属物等；叶肉主要观察栅栏组织的特点，根据栅栏组织的分布位置和分化程度判断其为等面叶或异面叶；中脉是叶片的维管束，其类型、数目等均是鉴别叶类中药的依据。

（1）表皮：分上下表皮，多为1层排列整齐的细胞，外壁稍厚，上表皮外平周壁常具角质层；亦有表皮为多层细胞，称复表皮。表皮细胞内有的有结晶、黏液质或角质层纹理等，应注意鉴别。

（2）叶肉：通常分为栅栏组织和海绵组织两部分。异面叶只有上表皮下有栅栏组织，由一至数列长柱形细胞组成，细胞排列紧密。内含有大量叶绿体，海绵组织常占叶肉组织的大部分，细胞类圆形或不规则形，排列疏松。叶肉组织中应注意是否含有结晶、分泌组织及厚壁组织等，以及它的形状、分布等都是重要的鉴别特征。

（3）中脉：通常为一外韧型维管束，木质部位于上方，呈槽状或半月形，韧皮部在木质部的下方。有的叶中脉维管束分裂成2~3个或更多，维管束的外围有时有纤维等厚壁组织包围，有的为双韧维管束。中脉上下表皮内大多有数层厚角组织。

3. 叶类中药的表面制片

叶类中药的表面制片可见表皮细胞、腺毛、非腺毛和气孔等，腺毛和非腺毛的形态、细胞组成、排列情况、表面状况、壁是否木化、分布密度及气孔类型、分布状况、栅栏细胞的密度和最微细叶脉包围的叶肉的数目等，亦是叶类中药鉴定上的重要特征之一。

叶类中药一些常数的测定：包括气孔数、气孔指数、栅表比和脉岛数。

（1）气孔数：指单位面积（mm²）表皮面积上的气孔平均数，称为气孔数（用于两种亲缘关系较远的植物或药材鉴别）

（2）气孔指数：把单位面积（mm²）上，气孔数与表皮细胞数换算所得出的百分比，称为气孔指数，测定叶类的气孔指数常可用来区别不同种的植物和中药。

（3）栅表比：一个表皮细胞下的平均栅栏细胞数目称为"栅表比"，"栅表比"在同属不同种的叶的鉴定上亦具有一定的意义。

（4）脉岛数：脉岛（vein-islet）是指叶脉中最微细的叶脉所包围的叶肉单位。脉岛数是指每平方毫米面积中脉岛的数目。同种植物的叶上单位面积的脉岛数目是固定不变的，且不受植物生长的年龄和叶片的大小而变化，因此，可作为叶类中药的鉴别特征之一。

三、植物举例

侧柏叶

为柏科植物侧柏*Platycladus orientalis*（L.）Franco的嫩枝叶。

【形态特点】

侧柏：常绿乔木，高达20 m，直径可达1 m。树冠圆锥形，分枝多，树皮红褐色，呈鳞片状剥落。小枝扁平，呈羽状排列。叶十字对生，细小鳞片状，紧贴于小枝上，亮绿色，端尖，背有凹陷的腺体1个。雌雄同株，雄球花多生在下部的小枝上，呈卵圆形，长2～3 mm，具短柄，有5～10对雄蕊；雌球花生于上部的小枝上，球形，无柄，直径3～4 mm，鳞片3对，有时4对，下半部2对肉质突起，基部各生有2个直立胚珠，球果卵圆形，长1.2～2.5 cm，肉质，浅蓝色，后变为木质，深褐色而硬，裂开，果鳞的顶端有一钩状刺，向外方卷曲。种子椭圆形，无刺，淡黄色，质柔软，长0.5 cm，径0.3 cm。花期4月。果期9～10月。

【性状】

干燥枝叶，长短不一，分枝稠密。叶为细小鳞片状，贴伏于扁平的枝上，交互对生，青绿色。小枝扁平，线形，外表棕褐色。质脆，易折断。微有清香气，味微苦，微辛。以叶嫩、青绿色，无碎末者为佳。

大青叶

为十字花科植物菘蓝*Isatis indigotica* Fort. 的干燥叶片。

【形态特点】

菘蓝：二年生草本，植株高50～100 cm。光滑被粉霜。根肥厚，近圆锥形，直径2～3 cm，长20~30 cm，表面土黄色，具短横纹及少数须根。基生叶莲座状，叶片长圆形至宽倒披针形，长5~15 cm，宽1.5~4 cm，先端钝尖，边缘全缘，或稍具浅波齿，有圆形叶耳或不明显；茎顶部叶宽条形，全缘，无柄。总状花序顶生或腋生，在枝顶组成圆锥状；萼片4，宽卵形或宽披针形，长2~3 mm；花瓣4，黄色，宽楔形，长3~4 mm，先端近平截，边缘全缘，基部具不明显短爪；雄蕊6，4长2短，长雄蕊长3~3.2 mm，短雄蕊长2~2.2 mm；雌蕊1，子房近圆柱形，花柱界限不明显，柱头平截。短角果近长圆形，扁平，无毛，边缘具膜质翅，尤以两端的翅较宽，果瓣具中脉。种子1颗，长圆形，淡褐色。花期4~5月，果期5~6月。

【性状】

干燥叶皱缩成团块状，有时破碎，呈灰绿色或黄棕色。完整的叶呈长椭圆形至长圆状倒披针形，长4~11 cm，宽1~3 cm，全缘或微波状；先端钝尖，基部渐狭，延成翼状，上面有时可见点状突起，下面中脉明显。叶柄长5~7 cm，腹面稍凹下。质脆易碎。气微弱，味稍苦。以叶大、无柄、色暗灰绿者为佳。主产江苏、安徽、河北、河南及浙江等地。

罗布麻

为夹竹桃科植物罗布麻*Apocynum venetum* L.的干燥叶。

【形态特点】

植株高1~2 m，全株含有乳汁。茎直立，无毛。叶对生，椭圆形或长圆状披针形，长2~5 cm，宽0.5~1.5 cm，基部圆形或楔形，先端钝。具由中脉延长的刺尖。边缘稍反卷，平滑无毛；叶柄短。聚伞花序生于茎端或分枝上；苞小，膜质，披针形，先端尖；萼5裂，裂片披针形或三角状卵形，长约2 mm，被短毛；花冠粉红色或浅紫色，钟形，下部筒状，上端5裂，花冠里面基部有副花冠5；花盘边缘有蜜腺；雄蕊5，花药孔裂；雌蕊1，柱头2裂，绿色。蓇葖果长角状，熟时黄褐色，带紫晕，长10~15 cm，直径3~4 mm，成熟后沿粗脉开裂，散出种子。种子多数，黄褐色，近似枣核形，顶端簇生白色细长毛。花期6~7月。果期8~9月。

【性状】

本品多皱缩卷曲，有的破碎，完整叶片展平后呈椭圆状披针形或卵圆状披针形，长2~5 cm，宽0.5~2 cm。淡绿色或灰绿色，先端钝，有小芒尖，基部钝圆或楔形，边缘具细齿，常反卷，两面无毛，叶脉于下表面突起；叶柄细，长约4 mm。质脆。气微，味淡。

艾 叶

为菊科植物艾*Artemisia argyi* Levl. et Vent.的叶。

【形态特点】

多年生草本，高45～120 cm。茎直立，圆形，质硬，基部木质化，被灰白色软毛，从中部以上分枝。单叶，互生；茎下部的叶在开花时即枯萎；中部叶具短柄，叶片卵状椭圆形，羽状深裂，裂片椭圆状披针形，边缘具粗锯齿，上面暗绿色，稀被白色软毛，并密布腺点，下面灰绿色，密被灰白色绒毛；近茎顶端的叶无柄，叶片有时全缘完全不分裂，披针形或线状披针形。花序总状，顶生，由多数头状花序集合而成；总苞苞片4～5层，外层较小，卵状披针形，中层及内层较大，广椭圆形，边缘膜质，密被绒毛；花托扁平，半球形，上生雌花及两性花10余朵；雌花不甚发育，长约1 cm，无明显的花冠；两性花与雌花等长，花冠筒状，红色，顶端5裂；雄蕊5枚，聚药，花丝短，着生于花冠基部；花柱细长，顶端2分叉，子房下位，1室。瘦果长圆形，花期7～10月。

【性状】

本品多皱缩、破碎，有短柄。完整叶片展平后呈卵状椭圆形，羽状深裂，裂片椭圆状披针形，边缘有不规则的粗锯齿，上表面灰绿色或深黄绿色，有稀疏的柔毛及腺点；下表面密生灰白色绒毛。质柔软。气清香，味苦。

桑　叶

为桑科植物桑*Morus alba* L.的干燥叶。

【形态特点】

落叶乔木，高3～7 m或更高，通常灌木状，植物体含乳液。树皮黄褐色，枝灰白色或灰黄色，细长疏生，嫩时稍有柔毛。叶互生；卵形或椭圆形，长5～10 cm，最长可达20 cm，宽5～11 cm，先端锐尖，基部心脏形或不对称，边缘有不整齐的粗锯齿或圆齿；叶柄长1.5～4 cm；托叶披针形，早落。花单性，雌雄异株；花黄绿色，与叶同时开放；雄花成柔荑花序；雌花成穗状花序；萼片4裂；雄花有雄蕊4；雌花无花柱，柱头2裂，向外卷。聚合果腋生，肉质，有柄，椭圆形，长1～2.5 cm，深紫色或黑色，少有白色的。花期4～5月。果期6～7月。

【性状】

本品多皱缩、破碎。完整者有柄，叶片展平后呈卵形或宽卵形，长8～15 cm，宽7～13 cm；先端渐尖，基部截形、圆形或心形，边缘有锯齿或钝锯齿，有的不规则分裂。上表面黄绿色或浅黄棕色，有的有小疣状突起；下表面颜色稍浅，叶脉突出，小脉网状，脉上被疏毛，脉基具簇毛。质脆。气微，味淡、微苦涩。

辛　夷

为木兰科植物望春花*Magnolia biondii* pamp.、玉兰*Magnolia denudata* Desr.或武当玉兰

Magnolia sprengeri Pamp.的干燥花蕾。

【形态特点】

望春花：落叶乔木，高6~12 m。小枝黄绿色或淡棕黄色，光滑或近梢处有毛；冬芽卵形，苞片密生淡黄色茸毛。单叶互生；叶柄长1~2 cm，基部有托叶痕；叶片长圆状披针形或卵状披针形，长10~18 cm，宽3.5~6.5 cm，先端渐尖，基部圆形或楔形，全缘，表面深绿色，光滑，背面淡绿色，沿脉有疏毛。花先叶开放，单生枝顶，稀腋生，呈钟状，直径6~8 cm，白色，外面基部带紫红色，芳香；外轮花被3，萼片状近线形，长约为花瓣的1/4；中、内轮花被各3，匙形，长4~8 cm，宽约2.5 cm；雄蕊多数，在伸长的花托下部螺旋状排列；雌蕊多数，排列在花托上部。聚合果圆筒形，稍扭曲，长8~13 cm；种子倒卵形。花期2~3月，果期9月。

玉兰与望春花的区别在于：小枝粗壮，被柔毛；叶片通常倒卵形、宽倒卵形，先端宽圆、平截或稍凹缺，常具急短尖，基部楔形，叶柄及叶下面有白色细柔毛。花被9片，白色，有时外面基部红色，倒卵状长圆形。花期2~3月，果期8~9月。

武当玉兰与上两种区别在于：叶先端急尖、急渐尖或具突起的小尖头。花被片12~14，外面玫瑰红色，里面较淡，有深紫色纵纹。花期3月，果期6~7月。

【性状】

望春花：本品呈长卵形，似毛笔头，长1.2~2.5 cm，直径0.8~1.5 cm。基部常具短梗，长约5 mm，梗上有类白色点状皮孔。苞片2~3层，每层2片，两层苞片间有小鳞芽，苞片外表面密被灰白色或灰绿色茸毛，内表面类棕色，无毛。花被片9，类棕色，外轮花被片3，条形，约为内两轮长的1/4，呈萼片状，内两轮花被片6，每轮3，轮状排列。雄蕊和雌蕊多数，螺旋状排列。体轻，质脆。气芳香，味辛凉而稍苦。

玉兰：长1.5~3 cm，直径1~1.5 cm。基部枝梗较粗壮，皮孔浅棕色。苞片外表面密被灰白色或灰绿色茸毛。花被片9，内外轮同型。

武当玉兰：长2~4 cm，直径1~2 cm。基部枝梗粗壮，皮孔红棕色。苞片外表面密被淡黄色或淡黄绿色茸毛，有的最外层苞片茸毛已脱落而呈黑褐色。花被片10~12（15），内外轮无显著差异。

槐 花

为豆科植物槐*Sophora japonica* L.的干燥花及花蕾。前者习称"槐花"，后者习称"槐米"。

【形态特点】

槐：落叶乔木，高达25 m。树皮灰色或深灰色，粗糙纵裂。内皮鲜黄色，有臭味；枝棕色，幼时绿色，具毛，皮孔明显。单数羽状复叶互生，长达25 cm，叶柄基部膨大；

小叶7～15，卵状长圆形咸卵状披针形，长2.5～5 cm，宽1.5～2.6 cm，先端尖，基部圆形或阔楔形，全缘，上面绿色，微亮，下面伏生白色短毛；小叶柄长2.5 mm；托叶镰刀状，早落。圆锥花序顶生；花乳白色，长1.5 cm；萼钟形，5浅裂；花冠蝶形，旗瓣同心形，有短爪，脉微紫；雄蕊10，分离不等长；子房筒状，有细长毛，花柱弯曲。荚果长2.5～5 cm，有节，呈连珠状，无毛，绿色，肉质，不开裂，种子间极细缩。种子1～6粒，深棕色，肾形。花期7～8月。果期10～11月。

【性状】

槐花：皱缩而卷曲，花瓣多散落。完整者花萼钟状，黄绿色，先端5浅裂；花瓣5，黄色或黄白色，1片较大，近圆形，先端微凹，其余4片长圆形。雄蕊10，其中9个基部连合，花丝细长。雌蕊圆柱形，弯曲。体轻。气微，味微苦。

槐米：呈卵形或椭圆形，长2～6 mm，直径约2 mm。花萼下部有数条纵纹。萼的上方为黄白色未开放的花瓣。花梗细小。体轻，手捻即碎。气微，味微苦涩。

洋金花

为茄科植物白花曼陀罗*Datura metel* L.的干燥花。

【形态特点】

白花曼陀罗：一年生草本，全体近于无毛，茎直立，圆柱形，高25～60 cm，基部木质化，上部呈叉状分枝。叶互生，上部的叶近于对生；叶柄长2～6 cm，表面被疏短毛；叶片卵形、长卵形或心脏形，长8～14 cm，宽6～9 cm，先端渐尖或锐尖，基部不对称，圆形或近于阔楔形，全缘或具三角状短齿，两面无毛，或被疏短毛；叶脉背面隆起。花单生于叶腋或上部分枝间；花梗短，直立或斜伸，被白色短柔毛；萼筒状，长4～6 cm，淡黄绿色，先端5裂，裂片三角形，先端尖，花后萼管自近基部处周裂而脱落，遗留的萼管基部宿存，果时增大呈盘状，边缘不反折；花冠漏斗状，长12～16 cm，顶端直径5～7 cm，向下直径渐小，白色，具5棱，裂片5，三角状，先端长尖；雄蕊5，不伸出花冠管外，花药线形、扁平，基部着生；雌蕊1，子房球形，疏生细短刺，2室，胚珠多数，花柱丝状，柱头盾形。蒴果圆球形，表面有疏短刺，成熟后由绿变为淡褐色。种子多数，略呈三角状。花期3～11月。果期4～11月。生长于山坡草地或住宅附近。

【性状】

本品多皱缩成条状，完整者长9～15 cm。花萼呈筒状，长为花冠的2/5，灰绿色或灰黄色，先端5裂，基部具纵脉纹5条，表面微有茸毛；花冠呈喇叭状，淡黄色或黄棕色，先端5浅裂，裂片有短尖，短尖下有明显的纵脉纹3条，两裂片之间微凹；雄蕊5，花丝贴生于花冠筒内，长为花冠的3/4；雌蕊1，柱头棒状。烘干品质柔韧，气特异；晒干品质脆，气微，味微苦。

金银花

为忍冬科植物忍冬*Lonicera japonica* Thunb.的干燥花蕾或带初开的花。

【形态特点】

忍冬：木质藤本，长2～4 m。树皮黄褐色渐次变为白色，嫩时有短柔毛。叶对生，卵圆形至椭圆形，长4～8 cm，宽3.5～5 cm，上面绿色，主脉上有短疏毛，下面带灰白色，密生白色短柔毛；花冠管状，长1.6～2 cm，稍被柔毛，初开时白色，后变黄色。花期6～9月，果期10～11月。

【性状】

呈棒状，上粗下细，略弯曲，长2～3 cm，上部直径约3 mm，下部直径约1.5 mm。表面黄白色或绿白色（贮久色渐深），密被短柔毛。偶见叶状苞片。花萼绿色，先端5裂，裂片有毛，长约2 mm。开放者花冠筒状，先端二唇形；雄蕊5，附于筒壁，黄色；雌蕊1，子房无毛。气清香，味淡、微苦。

菊 花

为菊科植物菊*Chrysanthemum morifolium* Ramat.的干燥头状花序。药材按产地和加工方法不同，分为"亳菊""滁菊""贡菊"和"杭菊"。

【形态特点】

多年生草本，高50～140 cm，全体密被白色绒毛。茎基部稍木质化，略带紫红色，幼枝略具棱。叶互生，卵形或卵状披针形，长3.5～5 cm，宽3～4 cm，先端钝，基部近心形或阔楔形，边缘通常羽状深裂，裂片具粗锯齿或重锯齿，两面密被白绒毛；叶柄有浅槽。头状花序顶生成腋生，直径2.5～5 cm；总苞半球形，苞片3～4层，绿色，被毛，边缘膜质透明，淡棕色，外层苞片较小，卵形或卵状披针形，第二层苞片阔卵形，内层苞片长椭圆形；花托小，凸出，半球形；舌状花雌性，位于边缘，舌片线状长圆形，长可至3 cm，先端钝圆，白色、黄色、淡红色或淡紫色，无雄蕊，雌蕊1，花柱短，柱头2裂；管状花两性，位于中央，黄色，每花外具1卵状膜质鳞片，花冠管长约4 mm，先端5裂，裂片三角状卵形，雄蕊5，聚药，花丝极短，分离，雌蕊1，子房下位，矩圆形，花柱线形，柱头2裂。瘦果矩圆形，具4棱，顶端平截，光滑无毛。花期9～11月。果期10～11月。

【性状】

亳菊：呈倒圆锥形或圆筒形，有时稍压扁呈扇形，直径1.5～3 cm，离散。总苞碟状；总苞片3～4层，卵形或椭圆形，草质，黄绿色或褐绿色，外面被柔毛，边缘膜质。花托半球形，无托片或托毛。舌状花数层，雌性，位于外围，类白色，劲直，上举，纵向折缩，散生金黄色腺点；管状花多数，两性，位于中央，为舌状花所隐藏，黄色，顶端5齿裂。瘦果不发育，无冠毛。体轻，质柔润，干时松脆。气清香，味甘、微苦。

滁菊：呈不规则球形或扁球形，直径1.5~2.5 cm。舌状花尖白色，不规则扭曲，内卷，边缘皱缩，有时可见淡褐色腺点；管状花大多隐藏。

贡菊：呈扁球形或不规则球形，直径1.5~2.5 cm。舌状花白色或类白色，斜升，上部反折，边缘稍内卷而皱缩，通常无腺点；管状花少，外露。

杭菊：呈碟形或扁球形，直径2.5~4 cm，常数个相连成片。舌状花类白色或黄色，平展或微折叠，彼此粘连，通常无腺点；管状花多数，外露。

第五节　果实和种子类中药饮片的鉴别方法

果实及种子类中药是以植物的果实或其一部分入药的药材总称。药用部位包括果穗、完整果实和果实的一部分。完整果实有成熟和近成熟果实、幼果之分，果实的一部分包括果皮、果核、带部分果皮的果柄、果实上的宿萼、中果皮的维管束、种子等；药用的种子均为成熟品，包括完整的种子及假种皮、种皮、种仁、去掉子叶的胚等种子的一部分，有的种子发芽后或经发酵加工后入药。果实在组织构造上包含种子，有的果实又仅以种子入药，故将果实类药材及种子类药材共列入本章果实及种子类中药。

一、果实类中药饮片的鉴别

观察果实类中药的外形，看其为完整的果实或是果实的某一部分，应注意其形状、大小、颜色、顶端、基部、表面、质地、破断面及气味等。有的果实类中药带有附属物，如顶端有花柱基，下部有果柄，或有果柄脱落的痕迹；有的带有宿存的花被，如地肤子。果实类中药的表面大多干缩而有皱纹，肉质果尤为明显；果皮表面常稍有光泽；也有具毛茸的；有时可见凹下的油点，如陈皮、吴茱萸。一些伞形科植物的果实，表面具有隆起的肋线，如茴香、蛇床子。有的果实具有纵直棱角，如使君子。如为完整的果实，观察外形后，还应剖开果皮观察内部的种子，注意其数目和生长的部位。

从气味方面鉴别果实类中药也是很重要的。有的果实类中药有浓烈的香气，可作为鉴别真伪及品质优劣的依据，如枳壳、枳实及吴茱萸等。宁夏枸杞子味甜，鸦胆子味极苦，五味子有酸、甜、辛、苦及咸等味。

二、种子类中药饮片的鉴别

注意种子的形状、大小、颜色、表面纹理、种脐和合点，以及种脊的位置、形态、质地、纵横剖面和气味等。

形状大多呈圆球形、类圆球形或扁圆球形等，少数种子呈线形、纺锤形或心形。种皮的表面常有各种纹理：如王不留行具颗粒状突起、蓖麻子带有色泽鲜艳的花纹，也有具毛茸，如番木鳖。表面除常有的种脐、合点和种脊外，少数种子有种阜存在，如蓖麻子、巴豆、千金子等。剥去种皮可见种仁部分，有的种子具发达的胚乳，如番木鳖；无胚乳的种子，则子叶常特别肥厚，如杏仁。胚大多直立，少数弯曲，如王不留行、青葙子等。

有的种子浸入水中显黏性，如车前子、葶苈子，也可取厚切片加化学试剂观察有无淀粉粒、糊粉粒、脂肪油或特殊成分。

三、植物举例

葶苈子

为十字花科植物播娘蒿 *Descurainia sophia* （L.） Webb. ex Prantl.或独行菜*Lepidium apetalum* Willd.的干燥成熟种子。前者习称"南葶苈子"，后者习称"北葶苈子"。

【形态特点】

独行菜：一年生或二年生草本，高10～30 cm。茎直立，上部多分枝，被有多数微小的头状毛。叶互生；茎下部叶狭长椭圆形，长3～5 cm，宽1～1.5 cm，边缘浅裂或深裂；茎上部叶线形，较小，全缘或前端有疏锯齿；叶基部均有耳，上面疏生微小短毛，下面无毛。长总状花序，顶生；花小；萼4，椭圆形；花瓣通常很小，呈退化状；雄蕊2～4，蜜腺4，短小，三角状广椭圆形；子房扁圆形，2室，柱头头状。短角果，卵状椭圆形，扁平，长2.5 mm，顶端微凹，果柄细，密生头状毛；中央开裂，假隔膜膜质白色。种子倒卵状椭圆形，淡红棕色。花期5～6月。果期6～7月。生于田野、荒地、路旁。

播娘蒿：一年生或二年生草本，高30～70 cm，全体灰白色而被叉状或分歧柔毛。茎上部多分枝，较柔细。叶互生；2～3回羽状分裂，最终的裂片狭线形，先端渐尖；在茎下部的叶有柄，渐向上则渐短或近于无柄。总状花序顶生，果序时特别伸长；花小；萼4，十字形排列，线形，先端渐尖，易早脱；花瓣4，黄色，匙形，较花萼稍长，先端微凹，基部渐狭而呈线状；雄蕊6，4强，均伸出于花瓣外，花丝扁平；子房圆柱形，2室，柱头呈扁压头状。长角果，线形，长2～3 cm，宽约1 mm。种子小，卵状扁平，褐色。花期4～6月。果期5～7月。生于田野间。

【性状】

北葶苈子：呈扁卵形，长1～1.5 mm，宽0.5～1 mm。表面棕色或红棕色，微有光泽，具纵沟2条，其中1条较明显。一端钝圆，另端尖而微凹，类白色，种脐位于凹入端。无臭，味微辛辣，黏性较强。

南葶苈子：呈长圆形略扁，长约1 mm，宽约0.5 mm。一端钝圆，另一端微凹或较平截。味微辛、苦，略带黏性。

木 瓜

为蔷薇科植物贴梗海棠*Chaenomeles speciosa*（Sweet）Nakai的干燥近成熟果实。

【形态特点】

贴梗海棠：灌木，高2~3 m。枝棕褐色，有刺，皮孔明显。叶柄长3~15 mm；托叶近半圆形，变化较大，往往脱落；叶片卵形至椭圆状披针形，长2.5~14 cm，宽1.5~4.5 cm，先端尖或钝圆形；基部宽楔形至近圆形，边缘有腺状汉锯齿，有时有不整齐的重锯齿，上面绿色，下面淡绿色，两面均无毛，或幼时在下面中肋上有淡棕色柔毛。花数朵簇生，绯红色，也有白色或粉红色，花梗极短；萼片5，直立，紫红色，近于长圆形，长约5 mm，边缘和内面有黄色柔毛；花瓣5，近圆形，长约1.7 cm；雄蕊多数，约分4层，花药背着，长圆形，2室；雌蕊1，子房下位，5室，花柱5，下部稍连合。梨果卵形或球形，长约8 cm，黄色或黄绿色，芳香。花期3~4月。果期9~10月。

【性状】

本品长圆形，多纵剖成两半，长4~9 cm，宽2~5 cm，厚1~2.5 cm。外表面紫红色或红棕色，有不规则的深皱纹；剖面边缘向内卷曲，果肉红棕色，中心部分凹陷，棕黄色；种子扁长三角形，多脱落。质坚硬。气微清香，味酸。

山 楂

本品为蔷薇科植物山里红*Crataegus pinnatifida* Bge.var.major N.E.Br.或山楂*C. pinnatifida* Bge.的成熟果实。

【形态特点】

山里红：落叶乔木，高达6 m。枝刺长1~2 cm，或无刺。单叶互生；叶柄长2~6 cm；叶片阔卵形或三角卵形稀菱状卵形，长6~12 cm，宽5~8 cm，有2~4对羽状裂片，先端渐尖，基部宽楔形，上面有光泽，下面沿叶脉被短柔毛，边缘有不规则重锯齿。伞房花序，直径4~6 cm；萼筒钟状，5齿裂；花冠白色，直径约1.5 cm，花瓣5，倒卵形或近圆形；雄蕊约20，花药粉红色；雌蕊1，子房下位，5室，花柱5。梨果近球形，直径可达2.5 cm，深红色，有黄白色小斑点，萼片脱落很迟，先端留下一圆形深洼；小核3~5，向外的一面稍具棱，向内面侧面平滑。花期5~6月。果期8~10月。

山楂：本种与山里红极为相似，果形较小，直径1.5 cm；叶片亦较小，且分裂较深。

【性状】

本品为圆形片，皱缩不平，直径1~2.5 cm，厚0.2~0.4 cm。外皮红色，具皱纹，有灰白色小斑点。果肉深黄色至浅棕色。中部横切片具5粒浅黄色果核，但核多脱落而中空。有的片上可见短而细的果梗或花萼残迹。气微清香，味酸、微甜。

苦杏仁

为蔷薇科植物山杏*Prunues armeniaca* L. var. ansu Maxim. 西伯利亚杏*P.sibirica* L. 东北杏 *P. mandshurica*（Maxim.）Koehne或杏 *P. armeniaca* L.的成熟种子。

【形态特点】

杏：落叶乔木，高达6 m。叶互生，广卵形或卵圆形，长5~10 cm，宽3.5~6 cm，先端短尖或渐尖，基部圆形，边缘具细锯齿或不明显的重锯齿；叶柄多带红色，有2腺体。花单生，先叶开放，几无花梗；萼片5，花扣反折；花瓣5，白色或粉红色；雄蕊多数；心皮1，有短柔毛。核果近圆形，直径约3 cm，橙黄色；核坚硬，扁心形，沿腹缝有沟。花期3~4月，果期5~6月。

【性状】

种子扁心形，长1~1.9 cm，宽0.8~1.5 cm，厚0.5~0.8 cm。表面黄棕色至深棕色，一端尖，另端钝圆，肥厚，左右不对称。尖端一侧有短线形种脐，圆端合点处向上具多数深棕色的脉纹。种皮薄，子叶2，富油性。味苦。

桃 仁

为蔷薇科植物桃*Prunus persica*（L.）Batsch或山桃*P. davidiana*（Carr.）Franch.的成熟种子。

【形态特点】

桃：落叶小乔木，高达8 m。小枝绿色或半边红褐色，无毛，冬芽有细柔毛。叶互生，在短枝上呈簇生状；叶片椭圆状披针形至倒卵状披针形，中部最阔，长8~15 cm，宽2~3.5 cm，先端长尖，基部阔楔形，边缘具细锯齿，两面无毛；叶柄长7~12 mm，具腺点。花通常单生，直径2.5~3.5 cm；具短梗；萼片5，基部合生成短萼筒，红色，外面有绒毛；花瓣5，倒卵形，粉红色；雄蕊多数，着生于萼筒边缘；子房1室，花柱细长，柱头小，圆头状。核果近球形，直径5~7 cm，有短绒毛；果肉白色或黄色；核极硬，有不规则的凹点及深沟。种子1枚，扁卵状心形。花期4月，先叶开放。果熟期6~7月。全国各地普遍栽培。

山桃：落叶小乔木，高5~9 m。叶互生；托叶早落；叶柄长1.5~3 cm；叶片卵状披针形，长4~8 cm，宽2~3.5 cm，中部以上渐尖，近基部最宽，基部呈广楔形或圆形，边缘具细锯齿。花单生；萼片5，多无毛；花瓣5，阔倒卵形，粉红色至白色。核果近圆形；黄绿色，表面被黄褐色柔毛，果肉离核；核小坚硬，表面有网状的凹纹。种子1枚，棕红色。花期3~4月。果期6~7月。多生于石灰岩的山谷中。分布于辽宁、河北、河南、山东、山西、四川、云南、贵州及陕西等地。以上两种植物的根及根皮（桃根）、去掉栓皮的树皮（桃茎白皮）、嫩枝（桃枝）、叶（桃叶）、花（桃花）、成熟的果实（桃子）、未成熟的果实（碧桃干）、树脂（桃胶）亦供药用。

【性状】

桃仁：呈扁长卵形，长1.2～1.8 cm，宽0.8～1.2 cm，厚0.2～0.4 cm。表面黄棕色至红棕色，密布颗粒状突起。一端尖，中部膨大，另端钝圆稍扁斜，边缘较薄。尖端一侧有短线形种脐，圆端有颜色略深不甚明显的合点，自合点处散出多数纵向维管束。种皮薄，子叶2，类白色，富油性。气微，味微苦。

山桃仁：呈类卵圆形，较小而肥厚，长约0.9 cm，宽约0.7 cm，厚约0.5 cm。

第六节　全草类中药饮片的鉴别方法

全草类中药又称草类药材，大多为干燥的草本植物的地上部分，如广藿香、淫羊藿及益母草等；亦有少数带有根及根茎，如细辛、蒲公英等；或小灌木草质茎的枝梢，如麻黄等；或草质茎，如石斛等，均列入全草类中药。

一、全草类中药的性状鉴别方法

全草类中药的鉴定，涉及所包括的器官如根、茎、叶、花、果实和种子，这6类中药的性状与显微鉴别特征已在前面各章中分别进行了详细的论述，所以对全草类中药的鉴别是一个综合性的鉴别。此类药材主要是由草本植物的全株或地上的某些器官直接干燥而成，因此，对其进行原植物的分类鉴定尤为必要，原植物的特征一般反映了该药性状的特征。

二、植物举例

仙鹤草

为蔷薇科植物龙牙草*Agrimonia pilosa* Ledeb.的全草。

【形态特点】

龙芽草：茎直立，全体被白色长柔毛，有时散生短柔毛，上部分枝。单数羽状复叶，互生，有柄；托叶2枚，斜卵形，有深裂齿，被长柔毛；小叶片3～9，长椭圆形或椭圆形，长1～6 cm，宽0.6～3 cm，先端锐尖，墓部楔形，有时稍斜，边缘锐锯齿，两面均被柔毛，具多数黄色腺点；顶端及中部的叶较大，其间夹杂数对小叶片。总状花序顶生和腋生，窄细，长10～20 cm；花有短梗，基部有2枚三叉形苞片；花萼筒状，先端5裂，裂片倒卵形，密被钩刺；花瓣5，黄色，倒卵形，先端微凹；雄蕊10枚或更多；花柱2，柱头头状。瘦果，包于具钩的宿存花萼内。花期7～9月。果期9～10月。

【性状】

本品长50~100 cm，全体被白色柔毛，茎下部圆柱形，直径4~6 mm，红棕色，上部方柱形，四面略凹陷，绿褐色，有纵沟及棱线，有节；体轻，质硬，易折断，断面中空。单数羽状复叶互生，暗绿色，皱缩卷曲；质脆，易碎；叶片有大小两种，相间生于叶轴上，顶端小叶较大，完整小叶片展平后呈卵形或长椭圆形，先端尖，基部楔形，边缘有锯齿；托叶2，抱茎，斜卵形。总状花序细长，花萼下部呈筒状，萼筒上部有钩刺，先端5裂，花瓣黄色。气微，味微苦。

败酱草

为败酱科植物黄花败酱 *Patrinia scabiosaefolia* Fisch. Ex Link.、白花败酱 *P. villose* Juss. 的干燥全草。

【形态特点】

白花败酱：多年生草本，高50~100 cm。根茎横卧或斜坐，有特殊的臭气，如腐败的酱味。茎直立，具倒生的白色粗毛，上部稍有分枝。叶对生；叶片卵形，长3~10 cm，宽1.5~5 cm，边缘具粗锯齿，或3裂而基部裂片很小，两面均有粗毛，先端尖锐，基部窄狭；下部叶有翼柄，上部叶近于无柄。聚伞花序多分枝，呈伞房状的圆锥花丛；花冠5裂，白色，筒部短，无距；雄蕊4；子房下位，3室，柱头头状。果实倒卵形，长约2 mm，背部有一小苞所成的圆翼，长宽各约5 mm。花期9月。

黄花败酱：多年生草本。形与上种相似，惟根生叶卵状披针形，有长柄；茎生叶具短柄或近无柄，叶片羽状全裂，上方的叶片较大，裂片5~11，披针形，先端渐尖、锐尖，边缘具不整齐的大锯齿，两面无毛或被白色刚毛。花黄色。果椭圆形，长2.5~3.5 mm，宽1.7~2.2 mm，不具翼状苞。花期7~9月。

【性状】

茎圆柱形，外表黄棕色或黄绿色，有纵向纹理，被有粗毛。质脆，易折断，断面中空，白色。叶多皱缩、破碎，或已脱落。全株有陈腐的豆酱气，味苦。以干燥、叶多、气浓、无泥沙杂草者为佳。

紫花地丁

为堇菜科植物紫花地丁 *Violae yedoensis* Makino的干燥全草。

【形态特点】

多年生草本，高7~15 cm，全株密被白色短毛。主根粗，黄白色。叶从根部丛生；叶柄长3~10 cm，上部两侧稍有翅；托叶膜质，线状披针形，基部附着于叶柄上；叶片长椭圆形、长卵形至线状广披针形，长2~9 cm，宽0.5~3.5 cm，先端钝，基部浅心形或截形，边缘具浅钝齿。花腋生，淡紫色，直径约1.5 cm；花梗长4～1.0 cm，中部有线形小苞片2枚；萼片5，披针形，萼下具圆形附属物；花瓣5，倒卵状椭圆形，下面的1片较大，基部延长成长囊状或筒状的距，长约7 mm；雄蕊5，花药结合，药隔宽，包围子房，花丝短而阔，其下面2枚的基部具蜜腺的附属物，延伸入花距内；子房上位，心皮3，1室，胚珠多数，花柱1，柱头3裂。蒴果长圆形，长约1 cm，分裂为3果瓣，各瓣具有棱沟，基部有宿存的萼。种子卵圆形，棕黄色，光滑。花期3～4月。果期5～8月。

【性状】

本品多皱缩成团。主根长圆锥形，直径1～3 cm；淡黄棕色，有细纵皱纹。叶基生，灰绿色，展平后叶片呈披针形或卵状披针形，长1.5～6 cm，宽1～2 cm；先端钝，基部截形或稍心形，边缘具钝锯齿，两面有毛；叶柄细，长2～6 cm，上部具明显狭翅。花茎纤细；花瓣5，紫堇色或淡棕色；花距细管状。蒴果椭圆形或3裂，种子多数，淡棕色。气微，味微苦而稍黏。

金钱草

为报春花科植物过路黄 *Lysimachia christinae* Hance的干燥全草。

【形态特点】

过路黄：多年生草本。根茎短。茎细，具四棱，上升或直立，通常单一，基部带紫色，被细毛。叶对生；叶柄较长；叶片肾状心形、圆状心形或心形，长达2.5 cm，宽与长略相等，先端钝或稍尖，边缘具圆齿，被细毛，下面有透明腺点。花腋生，2至数朵；萼筒状，被刺毛，具5齿，先端芒状尖突；花冠淡紫色，筒状漏斗形，长18～25 mm，花冠管狭长，为萼的2～3倍长，外面被细毛，先端2唇形，喉部膨大，上唇近平坦，下唇3裂；雄蕊4，2强，花丝顶端2歧；子房4裂，柱头2歧。小坚果，长圆形，平滑。花期5月。果期6月。

【性状】

干燥全草多皱缩成团，茎细长，方形，常扭曲，具纵棱线，灰绿色或微带紫色，有短毛，断面中空。叶多卷缩，肾形或心形，边缘具圆钝齿，灰绿色，质脆易碎。叶柄长4～44 mm，多扭曲。花、果通常不见。气微香，味辛凉。

荆 芥

为唇形科植物荆芥*Schizonepeta tenuifolia* Briq.的干燥地上部分。

【形态特点】

一年生草本，高60～100 cm。具强烈香气。茎直立，四棱形，上部多分枝，基部棕紫色。全株被灰白色短柔毛。叶对生；茎基部的叶片无柄或近无柄，羽状深裂，裂片5，中部及上部叶无柄，羽状深裂，裂片3～5，长1～3.5 cm，宽1.5～2.5 cm，宽1.5～2.5 cm，先端锐尖，基部楔状渐狭并下延至叶柄，裂片披针形，全缘，上面暗绿色，下面灰绿色，两面均无毛，脉上及边缘较密。花为轮伞花序，多轮密集于枝端，形成穗状，长3～13 cm；苞片叶状，长4～17 mm；小苞片线形，较小；花小，花萼漏斗状倒圆锥形，长约3 mm，径约1.2 mm，被灰色柔毛及黄绿色腺点，先端5齿裂，裂片卵状三角形；花冠浅红紫色，二唇形，长约4 mm，上唇先端2浅裂，唇3裂，中裂片最大；雄蕊4，二强；子房4纵裂，花柱基生，柱头2裂。小坚果4，长圆状三棱形，长约1.5 mm，径约0.7 mm，棕褐色，表面光滑。花期7～9月，果期9～11月。

【性状】

茎方形，四面有纵沟，上部多分枝，长45～90 cm，直径3～5 mm；表面淡紫红色，被有短柔毛。质轻且脆，易折断，断面纤维状，黄白色，中心有白色疏松的髓。叶对生，叶片分裂，裂片细长，呈黄色，皱缩卷曲，破碎不全；质脆易脱落。枝顶着生穗状轮伞花序，呈绿色圆柱形，长7～10 cm；花冠多已脱落，只留绿色的萼筒，内有4个棕黑色的小坚果。气芳香，味微涩而辛凉。以浅紫色、茎细、穗多而密者为佳。

益母草

为唇形科植物益母草*Leonurus heterophyllus* Sweet的地上部分。

【形态特点】

一年或二年生草本。茎直立，方形，单一或分枝，高60 cm至1 m许，被微毛。叶对生；叶形多种，一年根生叶有长柄，叶片略呈圆形，直径4～8 cm，叶缘5～9浅裂，每裂片具2～3钝齿，基部心形；茎中部的叶有短柄，3全裂，裂片近披针形，中央裂片常3裂，两侧裂片常再1～2裂，最终裂片近线形，先端渐尖，边缘疏生锯齿或近全缘；最上部的叶不分裂，线形，近无柄，上面绿色，下面浅绿色，两面均被短柔毛。花多数，生于叶腋，呈轮伞状；苞片针刺状；花萼钟形，先端有5长尖齿，下方2片较上方3片为长；花冠唇形，淡红色或紫红色，长9～12 mm，上下唇几等长，上唇长圆形，全缘，下唇3裂，中央裂片较大，倒心脏形，花冠外被长绒毛，尤以上唇为甚；雄蕊4，2强，着生于花冠内面近裂口的下方；子房4裂，花柱与花冠上唇几等长，柱头2裂。小坚果褐色，三棱状，长约2 mm。花期6～8月。果期7～9月。本植物的花（益母草花）、果实（茺蔚子）亦供药用。

【性状】

鲜益母草：幼苗期无茎，基生叶圆心形，5～9浅裂，每裂片有2～3钝齿。花前期茎呈方柱形，上部多分枝，四面凹下成纵沟，长30～60 cm，直径0.2～0.5 cm；表面青绿色；质鲜嫩，断面中部有髓。叶交互对生，有柄；叶片青绿色，质鲜嫩，揉之有汁；下部茎生叶掌状3裂，上部叶羽状深裂或浅裂成3片，裂片全缘或具少数锯齿。气微，味微苦。

干益母草：茎表面灰绿色或黄绿色；体轻，质韧，断面中部有髓。叶片灰绿色，多皱缩、破碎，易脱落。轮伞花序腋生，小花淡紫色，花萼筒状，花冠二唇形。切段者长约2 cm。

薄 荷

为唇形科植物薄荷*Mentha haplocalyx* Briq.的干燥地上部分。

【形态特点】

多年生草本，高10～80 cm。茎方形，被逆生的长柔毛及腺点。单叶对生；叶柄长2～15 mm，密被白色短柔毛；叶片长卵形至椭圆状披针形，长3～7 cm，先端锐尖，基部阔楔形，边缘具细尖锯齿，密生缘毛，上面被白色短柔毛，下面被柔毛及腺点。轮伞花序腋生；苞片1，线状披针形，边缘具细锯齿及微柔毛；花萼钟状，5裂，裂片近三角形，具明显的5条纵脉，外面密生白色柔毛及腺点；花冠二唇形，紫色或淡红色，有时为白色，长3～5 mm，上唇1片，长圆形，先端微凹，下唇3裂片，较小，全缘，花冠外面光滑或上面裂片被毛，内侧喉部被一圈细柔毛；雄蕊4，花药黄色，花丝丝状，着生于花冠筒中部，伸出花冠筒外；子房4深裂，花柱伸出花冠筒外，柱头2歧。小坚果长1 mm，藏于宿萼内。花期8～10月。果期9～11月。生于小溪沟边、路旁及山野湿地，或为栽培。分布华北、华东、华南、华中及西南各地。

【性状】

本品茎呈方柱形，有对生分枝，长15～40 cm，直径0.2～0.4 cm；表面紫棕色或淡绿色，棱角处具茸毛，节间长2～5 cm；质脆，断面白色，髓部中空。叶对生，有短柄；叶片皱缩卷曲，完整者展平后呈宽披针形、长椭圆形或卵形，长2～7 cm，宽1～3 cm；上表面深绿色，下表面灰绿色，稀被茸毛，有凹点状腺鳞。轮伞花序腋生，花萼钟状，先端5齿裂，花冠淡紫色。揉搓后有特殊清凉香气，味辛凉。

紫 苏

为唇形科植物紫苏*Perilla frutescens*（L.）Britt.的茎、叶，其叶称紫苏叶，其茎称紫苏梗。

【形态特点】

一年生草本，具特异芳香。茎直立，高30～100 cm，紫色或绿紫色，圆角四棱形，上部多分枝，具有紫色关节的长柔毛。叶对生；叶柄长2.5～7.5 cm，有紫色或白色节毛；叶片皱，卵形或圆卵形，长4～12 cm，宽2.5～10 cm，先端突尖或长尖，基部圆形或广楔形，边缘有锯齿，两面紫色，或上面绿色，下面紫色；两面疏生柔毛，下面有细油点。总状花序稍偏侧，顶生及腋生；苞卵形，全缘；花萼钟形，外面下部密生柔毛，先端唇形，上唇3裂，下唇2裂；花冠管状，先端2唇形，紫色，上唇2裂，裂片方形，先端微凹，下唇

3裂，二侧裂片近圆形，中裂片横椭圆形；雄蕊4，2强，生于花冠管中部；子房4裂，花柱出自子房基部，柱头2裂。小坚果褐色，卵形，含1种子。花期6~7月。果期7~8月。

野生或栽培，分布几乎遍布全国。

【性状】

本品叶片多皱缩卷曲、碎破，完整者展平后呈卵圆形，长4~11 cm，宽2.5~9 cm。先端长尖或急尖，基部圆形或宽楔形，边缘具圆锯齿。两面紫色或上表面绿色，下表面紫色，疏生灰白色毛，下表面有多数凹点状的腺鳞。叶柄长2~7 cm，紫色或紫绿色。质脆。带嫩枝者，枝的直径2~5 mm，紫绿色，断面中部有髓。气清香，味微辛。

（华北理工大学　田春雨）

学习小结

本章主要从形状、大小、颜色、表面特征、质地、折断面、气、味、水试及火试等方面，讲解了根及根茎类、茎木类及皮类、花类、叶类、果实和种子类，以及全草类中药饮片性状鉴别方法。

本章思考题

1. 简述不同类别中药的鉴定方法。

2. 简述不同中药不同鉴定方法的原因。

3. 从哪些方面去鉴别中药饮片性状？

关键词语

中药鉴定（Chinese medicine identification）

性状鉴定法（character identification method）

脉岛（vein-islet）

第三章　中药蜡叶标本制作

本章导读

中药蜡叶标本制作是《中药学》课程体系中的重要环节，可以强化学生中药学专业基础知识和实践技能，在药用植物学理论教学和实验教学之外，深入开展第二课堂教学实践活动，带领学生对校内和校外的药用植物进行观察识别和采集标本，指导学生制作药用植物蜡叶标本。

第一节　中药蜡叶标本制作需要的材料

中药蜡叶标本制作（preparation of Chinese medicine wax leaf specimen）需要采集好的中药标本，其次是标本制作所需要特定工具，如标本夹、吸水纸及台纸等。以下是中药标本制作需要的主要工具：

1. 标本夹，用韧性强的杂木条制成，供以压制标本用。

2. 吸水纸（采集纸、草纸），用以压制标本时吸收植物水分之用，一般纸张均可，但以吸水力强的纸最佳。

3. 美工刀，用以削薄过厚的木质茎或叶梗。

4. 手剪，用以修剪中药标本。

5. 镊子，用以在标本压制过程中夹镊一些质地特别柔软的花或叶，避免损伤标本。

6. 其他物品：台纸；胶水，用于固定标本；棉线，用于固定标本和拴号牌；细纸条，宽3～5 mm的纸条，用于固定标本；纸袋，用于存放容易掉落或受损害的花或果实；标签；采集号牌，用线拴于标本上，记录采集号、采集日期等信息；粗、细麻绳；文具用品；参考书等。

第二节　中药腊叶标本的制作方法

一、标本的整理

标本采集后，就要对标本进行整理。首先，将标本折叠、弯曲或修剪至与台纸相应的大小，如果弯曲后的茎容易弹出，则可将之夹在开缝纸条里再压好；茎或小枝要斜剪，使之露出内部的结构，如茎中空或含髓；粗茎和根可以纵向切开。若叶片太密，可剪去若干叶片，但要保留叶柄以表明叶子的着生位置；大叶片可从主脉一侧剪去，并折叠起来，也可剪成几部分；尽可能避免叶片重叠，至少应有一片叶反转过来以便观察其背面，最好能幼叶和老叶各有一片；革质叶的干燥需很长时间，如果叶片重叠在一起，可在中间夹一条干燥纸。

花的正、反面都应朝上显示，如果是筒状花应将花冠纵向切开，额外采集的花可散开放在干燥纸中干燥。

若有额外的果实，可把一些纵向切开，另一些横向切开；若个体过大，则可切成片后分开干燥。

如果标本有厚而凹凸不平的地方，可加干燥纸或报纸予以支撑，避免柔嫩的叶子、花瓣可能因受不到挤压在干燥过程中起皱褶。

二、标本的干燥

将已准备好的标本置于衬纸或报纸内，尽可能认真地整理好。采自大植物的材料，如棕榈和树蕨的叶子，剪成的各部分要按顺序编码。标本在装订前，应一直置于衬纸中。

将放有标本的衬纸夹在足够多的干燥纸（或其他必要的垫物）中间，然后加一块瓦楞板，如此重复叠好。若瓦楞板较少或缺乏，那么标本夹里不要夹太多的标本，这样干燥比较快。若有足够的瓦楞板，则标本就可多放，达到绑带的限度。用绑带绑紧标本夹。粗大的标本、茎干等可直接夹在瓦楞板间，可加速干燥。标本的干燥可只依靠干燥纸吸水，每天换吸水纸早、晚各一次。

也可将标本夹置于温和（35～45℃）的热源上直至标本干燥，但不要将其烤得太干变脆。每个标本夹均应定时检查其松紧程度，并变换方向以使受热均匀。如果标本夹太松可能会导致过度的变形或皱缩，并使材料丢失（必要的话应多用一张衬纸在反方向把标本包住）。每天至少检查两次，换纸。利用第一次换纸的机会，可重新整理标本，以达到最佳效果。完全干燥需4至7天（或更久）。

干燥好的标本应尽快抽出，除细嫩的标本外，干燥好的标本都是僵硬的。同号标本中各部分材料的干燥速度不一定都一样，因此干燥后的标本应仔细地重新归放在一起。干燥好的标本要保持干燥保存。如果空气湿度太高，可将冷却后的标本置于塑料袋中，并且封严，有可能时可加入硅胶。可采用阳光晒或加强通风的方法代替人工热源干燥。

三、标本的鉴定

1. 鉴定程序

首先是初步鉴定，应尽量在野外采集的同时进行初步鉴定；在标本装订前，应对已初步鉴定的标本进行确认，并对未鉴定标本进行鉴定；最后，应请植物分类专家对有疑问和未能鉴定的标本进行鉴定。种子植物首先要鉴定到科，利用中国高等植物分科检索表与图谱进行检索分科。查到科别之后，再利用植物志、图鉴等图书进行分属和分种检索，最后确定种名。鉴定标本时要利用放大镜和解剖镜对标本仔细观察，按照检索表的各条款项逐一核对。在鉴定到种以后，填写定名签，并将定名签贴在台纸右下方。

2. 鉴定依据

进行标本鉴定（specimen identification）时，主要依据《中国植物志》《中国高等植物》《中国高等植物图鉴》和《河北植物志》，同时可结合国家植物标本馆和各地区重要植物标本馆中的馆藏标本进行。

四、标本装订及管理

1. 标本排列

标本在台纸上的摆放要最大限度地展示尽可能多的特征，其次考虑艺术性。

大标本最好按对角线放置，过长标本可进行折叠。修剪过大标本时，尽量仅剪去茎干。在不损坏标本的前提下，尽可能将丛生植物分开。展示叶的两面，只有一片叶的标本，切下部分反过来贴在台纸上或放在纸袋中；摘除遮蔽花或果的叶，摘下的叶放入纸袋；有足够多好叶时，可以剪去部分叶。可能的话展示花的两面。台纸上装订不止一株植物时，全部标本保持向上，大或重的标本放在底部。

2. 标本装订

标本装订采用线（纸条）捆扎法或乳胶粘贴法进行。线（纸条）捆扎法是用棉线或细纸条将标本固定在台纸上，台纸反面的结用涂胶的纸条覆盖。乳胶粘贴法是将乳胶涂或喷在标本的反面，将标本贴在台纸上。

3. 标本管理（specimen management）

上好台纸的蜡叶标本应放在木制或金属制的标本柜中保存，为了减少标本的磨损，入柜的标本最好用牛皮纸做成的封套按属套好，在封套的右上角写上属名、科名，以便查阅。依照《中国植物志》所采用的系统排列保存标本，如标本被灰尘污染，用软毛刷或橡皮泥清洁。标本室要定期进行有害生物的防治。药材标本按标本的不同用途选择保存方式，用于展示的标本保存在磨口玻璃瓶中并加以密封；用于科研的标本用牛皮纸袋或塑料袋包装后置于阴凉、干燥、通风处保存。

（华北理工大学　田春雨）

学习小结

本章主要讲解了中药蜡叶标本制作的目的及要求，中药蜡叶标本制作需要的材料、方法等，为后期学习专业课程及毕业后从事相关工作奠定良好的基础。

本章思考题

1. 简述中药标本制作的方法。
2. 简述标本鉴定的过程。
3. 简述标本排列的方法。

关键词语

中药蜡叶标本制作（preparation of Chinese medicine wax leaf specimen）

标本鉴定（specimen identification）

标本管理（specimen management）

参考文献

[1]国家药典委员会. 中华人民共和国药典（2020年版）一部［S］. 北京：中国医药科技出版社，2020.

[2]付正良. 河北省本草图鉴［M］. 石家庄：河北科学技术出版社，2018.

[3]彭康. 中药学（第二版）［M］. 北京：科学出版社，2017.

[4]钟赣生. 中药学［M］. 北京：中国中医药出版社，2019.

[5]蔡少青. 生药学［M］. 北京：人民卫生出版社，2011.

[6]张贵君. 中药鉴定学［M］. 北京：科学出版社，2002.

[7]沈连生. 彩色图解中药饮片鉴别手册［M］. 北京：华夏出版社，2002.

[8]江苏新医学院. 中药大辞典［M］. 上海：上海科学技术出版社，1986.

[9]国家中医药管理局《中华本草》编委会. 中华本草［M］上海：上海科学技术出版社，2009.

[10]田春雨. 中药技能实训与实验［M］. 北京：学苑出版社，2019.

[11]黄璐琦. 中药资源普查百问［M］. 上海：上海科学技术出版社，2014.

[12]黄璐琦，王永炎.全国中药资源普查技术规范［M］.上海：上海科学技术出版社，2010.

第四章　大山楂丸的制备

本章导读

本章内容主要介绍了方剂剂型中丸剂的源流，大山楂丸的组成、功效、临床应用及使用注意等内容，使读者对大山楂丸的理论知识有大体的认识。将学生进行分组，实践大山楂丸的准备、制作和收尾过程，训练学生的动手能力。同时通过古代名医的具体案例，培养学生爱国主义情怀和对中医文化自信。本章重点为大山楂丸的理论知识、粉碎机的使用、蜂蜜的熬制及搓丸的操作手法等劳动技能。难点在于材料和水分的比例，制丸的手法等。

第一节　大山楂丸简介

一、丸　剂

丸剂是指中药材细粉或药材提取物加适宜的黏合剂或其他辅料制成的球形或类球形剂型，主要供内服。与汤剂、散剂等比较，丸剂在胃肠中溶散缓慢，发挥药效迟缓，但作用持久，故多用于慢性病的治疗。正如李东垣所说："丸者缓也，不能速去病，舒缓而治之也"。丸药是固形物，具有便于携带、不良反应少及适应范围广等优势。此外，中药中有些毒性、刺激性药物，可通过制成糊丸、蜡丸等，以延缓其吸收，减弱毒性，降低刺激性。同时，丸剂还可以利用各种包衣使其于预定时间在消化道不同部位崩解，可以达到精确吸收药物和减少刺激的作用。

方剂中常用的丸剂有水丸、蜜丸、水蜜丸、浓缩丸、糊丸及蜡丸等。

水丸亦称水泛丸，系将药物细粉用冷开水、药汁或其他液体为黏合剂制成的小球形丸剂。水丸是在汤剂的基础上发展而成的。始由处方中一部分药物的煎汁与另一部分药物的细粉以滴水成丸的方法作成丸剂，而后逐渐演变，以各种水溶性液体为黏合剂，用泛制法将方中全部或部分药物细粉制成小丸。泛制丸粒体积小，表面致密光滑，既便于吞服，又不易吸潮，有利于保管贮存。

蜜丸系指由一种或多种药物粉末与炼蜜混合而制成的球形内服固体制剂。蜂蜜营养丰富，有润肺止咳、润肠通便及解毒等功效，同时还有质地柔润、作用缓和的特点，是一种良好的黏合剂。滋补类药物、小儿用药、贵重药物及含挥发性成分的药物常制成蜜丸。因此，蜜丸多用于治疗慢性或虚弱性疾病。蜜丸分大蜜丸和小蜜丸，大蜜丸一般重3~9 g，小蜜丸一般重0.5 g以下。蜂蜜炼制后黏合力强，与药粉混合后丸块表面不易硬化，有较大的可塑性，使制成的丸粒圆整、光洁且滋润，含水量少，崩解缓慢，作用持久。

水蜜丸是新中国成立后药剂工作者根据水泛丸制作的原理创制的。此种方法比手工塑制法简单，生产效率高，而丸粒小，又光滑圆整，易于吞服。该法采用蜂蜜加水炼制为黏合剂，且节省蜂蜜，降低成本，易于贮存。所以补益药剂制小蜜丸者，多用蜜水作黏合剂制成水蜜丸。水蜜丸应用较普遍，尤其南方气候较湿润的省份，生产者更多。

浓缩丸又称药膏丸、浸膏丸。早在晋代·葛洪所著的《肘后方》中就有记载。浓缩丸系指药物或部分药物的煎液或提取浓缩成浸膏，与适宜的辅料或药物细粉制成的丸剂。其特点是药物全部或部分经过提取浓缩，体积缩小，易于服用和吸收，发挥药效好；同时利于保存，不易霉变。根据所用黏合剂不同，分为浓缩水丸、浓缩蜜丸和浓缩水蜜丸。如六味地黄丸，《中国药典》规定，大、小蜜丸一次口服9 g，其中含中药4~5 g，制成浓缩丸后仅服2.6 g，服用量为蜜丸的1/4。《中国药典》2005年版收载的木瓜丸、安神补心丸皆为浓缩丸。但是，浓缩丸的中药在煎煮，特别是在浓缩过程中由于受热时间较长，有些成分可能会受到影响，使药效降低。

糊丸历史悠久，始见于汉代《伤寒论》方中，在宋代广泛使用。糊丸干燥后质较坚硬，在胃内崩解迟缓，可使药物缓缓释放，延长药效，又能减少药物对胃肠道的刺激。《汤液本草·用丸散药例》说："其丸……稠面糊，取其迟化"。所以一般含有剧毒或刺激性较强的药物的处方多制成糊丸。由于所用的糊粉和制糊的方法不同，制成的糊，其黏合力和临床治疗作用也不同，故糊丸也有一定的灵活性，能适应各种处方的特性，充分发挥药物的治疗作用。但若糊粉选用不当，制备技术低劣，所制成的丸剂常常出现崩解度不合格或者霉败现象。糊丸外观应大小均匀，色泽一致，表面光滑，无破裂碎丸。糊丸许多性质近似水丸，但更易虫蛀、泛油或散气。

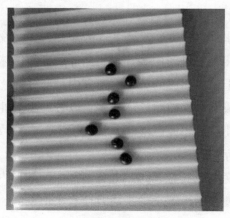

图4-1 蜜丸

二、大山楂丸

大山楂丸由生山楂、炒麦芽、炒神曲组成，三者配伍比例为20：3：3，为棕红色或褐色的大蜜丸。方中三药均为消食药，其中山楂善去油腻，消肉食之积，同时具有开胃、健胃的作用。此外，山楂还可以活血化瘀，现代药理研究发现，山楂具有降低血压、降低胆固醇、软化血管及利尿等作用，能够改善血管功能，防治动脉粥样硬化。山楂所含的黄酮类和维生素C、胡萝卜素等物质能阻断并减少自由基的生成，能增强机体的免疫力，有防衰老、抗癌的作用。麦芽善消米面之积，用于食积不消、脘腹胀痛及脾虚食少等。生麦芽还可通乳，用于乳汁郁积；炒麦芽可回乳，用于妇女断乳；焦麦芽消食化滞，用于食积不消、脘腹胀痛。 现代药理研究发现，麦芽对胃酸和胃蛋白酶的分泌有轻度促进作用，对哺乳期乳腺具有抑乳和催乳双向的作用，有降血脂、护肝作用。六神曲又名神曲，六曲为辣蓼、青蒿及杏仁等药加入面粉或麸皮混合后，经发酵而成的曲剂。六神曲具有健脾和胃、消积化食的功效，常用于治疗饮食积滞、脘腹胀满及腹痛腹泻等。炒神曲辛温以发汗解表，甘温调中消食，可以内外兼治，表里双解，也可以用于外感风寒，内伤饮食。炒神曲还有消积止痢的功效，可以用于饮食所伤导致的泻下不爽、里急后重及赤白痢疾等。

大山楂丸以蜂蜜为黏合剂，取其补中润燥、调和诸药之功。诸药相配，具有助消化，除油腻，健脾胃之功，适用于肉、食、米、面诸积。临床中常用于治疗食积内停引起的食欲不振、消化不良及脘腹胀闷等症状。对于情志不舒、感受寒邪、器质性病变导致的消化不良应辨证论治采用其他治疗方法。服用大山楂丸期间注意清淡饮食，忌食辛辣、刺激、生冷和油腻的食物，不宜在服药期间同时服用滋补性中药。有高血压、心脏病、糖尿病、肝病或肾病等慢性病比较严重的患者，应该在医生指导下用，儿童、孕妇、哺乳期妇女或年老体弱的患者应该在医生指导下服用。

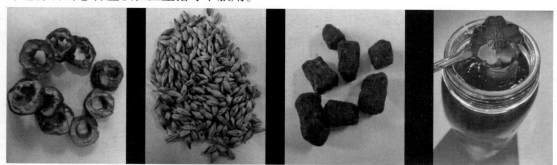

图4-2 大山楂丸组成成分

三、大山楂丸的药理作用

大山楂丸的主要组成成分是山楂、六神曲（麸炒）和麦芽（炒）。

有学者以大山楂丸和其煎剂为主，观察了它们对消化系统的药理作用。体外实验表明，丸剂和煎剂均能增强胃蛋白酶活性；煎剂能增强胰脂肪酶活性；丸剂、煎剂均能促进小鼠胃肠蠕动；煎剂口服给药并不增加正常大鼠胃液分泌量，对胃液中的游离酸、总酸及胃蛋白酶含量均无明显影响。

有研究对大山楂丸治疗高脂血症大鼠进行研究。结果表明，大山楂丸能改善高血脂模型大鼠的各种症状，控制其体重增长，降低其血液总胆固醇、甘油三酯、低密度脂蛋白含量，增加高密度脂蛋白含量，大山楂丸能改善肥胖模型大鼠的终体重身长Lee's指数及脂肪重量。以上结果表明，大山楂丸对高脂血症有较好的治疗作用。

四、大山楂丸临床新用途

1. 治疗细菌性痢疾

有人用大山楂丸治疗细菌性痢疾。临床观察本病38例，经过20 d的治疗，全部达到以下临床治愈标准。（1）发热、腹痛及下腹部压痛、里急后重等症状消失；（2）每日大便次数在2次以内；（3）粪便成形，肉眼观察无脓血，大便镜检（-），近期治愈率为100%。实践证明，本方具有疗效高、疗程短及服用简便等特点，值得在临床上进一步推广。

2. 治疗病毒性肠炎

中医学认为，病毒性肠炎多因感寒伤湿，湿热蕴积肠中，水湿下注所致。运用大山楂丸治疗病毒性肠炎患者98例。用法：口服大山楂丸，每次1/3～1/2丸（大蜜丸），每日3次，温开水送服。结果：97例中，用药2～3 d治愈者30例，4～5 d治愈者41例，6～7 d治愈22例，显效者（腹泻恢复正常，食欲有所增加，大便镜检基本正常）3例，无效者（用药3 d后，症状及体征未见明显改变）2例，总有效率达98.0%。

3. 治疗房性心律失常

我们都知道大山楂丸是用来治疗消化不良的，但对于冠心病患者来说，每天服点大山楂丸还可以改善胸闷的症状。因为大山楂丸具有扩张血管、增加冠状动脉血流量、改善心肌供血的作用，适量服用，对冠心病患者大有裨益。如果冠心病患者不慎饱餐时，服用大山楂丸，既可以改善胸闷的症状，又能促进消化，降低饱餐后心绞痛发生的概率。据报道，汤黎文应用大山楂丸治疗可疑冠心病伴房性心律失常1例，经用西药治疗无效。给予大山楂丸治疗2 d后，患者胸闷、气短及腹胀诸症状明显好转，1周后症状消失，心电图正常，续服30 d后，疾病若失。

4. 治疗小儿厌食症

有人用大山楂丸治疗小儿厌食症患者51例，经用药7～10 d，痊愈者40例，占78.4%；好转者6例，占11.8%；有效者3例，占5.9%；无效者2例，占3.9%。总有效率为96.1%。

5. 食积感冒

家长们都知道，如果小朋友们因为吃多了，变得不爱吃饭或者有口气、大便酸腐，可以吃点大山楂丸。如果食积和风寒感冒碰到了一起，可以用苏叶、豆豉、葱白三段煎汤，送服大山楂丸。

6. 咳嗽痰多

俗话说"脾为生痰之源，肺为储痰之器"，咳嗽痰多的时候，不能光治肺，还要适当运脾。此时可以用白萝卜、陈皮、芦根熬水，送服大山楂丸，起到醒脾清热、燥湿化痰的作用。如果痰多咳嗽明显，舌苔黄腻或舌尖红有痰的，还可以再配合复方鲜竹沥液同时服用，清热化痰止咳的效果更佳。

7. 缓解痛风

随着生活水平的提高，火锅、海鲜、牛羊肉已经不是逢年过节才摆上餐桌的佳肴了。这些高嘌呤食物的过度摄入容易引发痛风。尿酸较高的患者可以取土茯苓、生白术煎汤送服大山楂丸，在健脾消食的同时，加强清热利湿和降酸泄浊的功效。

8. 肥胖、高血脂

现在，肥胖、高血脂已经不再是老年人苦恼的问题，很多年轻人也有如此困扰。这时，除了运动之外，大山楂丸也是合适的帮手。针对肥胖和高血脂的患者，可用陈皮与普洱煮茶后送服大山楂丸，以达到消积和减脂的目的。

五、大山楂丸的禁忌证

大山楂丸为开胃消食中成药，主治食积内停所致的食欲不振、消化不良、脘腹胀闷。同时，大山楂丸具有增强消化酶活性、促进肠运动及降血脂作用。但以下5类人不宜服用大山楂丸。

1. 气虚之人不宜。大山楂丸由3味消食药组成，消食药都有耗气之弊，有积消积，无积则消人元气，故气虚之人尽量少服。

2. 脾虚之人不宜。元代名医朱丹溪认为，山楂能消化饮食，若胃中无食积，脾虚不能运化，不思饮食者，多服反克伐脾胃之气，故脾胃虚弱者慎用。脾胃虚弱者运化无力，容易饮食积滞，若仅强调消食则易加重脾胃损伤。脾胃虚而运化无力兼食积者，应以补气健脾为主，辅以消食药物，以标本兼顾，补消结合。

3. 怀孕之人不宜。山楂能引起子宫收缩，孕妇大量食用容易导致流产，尤其是有过自然流产史或有先兆流产症状的孕妇，更要忌食山楂食品。此外，六神曲辛温燥烈，易损胎元，麦芽可催生而堕胎，故大山楂丸为孕妇禁服。

4. 糖尿病患者不宜。大山楂丸是将三药粉碎后，加蔗糖和蜂蜜制成的大蜜丸，蔗糖含量高，糖尿病患者慎服。

5. 胃溃疡者不宜。大山楂丸中山楂是主药，属于酸性物质，摄入过多时，胃中酸度会大幅增加。大山楂丸虽属非处方药，但必须严格掌握适应证，用于暴饮暴食、饮食不节所致的饮食积滞、消化不良及脘腹胀闷不适等症。尤其适用于食积在肠胃停滞时间不太长，未出现嗳气、吞酸及口臭等症状者。若食积日久，应选用能健脾和胃的消食药，如健胃消食片、保和丸等。

六、对大山楂丸的误解

1. 能否把大山楂丸当零食吃？

由于大山楂丸口感细腻酸甜，一些人喜欢把它当成饭后零食来吃，以改善消化不良的症状，或者有人仅仅是为了口腹之欲。以上这些行为是不可取的，大山楂丸作为中成药的一种，具有一定的使用指征，即适合于有食欲不振、消化不良及脘腹胀闷等症状的人群。

2. 大山楂丸可减肥用吗？

由于大山楂丸的消食作用，有些人将其用于减肥，这也是不可取的。大山楂丸属于开胃消食的药物，确实对食物中脂肪物质的消化具有一定的作用，但也应注意适宜人群。服用大山楂丸在一定程度上能促进食欲，导致吃得更多，加上大山楂丸含有大量糖分，有时反而达不到效果。

3. 大山楂丸是否可以长期食用？

大山楂丸虽因安全性较好而被列为非处方药，但不能因此就忽略了合理用药。适应证人群可以持续服用一段时间，但在症状改善后，还是不建议长期食用。此外，如用药不当，其不良后果也很严重。

4. 儿童积食能用大山楂丸吗？如何服用？

儿童积食一般以不思饮食、腹胀、口气酸腐、大便稀或干、气味酸臭为主要表现，可能伴有烦躁不安、夜间哭闹或呕吐等症状。儿童出现积食后，需在医生指导下服用大山楂丸。若服药2~3 d后症状无缓解，应及时到医院就诊。

5. 大山楂丸、健胃消食片、保和丸用于消化不良，是否有区别？

三者的药物组成中都含有山楂，均具有消食的作用，但适应证有所区别。大山楂丸适用于饮食停滞时间较短的消化不良、脘腹胀闷等；保和丸适用于病程较长，肠胃功能不足导致的食积、消化不良及脘腹胀满等；健胃消食片适用于病程较长，脾胃虚弱兼有食积导致的消化不良、脘腹胀满、嗳腐酸臭及大便稀溏等。

七、服用大山楂丸的注意事项

1. 饮食宜清淡，忌酒及辛辣、生冷、油腻食物。

2. 不宜在服药期间同时服用滋补性中药。

3.高血压病、心脏病、肝病、糖尿病或肾病等慢性病患者应在医师指导下服用。

4.儿童、孕妇、哺乳期妇女、年老体弱者应在医师指导下服用。

5.儿童服用应该按年龄酌减。

6.脾胃虚弱者不宜服用。

7.对大山楂丸过敏者禁用，过敏体质者慎用。

8.如正在服用其他药品，服用大山楂丸前要咨询医师。

八、有关大山楂丸的案例

1.哪些儿童适合吃大山楂丸呢？

大山楂丸由山楂、麦芽和神曲三种药味组成，开胃消食，是助消化、消食积的良药，多用于食积内停所致的食欲不振、消化不良和脘腹胀闷。

儿童由于脾胃较弱，加上自制力较低，暴饮暴食容易引起食积。及时治疗食积，可让儿童身体更加健康。而大山楂丸因口感较好，普遍受到儿童的喜爱和欢迎。

那么，大山楂丸适合哪些孩子吃呢？

第一类：平素食欲不振、胃胀、腹胀、便秘的儿童。儿童由于年龄幼小，脾胃功能发育不够完善，导致消化不良，非常容易产生胃口差、不消化的问题。

第二类：喜吃零食，易出现口气大、不消化、腹胀、便秘、口臭的儿童。因零食类食物，多数热量较高，容易额外增加脾胃负担，导致脾胃功能受损而出现积食。

第三类：暴饮暴食，吃饭无规律，出现腹胀、恶心等症状的儿童。儿童光吃不消化，"脾胃为气血生化之源"，时间久了，气血亏虚，容易精神萎靡，身体素质变差。

第四类：缺少运动、久坐的儿童。"脾主四肢""久坐伤肉"，身体四肢经常运动，可以使脾胃功能强健。若是缺少运动则脾胃功能下降，容易引起积食，此时也可服用大山楂丸。

第五类：食用肥甘厚腻过多的儿童。海鲜及肉类属于较难消化的食物，容易增加脾胃消化负担，油炸、烧烤食物，热量过高，同样会使脾胃消化功能失调，此时也可服用大山楂丸消解肥甘厚味之积。

第二节　大山楂丸制作流程

一、背景知识

元代中医典籍《丹溪心法》记载了立效大山楂丸，后世逐渐演变为大山楂丸。在生活中很多人都会出现食欲不振、饮食停滞及痞满腹胀的现象。本节重点演示大山楂丸的制备流程，让学生在劳动中了解大山楂丸的临床应用及药效，参与制作大山楂丸的流程，学习制备蜜丸的基本技能，进行实用方剂制备的入门训练。

二、大山楂丸制作演示

1. 器材：粉碎机、100目筛、A4纸、铝盆、一次性手套、电磁炉、玻璃棒、烧杯、电子秤、干燥机和药匙。

2. 药材：山楂200 g、炒麦芽30 g、炒六神曲30 g、蜂蜜240 g。

三、粉碎机操作技能

使用小型粉碎机前，先关闭电源开关（第一次使用时，先磨一次大米，起到清洁粉碎仓和去除油渍的作用）。打开上盖（顺时针关，逆时针开），把干燥药物放入粉碎腔内，设定粉碎时间为40～60 s；粉碎超硬材料时，建议先将材料敲成小块，然后再进行粉碎，粉碎时1 min停顿1次（约10 s），2～3 min后即可完成粉碎。将上盖关紧，插上电源，打开开关。当滚动的声音比较均匀时，说明药物已粉碎成粉，即可关机。最后打开上盖，倒出药物粉末。

四、炼蜜技能

制作中药蜜丸所用蜂蜜须经炼制后方能使用。其目的是除去其中的杂质，蒸发部分水分，破坏酵素，杀死微生物，增强黏合力。

根据炼制条件和含水量不同，可分为嫩蜜、中蜜和老蜜。嫩蜜系指蜂蜜加热105～115℃而得的制品。嫩蜜含水量在20%以上，色泽无明显变化，稍有黏性。适用于黏性较强的药物制丸。中蜜系指蜂蜜加热至116～118℃，满锅内出现均匀淡黄色细气泡的制品。炼蜜含水量为10%～13%，用手指捻之多有黏性，但两手指分开时无长白丝出现。中蜜适用于黏性适中的药物制丸。老蜜系指蜂蜜加热119～122℃，出现有较大的红棕色气泡时的制品。老蜜含水量仅为4%以下，黏性强，两手指捻之出现白丝，滴入冷水中成边缘清楚的团状。多用于黏性差的矿物或纤维较重的药物制丸。

炼蜜时，先用武火将蜂蜜熬沸，然后改为文火慢熬，同时在旁边放一碗凉水，并注意观察蜂蜜的颜色。当发现蜂蜜泛黄沫时，用一根竹筷在蜂蜜中沾上一滴，然后把竹筷挪到凉水碗上方，让蜂蜜滴入水中。如果蜂蜜在水中不散开而沉底，即"滴水成珠"，为炼制成功。制蜜丸大多使用中蜜，1 000 g蜂蜜大约能出炼蜜800 g左右；1 000 g中药粉，大约须用炼好的蜂蜜1 200 g左右。

五、软材制备技能

将已炼制好的炼蜜与药粉按比例进行混合。药粉与炼蜜的比例一般为1∶1或1∶5，也有不足1∶1的，要根据药物性质及季节不同而异。一般含糖类、油脂类的中草药用蜜少。含纤维素较多和质地疏松的药物用蜜量多。夏季用蜜量少，冬季用蜜量多。炼蜜与药粉混合后，将其均匀糅合，做成像面团样丸块。和药时，蜂蜜一般趁热加入，如药粉中含有胶质、树脂或挥发性成分，则需待炼蜜稍冷后再加入混合，充分和匀，使其内外全部滋润，色泽一致，软硬适中，能够随意捏塑即可。

六、搓丸技能

将和好的面团样软材放置一定时间，使药料与蜂蜜充分混合滋润，并产生一定黏性后即可搓条，搓条要粗细一致，外表光滑。可用手工或制丸板做成一定量的、光滑的、圆球形丸粒，大量生产可用机械制丸。制丸时，先将药团块称重，以便分计量准确，即按每次所需制成丸粒的数目与每丸的总量进行计算。计算完成后按量称取团块再搓条，制成预计数目的丸粒。搓丸条的粗细可依丸粒大小来定，丸条搓好后再分割成小段，再搓圆成球形即可。

七、制作流程

1. 称量：按照配方称量药物，记录药物的实际量。

2. 粉碎：用粉碎机粉碎山楂、麦芽和六神曲，收集药粉备用。

3. 筛粉：用100目筛过滤药粉，二次粉碎并过筛，然后称量所得药粉。

4. 炼蜜：以药粉的重量按1∶1.2~1.5的比例配好蜂蜜（如1 000 g药粉，配备1 200~1 500 g蜂蜜）。称量好蜂蜜后，炼制为中蜜即可。

5. 混合：将药粉和蜂蜜充分混合均匀，一边倒入蜂蜜，一边先用玻璃棒搅拌，待温度降低后，混合均匀。

6. 搓丸：将混合好的药粉和蜂蜜用手搓成条状，然后用搓丸板搓丸。

八、思　考

1. 药理作用

大山楂丸的丸剂和煎剂均能增强胃蛋白酶活性，并促进小鼠肠道蠕动。煎剂能增强胰脂肪酶活性。大山楂丸能改善高血脂模型大鼠的各种症状，基本控制其体重增长，降低其血液总胆固醇、甘油三酯、低密度脂蛋白含量，增加高密度脂蛋白含量，大山楂丸能改善肥胖模型大鼠的终体重身长Lee's指数及脂肪重量。大山楂丸对高脂血症有较好的治疗作用。

2. 流程概括

按比例称量一定的山楂、神曲及麦芽等，将称量好的药材一起放入粉碎机内粉碎成粉，并两次过筛让药粉更加细腻。与炼蜜按照药粉∶蜜=10∶9的比例混匀，当混合物不在烫手时，将其揉成条状，最后用搓丸板或者搓丸机制成大蜜丸。注意：制备过程中粉碎机的使用守则，炼蜜以中密为佳。

应用案例

王某，男，5岁，2001年8月15日初诊。家长诉患儿纳食不香，易倦，汗较多，小便可，大便偏稀。诊视患儿：面黄，形瘦而长，肋骨显露，手心热，舌淡红苔薄白，脉无力。查微量元素示均在正常范围。中医诊断为厌食证（脾胃虚弱型）。方用太子参10 g、黄芪15 g、茯苓10 g、炒白术10 g、白芍10 g、炙甘草3 g、青陈皮各3 g、半夏5 g、焦三仙各10 g、炙鸡内金10 g、香稻芽10 g、连翘10 g。

上方服用7剂后，纳食好转，精神好，大便成形，仍面黄形瘦，舌脉同前。效已渐显，继用益气健脾之法，并加行气开郁之品。处方：太子参10 g、茯苓10 g、炒白术10 g、白芍10 g、炙甘草3 g、青陈皮各3 g、半夏5 g、枳壳5 g、郁金5 g、焦三仙各10 g、炙鸡内金10 g、香稻芽10 g、连翘10 g。

服上方7剂后，患儿症状继续较前好转，面色黄中透显红色，嘱再坚持服药1个月。3个月后随访，患儿纳食佳，精神好，面色红润，二便调，家长诉体重已增1.5 kg。（案例来源：中国知网）

【思考】

此案例的病因是什么？

如何使用大山楂丸治疗？

学习小结

本章主要介绍了方剂剂型中丸剂的理论知识，阐述了大山楂丸的组成、功效、主治、禁忌证、制备方法和注意事项等。重点突出了丸剂的制备方法，同学们可以参考课后资料进行拓展学习，在实践中掌握大山楂丸的制备流程和技巧，在生活中体会中医食疗及丸剂的疗效。

（华北理工大学　王萌）

复习题

1. 丸剂为什么会成为中医的常见剂型，有什么优点？有什么缺点？

2. 大山楂丸的使用注意是什么？

3. 蜜丸中蜜的分类和炼蜜的方法是什么？

4. 使用粉碎机时应注意哪些事项？

关键词语

蜜丸（honey pill）

大山楂丸（large hawthorn pill）

山楂（hawthorn）

麦芽（malt）

神曲（medicated leaven）

粉碎机（grinder）

参考文献

[1] 李松梅. 吃饭不香, 常备开胃消食的大山楂丸 [J]. 中医健康生, 2021, 7 (8): 26-27.

[2] 吴梦月. 中医药 "焕新", 从产品开始 [J]. 中国药店, 2021 (5): 62-63.

[3] 曹臣. 大山楂丸不是人人适宜 [J]. 农村新技术, 2021 (1): 69.

[4] 马晶. 孩子吃饭不香, 常备健胃 "小药箱" [J]. 中医健康养生, 2020, 6 (12): 70-71.

[5] 李笑桐. 大山楂丸不可随意吃 [J]. 益寿宝典, 2018 (32): 23.

[6] 秦竹. 节日病伤不起, 中医帮你来调理 [N]. 中国中医药报, 2017-02-08 (7).

[7] 天海. 儿时的解馋零食——大山楂丸 [J]. 家庭中医药, 2016, 23 (5): 39.

[8] 罗绍驹, 吴佳铭, 张旭涛, 等. 大山楂丸与复方消化酶对促进肠胃消化功能的比较研究 [J]. 光明中医, 2015, 30 (12): 2552-2554.

[9] 曹云. 消化不良如何选药 [J]. 祝您健康, 2015 (1): 28.

[10] 廖岩. 大山楂丸最刮油 [J]. 家庭科技, 2013 (2): 30.

[11] 杨威, 桃金娘. 消食的好办法 [J]. 父母必读, 2013 (2): 42-43.

[12] 丁熠红. 给大山楂丸把把脉 [J]. 科学养生, 2012 (1): 29-30.

[13] 田栓磊. 大山楂丸: 增强胃动力的良药 [N]. 保健时报, 2010-03-18 (5).

[14] 唐略. 吃多了: 该用保和丸还是大山楂丸 [J]. 中华养生保健, 2010 (3): 31.

[15] 庄乾竹. 大山楂丸能解胸闷 [N]. 健康时报, 2008-06-30 (8).

[16] 白丽, 李梅荣, 王秋生, 等. 大山楂咀嚼片的药理实验研究 [J]. 同济医科大学学报, 2000 (6): 605-606.

[17] 周异群, 邹瑞凌, 殷明辉. 大山楂口服液治疗成人消化不良症的疗效观察 [J]. 江西中医学院学报, 1995 (03): 5.

[18] 曹连民. 大山楂丸中山楂以炒用为宜 [J]. 中药材, 1995 (06): 287.

[19] 许家骝, 林小洁, 钟力. 大山楂颗粒剂治疗小儿厌食症的临床观察 [J]. 中药药理与临床, 1995 (2): 46-47.

[20]许家骊,孙冬梅,钟力,等.大山楂丸及其各组分制成颗粒剂的研究[J].按摩与导引,1995(01):46-48.

[21]谭毓治,彭旦明,胡因铭,等.大山楂丸对消化系统的药理作用[J].中药药理与临床,1990(2):8-10.

[22]郭允珍,孟宪舒,侯振荣,等.大山楂丸中主要有效成分的含量测定[J].中成药研究,1984(10):27-28.

中药方剂制备篇

第五章　紫草唇膏的制备

本章导读

　　本章内容主要介绍紫草唇膏的背景知识、制作流程及注意事项等内容。通过学习中药膏剂知识，对膏剂有所了解认识，有助于对紫草唇膏制备流程的进一步学习和理解。通过进行紫草唇膏示范性操作，使同学们了解本实训的大体流程。在制备过程中，将学生进行分组，指导学生独立操作，以此来培养学生制作膏剂的技能。使学生充分熟练掌握紫草唇膏制备的基本操作方法，能够列举生活中或学习中的膏剂，并能简单描述膏剂的制作方法及注意事项。通过列举古代名医对中医外用膏剂使用的具体案例，进一步培养学生对中医药传统文化的自信心和自豪感。最后，通过思考题来回顾紫草唇膏制作过程中的注意事项，并给出保护嘴唇的小妙招。使学生巩固紫草唇膏的制备过程，拓展生活中养生保健知识。本章重点在于中药外用药膏的理论知识、中药紫草油提炼制备的方法、水浴加热的操作方法、常用外用中药的功效、最后成形的操作手法。难点在于以紫草唇膏为例的中药外用药膏最后唇膏成模的手法。

第一节　紫草唇膏简介

一、中药膏剂

　　在中医理论里，膏剂是一个具有高级营养滋补和预防治疗综合作用的成药，有外用和内服的不同。外用膏剂分软膏、硬膏两种；内服膏剂有流浸膏、浸膏和煎膏三种。外用膏剂是中医外治法中常用药物剂型，除用于皮肤瘙痒等疾患外，还在妇科和内科等病症中使用。内服膏剂又称为膏方，因其起到滋补作用，也有人称其为膏滋，广泛地应用于内、外、妇、儿、伤骨、眼耳口鼻等科疾患及大病后体虚者。本节课我们从紫草唇膏的制备来认识中药膏剂。

　　1.中药膏剂相关字词的含义

　　汉字"膏"，本义是指脂肪或油脂，故从"月肉"，"高"声，一般作名词。"膏"有多义，其义与中医药相关的有以下方面：

gao，音"高"：

（1）称动物的脂肪、油脂为"膏""脂膏"，如"马膏""豚脂膏"等。《素问·五脏生成》有曰："白如脂膏者生"，意为像油脂一样色白而滋润者生。

（2）指稠厚的糊状物，且内多精华。如《灵枢·五癃津液别》记载："五谷之津液，和合而为膏者，内渗于骨空"。

（3）称精美的食物为"膏粱"。如《素问·生气通天论》王冰注："膏粱之人，内多滞热"。

（4）指中药剂型之一的"膏剂"，即指将中药材中精华物质提取出来，或经特殊加工而成为像动物的油脂一样细腻、滋润的稠厚的糊状物。这种膏剂，有的仅供外用（敷贴）；有的可以像精美的食物一样"吞之"，供内服用；也有既可外用，也可内服的。

gao，音"告"：

（1）以名词作动词用，有"滋润"意。如《灵枢·经筋》："治之以马膏（gao，音"高"），膏（gao，音"告"）其急者"。

（2）以名词作动词用，有"涂敷药膏"之意。如《金匮要略·脏腑经络先后病脉证》曰："四肢才觉重滞，即导引吐纳，针灸膏（gao，音"告"）摩"。

2. 中药膏剂的分类

将中药材中有效成分有关的物质提取出来，或将中药材经过特殊的适宜方法，加工制成像动物的油脂一样细腻、滋润的稠厚的半流体状物或近似固体的一类制剂，称为膏剂，是中医应用的历史较久而重要的药物剂型之一。

（1）按照其给药途径，中药膏剂可分为外用膏剂和内服膏剂两大类。内服膏剂因其质体滋润细腻，效用多以滋补为主，兼有缓慢的治疗作用，故又称为中药膏滋剂、膏滋，俗称膏方，是最主要的抗氧化剂之一。

外用膏剂，系选用相宜的基质与药物，采用适宜的工艺与制法，制成专供外用的半固体或近似固体的一类制剂。此类制剂广泛应用于皮肤科与外科等。有的对皮肤起保护作用，有的对皮肤或黏膜起局部治疗作用，也有的透过皮肤或黏膜起全身治疗作用。外用膏剂的剂型包括软膏剂、膏药和橡皮膏三种主要膏剂。

（2）按其制法特点可分为：煎膏剂、浸膏剂、原汁浓缩膏剂、捣和膏剂及腌曝膏剂等。

（3）按所含成分分：当膏滋方剂中含有动物胶类（如阿胶、龟版胶及鹿角胶等）或动物类药材（如紫河车、蛤蚧、蛇、乌鸡、哈蟆油、鹿鞭、鹿胎、牛骨髓、猪脊髓、鱼油、酥油及乳汁等）时，常习称为"胶膏"或"荤膏"；相对而言，不含前述成分（而仅含植物类药材）的则称为"素膏"；含有蜂蜜者，称为"蜜膏"；含有果胶、海藻胶（如琼脂、海藻酸钠）类等成分者，称为"冻膏"；将药物煎汁过滤后浓缩成膏状的半成品，在未添加蜜、糖、胶类等成分"收膏"时，制剂工艺上称为"清膏"，临床上亦常将"清膏"供给某些特殊的（如糖尿病、肥胖等）人群服食。"清膏"的质量特征还在于将其加水稀释后应能全部溶解成澄清的液体，其中除不得有焦屑外，也没有混悬的不溶物或粉末状、絮状药料成分。与"清膏"的名称相对应的，有一类膏滋属于"浊膏剂"，这类膏滋中含有混悬的不溶物或粉末状、絮状、颗粒状，甚至近于完整的药材，如冬虫夏草粉、人参粉、三七粉、川贝母粉、炒黑芝麻粉、赤豆沙、山楂泥、枣泥或切碎的去核大枣、龙眼肉、炒核桃仁碎粒、炒花生米碎粒、完整的炒松籽、枸杞子、葡萄干、银耳，等等。"浊膏剂"中一般都添加有动物胶类、蜂蜜、糖及饴等，甜香适口。

（4）根据膏方（膏剂的处方）的来源及其药品质量管理规范等属性，可将膏滋分为：标准处方（法定处方、协定处方）、医师处方，以及古方、近代和现代名医效验方、民间验方类膏剂。

（5）根据功能主治或适用人群的范围，膏方可分为：补气类膏方、滋阴类膏方等；或延缓衰老类、抗疲劳类、增强免疫力类、保肝类、清咽护嗓类、明目类、肿瘤康复用膏方等；或女科用膏方、小儿用膏方等。按照功能主治或适用人群分类可以便于或指导人们合理的选购，制备和服食。

3. 中药膏剂的历史及其发展

膏剂是中医应用的历史较久且十分重要的剂型。在马王堆出土的医书（公元前6—4世纪）中已有记载。1973年长沙马王堆三号墓出土的帛书《五十二病方》记载有："以水一斗，煮胶一升，米一升，熟而啜之"，这个方剂的剂型既是最早的药粥，又可视为内服膏方之始。又据1972年甘肃武威出土的东汉初期医学简牍中载有"治千金膏药方"，不仅记载了膏剂的配方组成及制法，还记载了治疗的用途及用法"涂其痈者，药干复涂之，逆气吞之，喉痹吞之，摩之，心腹痛吞之"等，明确指出了该膏除了"涂之、摩之"外，还可"吞之"，这些都为内服膏方的起源及其早期应用情况提供了文献依据。

在春秋战国时期（公元前770—222年），《黄帝内经》即指出："病势深也，必用药剂以治之"。书中收载了12个方剂，其中即有煎膏剂型。《神农本草经》在其卷一序例中指出："药性有宜丸者……宜膏者……并随药性，不得违越"。梁代陶弘景（公元452—536年）编著《本草经集注》，其中规定了汤、丸、散、膏及药酒等剂型的制造流程，并对剂型的选择应用提出"又疾有宜服丸者……宜服膏者，亦兼参用所病之源以为其制耳"。说明古人从剂型加工到临床应用的角度对膏剂已有了深刻的认识。

到了唐宋时期，内服膏剂有了一定的发展。从制法看，晋以前用"苦酒（酸败的发酵原酒，其实质为含有醋酸等有机酸成分的低浓度酒液）渍一宿，后加猪膏二三斤，三上三下煎煮"。唐代除沿用此煎法外，已较普遍地采取以水为溶媒煎煮提取，"取浓汁熬膏，炼蜜收之"。《千金方》中"金水膏"，"水煎浓汁，聚一处……去渣不用，以汁熬膏，然后用炼蜜四五两收之，冷过一周时将贝母粉渐渐调入"，从中可以看出当时制备工艺，对药物及辅料选用和处理，都已达到一定水平。从功效看，晋以前多偏重于用膏方祛邪疗疾，温通血脉，药物由简而繁。唐宋及其以后，膏方应用范围及功效扩大了，增加了扶正的药物，出现了以补虚为主的内服膏方。宋《洪氏集验方》的"神仙琼玉膏"，明《景岳全书》的"两仪膏"，清《张氏医通》的"二冬膏"作为补虚膏方的代表，至今仍久用不衰。特别是对慢性病，以及到了冬令季节，人们常根据中医滋阴、补气、补肾及补血等原则，用膏方进行调理，长期服用，十分方便有效。

近年来，这个古老的剂型，从药物和辅料的组成、制作工艺及质量控制等方面都有了新的发展，膏方在强身健体、延缓衰老、调理或改善亚健康状态、治疗慢性病方面发挥出越来越大的优势，并以其服用方便，疗效显著而深受广大群众的欢迎。在本章节中，紫草唇膏属于中药外用膏剂，外用膏剂是中医外治法中常用药物剂型，多直接作用于人体皮肤表面。

二、紫草唇膏

1.唇膏和润唇膏介绍

无论是受到干燥寒冷天气的影响，或是习惯性舔舐嘴唇、纸巾过多地摩擦嘴唇的动作，都会不同程度的加速唇部水分流失。唇部的皮肤只有身体其他部位的1/3厚，除了外在的保护，嘴唇的滋润只能依靠真皮层丰富的毛细血管和少量的皮脂腺来维持。因此需要较滋润、维持时间较长久、能停留在嘴唇表面而不渗透的护肤品，这就是唇膏和润唇膏。唇膏是一种唇部化妆品。按QB/T 1977-2004《唇膏》的规定，唇膏指以油、脂、蜡及色素等主要成分复配而成的护唇用品。从标准的定义来看，最符合的产品是口红。唇膏和润唇膏在国家标准上组成成分是不一样的。

润唇膏有专门的国家标准GB/T 26513-2011《润唇膏》，其被定义为：以油、脂和蜡为主要原料，经加热混合、成型等工艺制成的蜡状固体唇用产品，主要起滋润、保护嘴唇的作用。唇膏和润唇膏的主要区别在于是否添加色素。若想凸显自身唇色的，一般会先选择润唇膏打底，然后再选择各种与整体妆容、肤色匹配的色系唇膏；若只是想润唇的话，只需选用润唇膏。而在本章的学习中，紫草唇膏属于一种润唇膏，无色素添加。

唇膏，作为一种护唇用品，虽不能说唇膏的作用是万能的，但它含有的主要成分的确是针对唇部皮肤的特殊需要，能够为双唇锁住水分提供屏障。简单说一下唇膏的使用方法：①首先用热毛巾敷一下嘴唇，让嘴唇上的死皮软化；②敷完后轻轻地在嘴唇上揉搓一下，让死皮脱落，不要太用力，以免嘴唇破裂；③然后将唇膏沿着唇部轮廓涂抹均匀；④如果觉得滋润度不够可以将唇膏反复涂抹两次。

唇膏作为一种风靡全球的女性化妆品有着悠久的历史，到如今二十一世纪，潮流逐渐倾向于展现自然美感，常使用淡红色、珍珠色等颜色不夸张的色彩使得妆效自然而有光泽。唇膏作为口红的一类分支，它最为原始且基础，大多为固体形态发展到今天也存在液态唇膏。它是由3种基质原料（油、脂、蜡）均匀混合制得。唇膏现已成为当代女性的常用保健和化妆用品，在嘴唇上涂上一层唇膏不仅能够保湿锁水，还能调节嘴唇颜色、美化和保护嘴唇，为嘴唇提供一层防护。

随着社会的不断发展，人们生活水平的不断提高，人们对唇膏的需求越来越多。很多时候，我们是通过挑选自己心仪的品牌、愉悦的气味、精美的包装或是显著的产品功效来挑选唇膏的，而面对满满化学名称的成分表，第一反应几乎是略过不看或是排斥。现在市面上销售的唇膏琳琅满目，有各种香味、各种功能或各种变色系列等产品，其中有很大一部分的唇膏为化学合成品，会对唇部造成一定不良的影响。随着人们越来越青睐于绿色健康的生活，选择润唇膏的产品不仅要满足于唇部的护理、美容及较好的香味等，更要求润唇膏具有健康、天然，对人体无危害等特性。所以在当今高品质的生活质量下，绿色无污染的商品深受人们的喜爱，纯天然植物滋润唇膏和其他类型的唇膏相比更被大众所接受。

本次课程学习制备的紫草唇膏是一种天然紫草润唇膏，是结合中医药天然健康、温和无刺激及无不良反应等，在工艺上尽可能地保留中药中的原有成分，使中药成分进入唇膏中，经唇部黏膜吸收，缓解唇部不适。

2. 唇的生理特征

人的唇部分上唇和下唇，闭合时有一条横缝，称口裂，其两端为口角。唇主要由皮肤、口轮匝肌、疏松结缔组织及黏膜组成。嘴唇有角质层薄、无皮脂腺、唇部皮肤水分蒸发快、无毛、皮肤含水量少及天然保湿因子较少等特点。嘴唇只有一层薄薄的黏膜，没有汗腺、皮脂腺，无法分泌油脂保护自己；唇部皮肤较薄，只有身体皮肤厚度的1/3，没有角质层。因此，唇部皮肤相较之身体其他部位，是肌肤非常脆弱和敏感的部位。唇部对干燥的空气、大风及低温等环境特别敏感，唇部因经常接触各种刺激，或体内水分、维生素等缺乏的原因，出现皲裂、脱屑、水肿及溃疡等症状。夏秋季节变换或寒冬时容易出现干裂和蜕皮的现象；水分流失快、锁水功能差，再加上外界刺激，嘴唇成了最易暴露年龄的部位之一；照照镜子，可能会发现嘴唇存在下面两种问题：

（1）唇炎：唇炎是一种以口唇干燥、皲裂及脱屑为主要表现的黏膜病，上下唇均可发生。

（2）唇部皱纹：嘴唇上方出现微小垂直细线，是唇部衰老的表现。唇纹的出现和缺水、体质干燥及紫外线照射有关。

因唇部皮质层薄，又是食物的一个通道，结合其结构和功能特殊性，有关唇部的护理需要格外注意。虽然唇膏是皮肤护理，因部位的特殊性，原料必须是食品级以上，不宜用人工色素、香料和一些含醛、酮等不饱和化合物及引起局部皮肤过敏的原料，除了无刺激性外，其颗粒度要细腻、润滑。

3. 紫草唇膏

我们都知道，只有安全、天然、温和、保湿、修护的润唇膏才是护唇首选。紫草唇膏是一种天然植物变色保湿润唇膏，选择天然植物亲肤性的油脂，让养分长时间覆盖，并结合精油的功效达到修复、滋润的效果。紫草唇膏，是以油、脂、蜡为基料，添加紫草提取液，经加热混合、浇注及脱模等工艺制成的膏状固体产品。

紫草唇膏具有多重功效，不但能够起到缓解唇部干燥、滋润、呵护娇嫩双唇的作用，还能凉血、抗炎，同时达到修饰唇色的美观效果。润唇膏的第一功用是帮助嘴唇快速恢复滋润感。上妆前先用润唇膏打底，能避免和减少唇纹，唇妆光泽感也会更好。将润唇膏涂抹在手肘、膝盖及脚后跟等极易干燥的身体部位，不仅可以软化死皮，更能起到滋润和防止皲裂的功效。尤其在冬天，天气极度干燥会让法令纹变得特别明显，我们可以将紫草唇膏涂抹在法令纹的部位，不仅可以缓解脸部干燥现象，更重要的是可以使法令纹能立马隐形，具有美容养颜的效果。所以说，用中药材制成的化妆品除了美容作用外，尚有保健、医疗、无毒副作用的特点，是当今化妆品制造的一个趋势。

4. 紫草唇膏配方

紫草唇膏由紫草20 g、可可脂5 g、蜂蜡15 g和适量橄榄油组成。

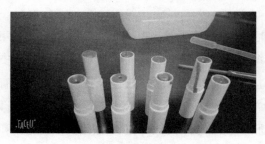

图5-1　紫草唇膏

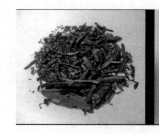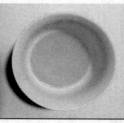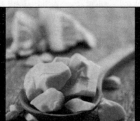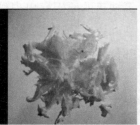

图5-2　紫草唇膏组成

紫草主要对唇膏起到上色的作用，同时紫草具有清热凉血、活血解毒、透疹消斑的功效。蜂蜡是膏体的主要成分，为紫草唇膏提供结构，具有蜂蜜样的香气及甘味。可可脂和橄榄油用于保持蜡足够柔软，便于涂抹。

（1）紫草

紫草也称紫根，为紫草科紫草属多年生草本植物，也称为硬紫草、山紫草及滴紫筒草等。紫草植物名始载于《山海经·西山经》中，记载称为茈草，用途为染色。紫草作为染色原料的描述记载于《韩非子》，载齐桓公喜好紫色衣服，后全国流行。而紫草作为中药使用是记载于《神农本草经》之中，称其为紫丹或紫芛，列为中品。《神农本草经》记载其为"味苦寒，主心腹邪气五疸，补中益气，利九窍，通水道"。《吴普本草》中称为地血，《本草经集注》称为紫丹、紫芺，之后在本草典籍《本草纲目》《本草图经》《政和本草》《汤液本草》《本草品汇精要》《晶珠本草》《本草从新》及《中华本草》等中均称为紫草。《神农本草经疏》称其为"凉血之圣药"，对于治疗温病发热斑疹、黄疸、烧伤、湿疹、痈疡之湿热症候均有疗效。《本草正义》则谓之："古以治脏腑之热结，后人则专治痘疡……皆凉血清热之正旨"。

宋代《本草图经》记载"今医家多用治伤寒时疾、发疮癣不出者"，紫草的药用价值才开始更凸显出来。明清之际，随着药物学和本草学臻于成熟，紫草的药用价值得到充分发掘，紫草对于普通农民而言更不可或缺。李时珍在《本草纲目》中对紫草的性状、药性和主治功能做了进一步的阐述，认为："紫草味甘咸而气寒，入心包络及肝经血分。其功长于凉血活血，利大小肠。故痘疹欲出未出，血热毒盛，大便闭涩者，宜用之。已出而紫黑便闭者，亦可用。若已出而红活，及白陷大便利者，切宜忌之"。

紫草咸寒入肝经血分，既能凉血活血，又能解毒透疹，用于治疗温毒发斑、虚热毒甚、皮肤出现紫黑斑疹等病症，也可以用来治疗麻疹疹出不畅，所出疹色暗紫等病症；紫草甘寒能够清热解毒，并且能够活血消肿，常用来治疗痈肿、疮毒等症，以及疮疡溃破后久不收敛；紫草清热凉血具有解毒作用，可以用来治疗烧、烫伤，可将紫草用麻油浸泡以后，过滤取油涂抹患处，效果明显。

现代医学对紫草的药理作用及临床运用方面的研究更为广泛，认为紫草具有抗炎、抗菌、抗肿瘤、抗病毒、抗过敏、止血、促进创面愈合及保肝降酶等作用，在皮肤疾病、妇科疾病和外科疾病等领域均有涉及，具有相当高的药用价值。紫草为我国传统中草药，南北各地都有，种类繁多，新疆紫草质量最好。紫草根中富含多种萘醌化合物，即紫草素及其衍生物，临床应用有抗菌抗炎抗病毒抗癌活性。紫草在食品应用上是理想的天然红色素。在日用化工方面，紫草广泛应用于染料、唇膏、浴液及祛斑霜等。

（2）蜂蜡

蜂蜡又名黄蜡、蜜蜡。它是由蜂群中适龄工蜂腹部的四对蜡腺分泌出来的一种脂肪性物质，是蜜蜂在筑巢过程中生产的高级脂肪酸化合物。在蜂群中，蜜蜂用蜂蜡来修筑巢脾口。蜂蜡无毒，具有防水性和油溶性，对皮肤有很好的营养作用。蜂蜡纯天然、有机成分逐渐成为化妆品的基质原料，能使化妆品具有良好的护肤、护发、滋润和美容的效果。

蜂蜡中的主要成分是高级脂肪酸和高级一元醇合成的酯，如棕榈酸、蜂花醇酯、游离脂肪酸、碳水化合物，还有少量的色素和香精油等，是制作高级、纯天然唇膏的优质材料，决定着唇膏的品质。

蜂蜡是膏体的主要成分，为紫草唇膏提供结构，具有蜂蜜样的香气及甘味，蜂蜡的作用相当于一种增稠剂。此外，蜂蜡含有很多的营养物质，可以补充人体的营养成分，蜂蜡有解毒、生肌、止痛及止血等作用，还有抗菌消炎等作用。综上可以看出，用蜂蜡做出来的润唇膏，其触感和使用感较好，且比其他蜡类更安全。

（3）可可脂（Cocoa butter）

如今绿色无污染的商品深受人们的喜爱，纯天然植物滋润唇膏和其他类型的唇膏相比更被大众所接受，所以此次实验采用可可脂。可可脂是从可可豆中提炼出的天然植物油脂。可可脂中含有一种能防止变质的天然抗氧化剂，令它能储存2～5年，还可以用于食品以外的用途。可可脂因自身含有轻微的巧克力香气而成为热销商品。据研究人员报告，可可脂含有丰富的多酚，具有抗氧化功能，可以保护人体对抗一系列疾病，减轻衰老对人体的影响。

（4）橄榄油（olive oil）

橄榄油是从新鲜的橄榄果中直接冷榨出来的一种淡黄色透明液体，不经加热和化学处理，保留了天然营养成分，颜色呈黄绿色，气味清香。由于橄榄油营养成分丰富、医疗保健功能突出，具有抗衰老、防辐射和改善消化功能的功效。橄榄油被公认为绿色保健食用油，素有"液体黄金"的美誉。

橄榄油还富含维生素A、维生素D、维生素E、维生素K和维生素F，这些都是易于被皮肤吸收的脂溶性维生素，尤其是维生素E的含量较高。维生素E作为一种脂溶性维生素，是最主要的抗氧化剂之一，有着软化皮肤和缓解干性皮肤引起的皮肤粗糙、皲裂、小皱纹的作用。

5. 制作方法

清洗紫草颜色鲜艳部分，晾干，称量。将称量好的紫草碾碎，倒入小锅，加入橄榄油（可浸泡一定时间，时间越长，颜色越深）后加热，过滤成紫草油。在紫草油中，趁热加入蜂蜡、可可脂不停搅拌，使可可脂和蜂蜡充分融化，待到一定程度将熔化好的液体转移到唇膏管中自然晾凉凝固。该工艺制备的唇膏表面透亮有光泽，质地细腻，易于涂抹于唇上，油腻感较小，滋润感较好。

第二节 紫草唇膏制作流程

一、背景知识

唇膏在古代称为"口脂"或"唇脂"，汉代《释名》中解释说，"唇脂，以丹作之，像唇赤也。"可见最初的唇膏是以丹砂（即朱砂）为原料，用来模拟和增强嘴唇天然的红润色泽。我国古代就有"注口樱桃小，添眉桂叶浓，晓奋妆香姗，夜帐减香简""朱唇一点桃花股"等诗句，各地出土的彩俑，也证明用色彩来打造容貌，历史悠久。

在连绵群山中，生长着一种盛开紫白色小花、叶片粗糙的植物，在四川盆地，它被当地居民称作"地血"，学名紫草。其根茎中富含紫色的物质也被用作染料，从紫草中提取出来的色彩便叫"紫草色"。染紫色唇，首选清热凉血的紫草。紫草是一个以其独特的颜色而被命名的草药，李时珍曾谓："此草花紫根紫，可以染紫，故名"。取之自然，回归自然。其温和的色彩、自然的灵气，着实令人痴迷。紫草的根部呈暗紫红色，在古代被用作天然的植物染料。晋代崔豹《古今注》载："今人以重绛为燕支，非燕支花所染也，燕支花所染，自为红蓝尔。"绛即大红色，而重绛则是颜色较深的红色，这种胭脂并不是红花制成的，那是用的什么原料呢？唐代《续博物志》解释道："三代以绛，涂紫草为臙脂。"这种绛色的胭脂，正是紫草制成的。据孙思邈《千金要方》载，用紫草作为染色剂制作唇脂时，须将紫草煎数十沸，取出一根紫草放在指甲上研碎，若紫草心呈白色，则其中的紫色色素已经褪尽，就可以将其取出了。唐代医书《外台秘要》收录了大量制作口脂的配方，很多方中都有紫草，还常以紫草和朱砂配合，调出不同的颜色。紫草的颜色偏紫，因此"若作紫口脂，不加余色"。

紫草唇膏是由紫草20 g、可可脂5 g、蜂蜡15 g和食用橄榄油等组成。紫草提供色泽，同时具有清热凉血、活血解毒及透疹消斑的功效。蜂蜡作为膏体，蜂蜡含有很多的营养物质，可以补充人体的营养成分，蜂蜡有解毒、生肌、止痛和止血作用，还有抗菌消炎等作用。可可脂和橄榄油用于保持蜡足够柔软，便于涂抹。成品可以缓解干燥，软化死皮。

二、紫草唇膏制作演示

器材：电磁炉、水浴锅、烧杯、玻璃棒、注射器、纱布和棉签。
材料：紫草、可可脂、蜂蜡、橄榄油和酒精。

三、紫草唇膏制作材料选备

紫草唇膏既要满足于天然安全的特性和保持亮丽唇色的美容作用，也要满足于人们对唇膏的最基本需求，即润唇、护唇的功效。所以在制作紫草唇膏时，其用到的材料、材料之间的配比和制备就尤为关键。

1. 紫草油（紫草和橄榄油熬制，20 g紫草，200 mL橄榄油）

使用紫草油制作的护唇膏，不但修复功能强，而且还会增加唇的色泽，橄榄油炮制紫草的时间越久，颜色便越深。本章节紫草唇膏制备中紫草油的制备采取直接用橄榄油榨取紫草，来熬制紫草油。

2. 可可脂（5 g）

可可脂是从可可豆中提取的，可以起到凝固油脂的作用，同时也具有令人愉快的香气，并具有高效保温柔肤作用，能在肌肤上形成一层保护膜，对身体干裂部位的滋润保温效果也很显著。

3. 蜂蜡（15 g）

有机蜂蜡是从蜂窝中提炼出来的天然蜂蜡，有黄色和白色两种，制成的唇膏有淡淡的蜂蜜香气。另外，制作过程中需要注意，蜂蜡能保持油分，但如果用量过多会使唇膏的外观暗淡，而且容易破碎，所以蜂蜡用量不宜太多，要将唇膏油分保持在一个较好的滋润度。

蜂蜡的蜡质及温度对最终的紫草唇膏产品有质量影响。蜡质是主要的基质之一，能够赋予唇膏一定的形状。如果蜡质在浇注前不能完全熔融，则容易使成型后的唇膏膏体出现小颗粒或着色不均匀等现象；但熔融温度过高会引起蜡质氧化，影响唇膏的长期储存性能。在制备操作时，应该选择所有蜡质完全熔融的最低温度为最佳条件。

四、中药粉碎机

中药粉碎机不仅是中医外敷、外贴、外用及加工膏、丹、丸、胶囊、散的必备之品。经粉碎后的中药饮片，有效成分更易提取，大大提高了药物的利用率，用原药量的1/2以下，就能达到同样的临床效果。

五、紫草油制备技能

将称量好的紫草碾碎，倒入小锅；锅中加入200 mL橄榄油；熬制紫草油：将电磁炉温度调到60℃。用玻璃棒慢慢搅拌，使紫草的药用成分和颜色充分溶解到橄榄油中，橄榄油变成紫红色即可。（注意：熬制紫草油时，油温不要太高，温度过高会破坏紫草的药物成分，过低又不利于药性的释放，最好保持在60℃。）

用橄榄油浸泡紫草3个月，紫草油的提取效果最好，缺点就是用时很长。时间紧迫时，也可以直接用橄榄油和紫草混合熬制来快速制备紫草油。

六、水浴加热技能

1. 水浴加热

（1）概念：以水作为传热介质的一种加热方法。将被加热物质的器皿放入水中，水的沸点为100℃，该法适于100℃以下的加热温度。把要加热的物质放在水中，通过给水加热达到给物质加热的效果。一般都是把要反应的物质放在试管中，再把试管放在装有水的烧杯中，再在烧杯中插一根温度计，可以控制反应温度。水浴加热的优点是避免了直接加热造成的过度剧烈与温度的不可控性，可以平稳地加热，许多反应需要严格的温度控制，就需要水浴加热。水浴加热的缺点是加热温度最高只能达到100℃。

（2）水浴加热操作

通电前先向水浴锅的水槽注入清水，水浴锅加注清水后应不漏水，液面距上口应保持2~4 cm的距离，以免水溢出到电气箱内，损坏器件。开启电源开关，电源开关指示灯亮，设备的电源已接通，温度控制仪表显示的数值是当前的水温值。按照所需要的工作温度进行温度的设定。

七、唇膏成模技能

棉签蘸取酒精对唇膏管进行消毒并晾干。可可脂和蜂蜡充分融化后，用注射器将融化的液体慢慢注入模具唇膏管，此过程注意保持温度，不要将液体冷却到凝固时再进行转移。唇膏自然降温凝固后脱模。

八、制作流程

1. 称量

20 g紫草，5 g可可脂，15 g蜂蜡，200 mL橄榄油。

2. 制作紫草油

将称量好的紫草碾碎，倒入小锅；锅中加入200 mL的橄榄油；熬制紫草油，将电磁炉温度调到60℃。用玻璃棒慢慢搅拌，使紫草的药用成分和颜色充分溶解到橄榄油中，使橄榄油变成紫红色即可；熬制结束，将纱布绑在烧杯口，将小锅里的熬制的紫草过滤出紫草油（注意：制作过程中要用玻璃棒慢慢搅拌，使可可脂和蜂蜡充分融化进橄榄油中）。

3. 混合加热

用量筒量出40 mL的紫草油，将称量好的可可脂和蜂蜡倒入紫草油中。取适量的水于烧杯中，将盛有混合后紫草油的烧杯放入烧杯里进行水浴加热至80℃，同时用玻璃棒慢慢搅拌，使可可脂蜂蜡充分融化，如中途发现无法使蜂蜡溶解，将温度调至120℃。使可可脂和蜂蜡充分融化后，用针管将融化的液体慢慢滴入唇膏管中（此过程要防止水沸腾进入烧杯中，同时注意保持液体温度，不要将液体冷却到凝固时再进行转移）。

4. 成模

唇膏管要提前用酒精进行消毒晾干（用棉棒蘸取酒精进行消毒），将紫草唇膏液体先灌装于经过酒精消毒的唇膏模具中，将唇膏模具里的唇膏自然晾凉，待其冷却后再将其装入经酒精消毒对应口径的唇膏管中。

九、紫草唇膏的灌装方法

因为本课程中制备的紫草天然植物润唇膏没有添加任何防腐剂，为了确定在正常使用过程中能保存更长的使用时间，进行了下列的研究，对灌装方法影响唇膏保存时间原因进行分析：

1. 使用可直接灌装唇膏管

使用可直接灌装唇膏管，就是将蜂蜡唇膏液体直接灌装于经过酒精消毒的唇膏管中，该唇膏管为单层管，管壁颜色为米色，盖子颜色为白色磨砂透明，是PP材料，属于可直接灌装唇膏管。

2. 使用不可直接灌装的模具灌装唇膏管

使用不可直接灌装的方法，就是通过模具灌装唇膏。将紫草唇膏液体先灌装于经过酒精消毒的唇膏模具中，待其冷却后再将其装入经酒精消毒对应口径的唇膏管中，该模具是金属铝质材料，唇膏管为双层管，一层是管壁，一层是旋转壁，是PP材料，属于不可直接灌装，必须用模具灌装的唇膏管。

结果表明：将紫草唇膏液体先灌装于经过酒精消毒的唇膏模具中，待其冷却后再将其装入经酒精消毒对应口径的唇膏管中，保存的时间要远远长于直接灌装进唇膏管。我们了解到两种方法在唇膏的配比上没有区别，可是为什么保存时间会有那么大的区别呢？原因可能是第一种方法中唇膏管只有一层不避光，在储存的过程中油脂和蜂蜡由于氧化作用变质了。采用的唇膏管价格较低、体积小巧，无须灌装模具，是市面上纯手工唇膏制作者选择较多的管子。唇膏直接灌装于唇膏管里，与管内壁直接接触，每次使用，旋转出来时膏体都要与管壁进行摩擦，长期的摩擦可能会加速唇膏变质。

第二种方法中用到的唇膏管采用的是制作口红的管子，因为管壁有两层，盖子也较厚实，盖与管之间的闭合度较高，而且灌装时是先在模具中冷却成型后再将膏体装入管子中，而且膏体只是与底部的膏体托直接接触，与管壁之间保持着一定的距离，这些可能是使唇膏保存24个月的原因。

十、紫草唇膏使用前质量检验

观察其外观的光泽度良好，表面无气泡出现，再取少量成品唇膏均匀涂抹于面巾纸上，观察其未出现油渍扩散的现象。

十一、使用效果

紫草唇膏经过试用后，多数使用者反映良好。与市面销售普通唇膏比较，紫草唇膏的保湿效果较好，二者保存时间差别不大。天然植物手工制作的紫草唇膏健康无害，味道清香，使用者不需顾忌唇膏内的有害添加物，涂抹后无不适感觉，无副作用，可以每日反复多次使用，同时适用于儿童使用。紫草唇膏制作方法简便，材料易得，且无毒无害无刺激性，可以放心使用。

十二、思　考

1. 通过观察紫草唇膏对于唇部色泽的改变，结合本章节中学习的紫草凉血活血、解毒透疹等的功效，思考紫草是否只是具有上色作用？其他的功效作用于唇部体现在哪些方面？

2. 流程概括

首先制作紫草油，将过滤好的紫草油与可可脂、蜂蜡一起加热，待到一定程度将熔化好的液体转移到唇膏模具内自然晾凉，冷却凝固，最后再转移到对应口径的唇膏管中。

3. 如何保护嘴唇

（1）秋冬护唇小妙招

①补足身体内水分含量，保证优质睡眠：唇部同样是健康的公告牌，借助唇膏和润唇膏装饰，的确能达到不错的效果。但更重要的是多补充水分、保持充分且优质的睡眠，从内而外地帮助唇部肌肤保持健康润泽（不仅仅是唇部，整个人体的健康状况都很依赖于这些）。养成喝水的习惯对保持唇部湿润十分重要。多喝水、多吃蔬果，是从本质上保持嘴唇滋润的办法。《中国居民膳食指南（2016）》指出：成年人每日饮水量应维持在1 500～1 700 mL。

②睡前补一次润唇膏：无论男女，在干燥的季节最好都备上一支润唇膏。选择唇膏时，尽量选择纯天然植物滋润唇膏，保证润唇膏无染料、无香精，防止嘴唇过敏。人们在白天喝水、进食时，润唇膏都有可能脱落，而晚间很少出现这种情况。睡眠过程中是能够使滋润成分充分发挥作用的，所以睡前涂一次润唇膏的效果更好。

③控制室内湿度：秋冬季节气候干燥，尤其是北方，最好在家里备一个加湿器和湿度计。一般来说，人体适应的湿度为40%～70%，当空气湿度为45%～65%时，病菌不易传播，冬季采暖时需要适当维持在这个湿度。

④别对嘴唇用力太"猛"：撕扯、咬掉唇皮、涂唇膏太过用力等都属于对嘴唇用力过猛，容易损伤唇部皮肤。除干燥、季节变化可引起嘴唇干裂外，光化性唇炎、口唇扁平苔

藓等也可导致唇部皲裂、脱屑。若经常出现不明原因的口唇干裂，最好及时就医。

（2）唇膏涂抹的方法

在众多护唇法里，涂护唇膏是最有效的方式之一。那护唇膏应该怎样涂呢？竖着涂唇膏，护唇效果较好。这是因为唇部的纹路是纵向的，如果横着涂唇膏，很难让有效成分充分渗透滋养唇纹，甚至还会加重唇纹。竖着涂唇膏，符合唇纹的规律，保湿效果也更长久。涂口红也是同样的道理。另外，唇部皮肤很脆弱，涂抹唇膏时应力量轻柔，避免刺激。天气寒冷时膏体往往也变硬，可以用干净的手指或棉棒、刷子沾着涂。

（3）如何处理起皮的嘴唇

别对嘴唇做这两个动作：面对死皮和干燥，很多人喜欢舔嘴唇、撕唇皮，其实这两种做法，会让唇部很受伤。

①别"舔"：如果唇部特别干燥，且有脱皮现象，则不要用口水舔湿唇部，因为口水在唇部蒸发后留下黏膜，会令水分蒸发得更快，唇部更干燥。嘴唇平时很少直接接触到唾液，对唾液中多种消化酶和水没有抵抗力，常舔舐嘴唇及口周，会导致局部皮肤出现红斑、脱屑，干燥加重，引发或加重唇炎。常用舌头舔嘴唇，就像在干燥天气里频繁洗手，唾液中的水分蒸发会带走本来就紧张的水分，形成越干越舔、越舔越干的恶性循环。

②别"撕"：当唇部出现皲裂现象或唇部有死皮翘起时，切忌用手去撕软皮，也别咬掉死皮，这样容易导致进一步损伤，并出现疼痛、出血和结痂。当嘴唇干裂或起皮时，可以先用拧干的热毛巾（不要太烫）敷唇部，等到皮肤软化后再涂润唇膏保护。大约3～5 min后取下毛巾，然后用柔软的牙刷刷去死皮，用棉巾轻轻压在唇上吸干水分。然后，在双唇上涂抹蜂蜜或含有维生素E等成分的优质润唇膏，尽可能涂厚点。再敷上保鲜膜，保持10～15 min。

应用案例

某患儿，男，8岁，2019年6月3号来诊。患儿5 d前进食辣条后出现唇部肿胀疼痛，西医诊断为"接触性唇炎"，于红霉素软膏外用，效不佳，遂来诊。刻下症见：双唇潮红、肿胀，伴少许渗出，疼痛甚不敢进食，烦躁，大便干，小便黄，舌红苔黄腻，脉滑数。中医诊断唇风（湿热毒盛型），吾师予复方紫草油外用涂擦，并嘱家属每日予棉棒蘸取复方紫草油药液，外搽患处，2～3次/d。并嘱患儿清淡饮食，禁止再次接触过敏食物。3 d后，电话回访，家长述患儿唇部肿胀、疼痛减轻，无渗出，继予复方紫草油外用。2周后诊后随访，未见复发。（案例来源：中国知网）

【思考】

1. 此案例的病因是什么？

2. 如何使用紫草唇膏治疗？

学习小结

本章主要学习了中药膏剂和中药外用药膏的理论知识、中药紫草油提炼制备的方法、水浴加热的理论知识和操作方法、常用外用中药的功效、最后成形的操作手法。同学们可以在课后自己参考教材和思考题做进一步的学习，也可以利用课后资料和相关文献进行拓展学习，希望同学们能在生活中体会到中医方剂的乐趣。本章重点在于中药外用膏药紫草唇膏的制备方法。

（华北理工大学　王萌）

复习题

1. 中药膏剂成为中医的常见剂型，有什么优点？有什么缺点？

2. 紫草油提炼制备的时候为什么温度要调到一定温度？可以用更高的温度来制备紫草油吗？为什么？

3. 在制备紫草唇膏的时候需要注意哪些要点，为什么？

4. 天然植物手工制作的紫草唇膏健康无害，味道清香无异味，使用者不需顾忌唇膏内有害添加物，涂抹后无不适感觉，无不良反应，可以每日反复多次使用。那么同学们思考一下：润唇膏是涂抹的次数越多越好吗？为什么？

关键词语

紫草唇膏（Radix arnebiae seu lithospermi lipstick）

紫草（lithospermum）

蜂蜡（beeswax）

可可脂（Cocoa butter）

橄榄油（olive oil）

参考文献

[1] 宋爱伟, 张炀, 吴洋, 等.天然植物滋润唇膏制备的工艺研究 [J].广东化工, 2021, 48
    （3）：34-37+18.

[2] 冼宇婷, 郑玉忠, 曾鑫海, 等.植物精油型唇膏的配方优化研究 [J].日用化学品科学,
    2020, 43（11）：42-45.

[3] 刘芳, 孙莉佳, 李冰, 等.天然中药滋润保健唇膏制备 [J].吉林农业, 2019（17）：62.

[4] 杨娟, 赵洪木, 胡宗文.蜂蜡润唇膏的制备及工艺研究 [J].中国蜂业, 2019, 70（6）：46-
    47.

[5] 马洪霞，王玉，陈超，等.紫草变色保湿润唇膏的制备[J].广东化工，2019，46（9）：126-127.

[6] 曹丹丹.天然有机抗炎润唇膏的研制[J].现代职业教育，2018（35）：14.

[7] 胡晓玲，任晓晓，刘强，等.蜂蜡的理化性质与应用[J].中国蜂业，2018，69（12）：66-69.

[8] 韩晓雯.百草染绛唇——聊聊古代的口红和唇妆[J].中医健康养生，2018，4（6）：69-71.

[9] 陶桢.天然手作之一——紫草润唇膏[J].航空港，2017（5）：50-53.

[10] 李陈，常克.关于紫草油和复方紫草油对照研究的文献分析[J].世界中医药，2017，12（8）：1751-1754+1758.

[11] 夏纯，戴明，游冬阁，等.复方紫草油临床应用探讨[J].世界中医药，2016，11（9）：1895-1896+1900.

[12] 詹志来，胡峻，刘谈，等.紫草化学成分与药理活性研究进展[J].中国中药杂志，2015，40（21）：4127-4135.

[13] 郭惠玲，李晨晨，俞苓.天然可可脂的抗氧化活性及其在护肤霜中的应用[J].日用化学工业，2015，45（10）：577-581.

[14] 崔晓秋.中药紫草化学成分及药理作用最新研究进展[J].济宁医学院学报，2015，38（5）：356-358+362.

[15] 陆泽俭.中药膏剂介绍[C]//.首届全国膏方理论与临床应用学术研讨会论文集.中华中医药学会，2009：42-46.

[16] 胡小蒔，严国俊，卢欢，等.中药润唇膏制备工艺研究[J].中医外治杂志，2008，17（6）：62-63.

[17] 张仲源，张笑意.紫草唇膏的制备[J].中医外治杂志，2003（5）：38.

[18] 李春美.唇部生理与唇膏的开发研究[J].中外轻工科技，2001（5）：16-18.

[19] 李陈，常克，杨静，等.紫草及紫草制剂的抗炎作用研究进展[J].世界中医药，2018，13（6）：1363-1367.

第六章　蚊叮咛的制备

本章导读

本章内容主要介绍何为中药膏剂，以及中药膏剂的历史。以"蚊叮咛"为例，介绍其组成、功效、临床应用及使用注意等内容。在向同学们普及本方剂基本常识、形态、功效、服用方法及注意事项等内容的基础上，重点介绍本方剂的药物组成及药理作用，使同学们对本课程有大体的认识，对中药膏剂有更深的了解。将学生进行分组，实践蚊叮咛的准备、制作和收尾过程，训练学生动手能力。同时，通过古代名医的具体案例，培养学生爱国主义情怀和对中国文化的自信心。本章重点在于蚊叮咛的理论知识；粉碎机的使用、所用中药的功效、最后灌装的操作手法。难点：各项操作要点。

第一节　蚊叮咛简介

一、中药膏剂

膏剂（paste），是一种历史悠久的传统方剂剂型，早在《五十二病方》就有"以水一斗，煮胶一升，熟而啜之"的记载。将中药有效成分提取出来，或者将药材经特殊的方法加工制成如动物油脂样的半流状物或者近似固体的中药剂型，称为膏剂。中药膏剂按照给药途径，可分为外用膏剂和内服膏剂两大类。内服膏剂分为流浸膏、浸膏和煎膏三种；外用膏剂分为硬膏、软膏两种。外用膏剂是一类固体或近似固体的剂型，主要是指将药物与适宜的基质混合，主要应用于皮肤、外科等相关疾病。《五十二病方》中有记载"以膏己煎煮膏之，即以猪脂涂之"。

硬膏古称薄贴，是将药物溶解或混合于黏性基质中，预先涂在裱褙材料上，供贴敷于皮肤之用的外用制剂，又称膏药。在常温时为坚韧固体，用前预热软化，再粘贴在皮肤上，起局部或全身性的治疗作用。外治硬膏具有消肿、拔毒及去腐生肌等功效。外治硬膏成分通过皮肤吸收还能起到内治作用，可驱风寒、和气血、消痰瘀、通经络、祛风湿，治疗各种跌打损伤，如狗皮膏、万应膏及止痛膏等。有些硬膏贴敷在穴位上则兼有针灸穴位的某些疗效，如咳喘膏、复方百部膏。

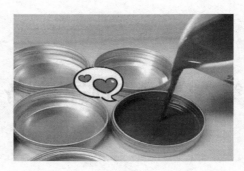

图6-1　蚊叮咛

1. 基本原理

目前认为膏药主要与药物透皮吸收、经络腧穴学说、"三微调平衡"等有关。外用膏剂多为透皮制剂，药物可通过皮肤及黏膜被吸收，发挥全身性作用。还有少量通过透皮吸收，主要包括药物从基质中脱离、穿透表皮及吸收进入血液而产生全身作用。

中药外用膏药可以通过局部"微作用"方式，发挥消肿、抗炎和镇痛的作用。外用膏剂中一些有刺激性作用的药物可通过刺激神经反射来调节机体功能，通过"微刺激"的方式发挥药效。外用膏剂施用于皮肤（患处或相应穴位），可通过皮肤部分微吸收进入体循环或产生相应的穴位效应，通过"微吸收"的方式发挥药效。中药外用膏剂可通过"三微"——"微作用""微刺激"和"微吸收"的方式发挥疗效，是其作用机制之一。

2. 蚊叮咛（mosquitoes one）

蚊叮咛由乌梢蛇、生地、白花蛇舌草、紫草、苦参、冰片、黄柏、薄荷、艾叶、赤石脂、当归、雄黄、绿豆、生姜、橄榄油、甜杏仁油及蜂蜡等组成。

（1）乌梢蛇（zaocys dhumnade）

药用部位为乌梢蛇干燥的全体，多于夏、秋二季捕捉，剖开腹部或先剥皮留头尾，除去内脏，盘成圆盘状，干燥而成。乌梢蛇为中医临床常用药，有祛风、通络、止痉作用，常用于治疗风湿顽痹、麻木拘挛、中风、半身不遂、抽搐痉挛、破伤风或疥癣等。传统中医视其为治疗风病之要药，宋《开宝本草》载其："主诸风瘙瘾疹、疥癣、皮肤不仁、顽痹诸风"，《药性论》载其："治热毒风、皮肌生疮、眉发脱落、疮癣疥等"。可见乌梢蛇主要用于风症，包括风痹、癫痫之类疾病。临床应用大剂量乌梢蛇煎剂治疗疖病、播散性神经性皮炎、素质性湿疹、银屑病及慢性荨麻疹等有良效。

（2）生地（radix rehmanniae）

生地来源为玄参科多年生草本植物怀庆地黄的干燥块根。主产于河南省的温县、博爱、怀庆及武陟等地，现全国各地均有栽培。生地呈不规则的块状或长条形，纺锤形，全体扭曲皱缩，大小不一，直径1～5 cm，长5～15 cm。每支重量10～125 g。表面灰棕色，多皱褶及沟纹，粗糙。质地致密，断面紫黑色或乌黑色，油润有光亮。气微香，味微苦甜。以肥大，质致密沉重，断面油润，紫黑色者为佳。生地能清热滋阴、凉血。临床主要用于治疗斑疹，吐衄下血，妇女月经不调，胎动不安等症。在治疗皮肤病方面，主要用于治荨麻疹、湿疹及皮癣等为血热证。此时生地常与蒺藜、白鲜皮、防风配伍，方如生地消风饮。

（3）白花蛇舌草（oldenlandia diffusa）

白花蛇舌草为茜草科植物白花蛇舌草的全草。产于福建、广西、广东、云南、浙江、江苏及安徽等省。夏、秋二季采收，洗净或晒干，切段，生用。药性微苦、甘寒，归胃、大肠、小肠经；功效清热解毒，利湿通淋。鲜品捣烂外敷或与金银花、连翘及野菊花等药同用可以治疗痈肿疮毒；与红藤、败酱草及牡丹皮等药同用可以治肠痈腹痛；与黄芩、玄参及板蓝根等药同用可以治疗咽喉肿痛；鲜品捣烂绞汁内服或水煎服，渣敷伤口，或与半枝莲、紫花地丁及重楼等药配伍应用可以治疗毒蛇咬伤。近年利用本品清热解毒消肿之功也将其广泛用于治疗各种癌症。

现代研究：①本品在体外对金黄色葡萄球菌和痢疾杆菌有微弱抑制作用；②在体内能刺激网状内皮系统增生，促进抗体形成，使网状细胞、白细胞的吞噬能力增强，从而达到抗菌、抗炎的目的；③具有抗肿瘤的作用。

（4）紫草（lithospermum）

紫草为紫草科植物新疆紫草或内蒙古紫草的根，别名为紫草根、软紫草、紫根和紫丹。紫草为多年生草本，高15～25 cm，全株被粗硬毛。根直生，略呈圆锥形，含有紫色物质，根头部常与支根扭在一起，外皮暗红紫色，多栓皮。体轻，质松软，易折断，断面不整齐，木部较小，黄白色或黄色。气特异，味微苦、涩。性寒，味甘、咸，归心经、肝经。紫草的功效为凉血、活血、解毒透疹，属清热凉血药。紫草既可内服又可外用，内服用量5～9 g，水煎服，外用取适量后熬膏或用植物油浸泡涂擦。临床常用于治疗血热毒盛、斑疹紫黑、麻疹不透、疮疡、湿疹及水火烫伤等。

药理研究：紫草主要含有紫草素、乙酰紫草素及多糖类成分，具有抗炎、解热、镇静、镇痛、抗病原微生物、抗肿瘤、抗生育及兴奋平滑等作用。目前认为，紫草素及乙酰紫草素是抗炎症的主要成分。

（5）苦参（radix sophorae flavescentis）

苦参为豆科植物苦参的干燥根，春、秋二季采挖，除去根头和小支根，洗净，干燥，或趁鲜切片，干燥。其性味苦、寒，有清热燥湿、杀虫、利尿之功。苦参临床常用于治疗热痢，便血，黄疸尿闭，赤白带下，阴肿阴痒，湿疹，湿疮，皮肤瘙痒，疥癣麻风，外治滴虫性阴道炎。《神农本草经》记载其："主心腹结气，症瘕积聚，黄疸，溺有余溺，逐水，除痈肿，补中，明目止泪"。前人曾经指出：苦参"退热泄降，荡涤湿火，其功效与黄连、龙胆皆相近"，而"其苦愈甚，其燥尤烈"，"较之黄连，力量益烈，近人乃不敢以人煎剂，盖不特畏其苦味难服，亦嫌其峻厉而避之也"。《本草纲目》记载："苦参、黄柏之苦寒，皆能补肾，盖取其苦燥湿，寒除热也。热生风，湿生虫，故又能治风杀虫。惟肾水弱而相火胜者用之相宜，若火衰精冷，真元不足，及年高之人不可用也。张从正亦云，凡药皆毒也，虽甘草、苦参，不可不谓之毒，久服则五味各归其脏，必有偏胜气增之患，诸药皆然，学者当触类而长之可也，至于饮食亦然。又按《史记》云，太仓公淳于意医齐大夫病龋齿，灸左手阳明脉，以苦参汤日漱三升，出入慎风，五、六日愈，此亦取其去风气湿热杀虫之义。"

（6）冰片（borneol）

冰片有天然品与合成品之分。天然品是由龙脑香制得的结晶，称龙脑香冰片，右旋龙脑含量较高，主要产于印度尼西亚苏门答腊。白菊科植物"艾纳香"所得的结晶名艾片，又有梅片之称。根据梅花片状又分为大梅片、二梅片、三梅片，其中大梅或二梅较优。人工合成冰片主要由樟脑和松节油通过化学合成的方法得到，合成冰片疗效远不及天然冰片好。

冰片味辛、苦，归心经，本品气味芳香，辛香走窜，避恶气。通九窍。其辛散芳香，苦能燥湿，故可散风湿，透郁热。因此，冰片具有通诸窍、散郁火、消肿止痛、去翳明目的功效，临床常用于治疗中风口禁、惊痫痰迷等。本品外用可作用于耳、鼻、眼、口和皮肤，常与硼砂配伍治疗喉痹齿痛、口疮痈疡及目赤生翳等。《本草经疏》载："冰片散一切风湿，故主心腹邪气，及风湿积聚也"。

（7）黄柏（golden cypress）

黄柏，为芸香科植物黄皮树或黄檗的干燥树皮。外表面黄褐色或黄棕色，平坦或具纵沟纹，有的可见皮孔痕及残存的灰褐色粗皮。内表面暗黄色或淡棕色，具细密的纵棱纹。体轻，质硬，断面纤维性，呈裂片状分层，深黄色。黄柏的功效为清热燥湿、泻火除蒸、解毒疗疮。临床常用于治疗湿热泻痢，黄疸，带下，热淋，脚气，骨蒸劳热，盗汗，遗精，疮疡肿毒，湿疹瘙痒等。

现代研究表明，黄柏中含有多种特殊的成分，包括小檗碱、黄柏碱及棕榈碱等生物碱，还有黄柏酮、黄柏内酯、木兰花碱和药根碱等。这些成分有清热燥湿的作用，所以能够用于湿热引起的各种疾患。黄柏中的黄柏生物碱有很强的抗菌作用，对对痢疾杆菌、伤寒杆菌、结核杆菌等多种能引起疾病的细菌都有很强的抑制作用。此外，黄柏生物碱还能抑制某些皮肤真菌，可以保护皮肤;黄柏还可以保护血小板；此外，黄柏还有利胆、利水、降血压及解热毒等功效。

（8）薄荷（mint）

薄荷，中药名。土名叫"银丹草"，为唇形科植物，即同属其他干燥全草。薄荷性味辛凉，归肝、肺经，其功效为疏散风热，清利头目，利咽透疹，疏肝行气。在临床常用于治疗外感风热，头痛，咽喉肿痛，食滞气胀，口疮，牙痛，疮疥，瘾疹，温病初起，风疹瘙痒，肝郁气滞，胸闷胁痛等。在《药性四百味》中，对薄荷的总结是："薄荷味辛，最清头目，祛风散热，骨蒸宜服"。治疗风热感冒，头晕头痛，咽喉肿痛等病症，常与荆芥、二花、桑叶及菊花等配伍；治疗风疹、皮肤痒疹及麻疹等病症，常与连翘、赤芍、白鲜皮、苦参及蝉衣等配伍；治疗目赤肿痛、视物模糊及头痛头晕等病症，常搭配菊花和冬桑叶等药材。

（9）艾叶（folium artemisiae argyi）

艾叶为菊科植物艾的干燥叶。本品多皱缩、破碎，有短柄。完整叶片展平后呈卵状椭圆形，羽状深裂，裂片椭圆状披针形，边缘有不规则的粗锯齿；上表面灰绿色或深黄绿色，有稀疏的柔毛和腺点；下表面密生灰白色绒毛。质柔软。艾叶性味辛、苦，温，功效为温经止血，散寒止痛；外用祛湿止痒。临床常用于治疗吐血、衄血、崩漏、月经过多、胎漏下血、少腹冷痛、经寒不调或宫冷不孕等疾病；外用可以治疗皮肤瘙痒。《肘后方》记载："伤寒时气，温病头痛，壮热脉盛：以干艾叶三升。水一斗，煮一升，顿服取汗"。《妇人良方》记载："妊娠风寒卒中，不省人事，状如中风：用熟艾三两，米醋炒极热，以绢包熨脐下，良久即苏"。

（10）赤石脂（red halloysite）

本品为单斜品系的多水高岭土。性味与归经：甘、酸、涩，温。入胃、大肠经。功效：涩肠止泻，收敛止血，敛疮生肌。临床常用于治疗虚寒性久泻及久痢脱肛等症，常与禹余粮、党参、焦白术及干姜等配合同用，对久痢兼有出血症状者，更为适宜。赤石脂与侧柏叶及乌贼骨等同用可用于治疗妇女月经过多、崩漏带下及便血等症。临床上赤石脂既可内服，也可外用：内服用量为10~20 g，外用适量，研细末撒患处或调敷。

（11）当归（angelica sinensis）

当归，性甘、辛，温。归肝、心、脾经。具有补血调经、活血止痛和润肠通便的功效。在临床：本品为补血之圣药。治血虚萎黄、心悸失眠，常与熟地黄、白芍及川芎配伍；为妇科补血活血、调经止痛之要药，常用于血虚、血瘀之月经不调，经闭痛经；为活血行瘀之良药。与桂枝、生姜及芍药等同用，可用于虚寒腹痛、风寒痹痛、跌打损伤和痈疽疮疡；与肉苁蓉、牛膝、升麻等同用，可用于血虚肠燥便秘。

（12）雄黄（realgar）

雄黄为硫化物类矿物雄黄族雄黄，主含二硫化二砷（As_2S_2）。本品为块状或粒状集合体，呈不规则块状，颜色为深红色或橙红色，条痕淡橘红色，晶面有金刚石样光泽。质脆，易碎，断面具树脂样光泽。本品辛、苦，温；有毒；归心、肝、大肠、胃经。本品多作外用，少作内服，能解毒杀虫、燥湿祛痰、截疟定惊，既治疮肿、济癣、蛇伤及虫积，又治哮喘、疟疾及惊痫。雄黄既可外用，又可内服：外用适量，研末敷，或调涂；内服入丸散，用量为0.05～0.1 g。因本品有毒，故外用不可大面积或长期涂敷；内服宜慎，不可久用，孕妇忌服。煅后生成三氧化二砷而使其毒性剧增，故入药忌火煅。《本草纲目》记载："雄黄，乃治疮杀毒要药也，而入肝经气分，故肝风，肝气，惊痫，痰涎，头痛眩晕，暑疟泄痢，积聚诸病，用之有殊功；又能化血为水。而方士乃炼治服饵，神异其说，被其毒者多矣"。《本草经疏》记载："雄黄，《本经》味苦平，气寒有毒。《别录》加甘、大温，甄权言辛，大毒，察其功用，应是辛苦温之药，而甘寒则非也。其主寒热，鼠瘘，恶疮，疽痔，疥虫，（䘌虫）疮诸证，皆湿热留滞肌肉所致，久则浸淫面生虫，此药苦辛，能燥湿杀虫，故为疮家要药。其主鼻中息肉者，口（肺）气结也；癖气者，大肠积滞也；筋骨断绝者，气血不续也。辛能散结滞，温能通行气血，辛温相合而杀虫，故能搜剔百节中大风积聚也"。

（13）蜂蜡（beewax）

蜂蜡是工蜂腹部下面四对蜡腺分泌的物质，其主要成分有酸类、游离脂肪酸、游离脂肪醇和碳水化合物。此外，还有类胡萝卜素、维生素A及芳香物质等。蜂蜡性甘、温，归脾经，具有解毒、敛疮、生肌及止痛等功效。外用于溃疡不敛，臁疮糜烂，创伤，烧、烫伤。蜂蜡可以外用，熔化敷患处；也常作成药赋形剂及油膏基质。《本草纲目》记载："蜜成于蜡。万物之至味，莫甘于蜜，莫淡于蜡，得非厚于此必薄于彼耶？蜜之气味俱厚，故养脾。蜡之气味俱薄，故养胃。厚者味甘而性缓质柔，故润脏腑。薄者味淡而性啬质坚，故止泻痢。张仲景治痢有调气饮，《千金方》治痢有胶蜡汤，其效甚捷，盖有见于此欤"。

蜂蜡有解毒止疼功效，对蜂毒的解毒效果最为明显，同时对蛇毒、食物内毒素也有很好的解毒功效，可内服和外用。蜂蜡中含有很多的抗菌成分，同时也有密封隔绝的功效，对治疗溃疡、外伤感染及菌类感染等都有治疗效果，融化外敷更是能隔绝空气，促进伤口愈合。嚼服蜂蜡对鼻炎、咽喉炎及多种呼吸道疾病都有明显的治疗效果，特别是对鼻炎治疗效果突出。天然的蜂蜡是一种有机化合物，它由脂肪酸与脂肪醇等多种物质组成，除此以外，这种蜂蜡里面还有多种维生素与芳香物质，是制作化妆品的重要原材料，人们使用的口红、头油、蜂蜡唇膏，以及眼影和沐浴露都有蜂蜡的存在。

（14）生姜（fresh ginger）

生姜是姜科多年生草本植物姜的新鲜根茎，别名有姜根、百辣云、勾装指、因地辛、炎凉小子或鲜生姜。姜的根茎（干姜）、栓皮（姜皮）和叶（姜叶）均可入药。生姜味辛，性微温，归肺、脾经。入肺经，散风寒而发汗解表，温肺寒而化痰止咳，为治风寒感冒与咳嗽所常用。入脾经，善温中止呕，素有"呕家圣药"之称，兼解鱼蟹毒。生姜的功效为发汗解表，温中止呕，温肺止咳。主要治疗风寒表证，胃寒呕吐，风寒客肺，还可用于解鱼蟹、半夏及天南星毒。

（15）甜杏仁油（sweet almond oil）

甜杏仁油是由其果实压榨萃取而得。这种植物油对面部皮肤、湿疹、干疹有调理功效。它与任何植物油皆可互相调配使用，因此也是应用最广泛的基础油之一。食用可以治疗咳嗽，平衡脑下垂体、胸腺和肾上腺等内分泌系统。除此之外，还有促进细胞更新的作用。甜杏仁油的主要成分为维生素A、维生素B_1、核黄素、维生素B_6、维生素E、蛋白质、脂肪酸以及矿物质等。本品呈淡黄色，味道柔和，润滑性好，但非常清爽，稍有黏性，是中性不油腻的基础油。甜杏仁油含大量营养素，能滋润软化皮肤，具有营养功效，是最佳全身按摩油之一，可作用于任何类型的皮肤，尤其适合婴儿、干性、皱纹、粉刺及敏感肌肤使用，针对干性皮肤或因气候变化而引起的皮肤发痒、红肿、干燥和发炎有很好的治疗作用。

（16）橄榄油（olive oil）

橄榄油，属木本植物油，是由新鲜的油橄榄果实直接冷榨而成的，不经加热和化学处理，保留了天然营养成分，橄榄油被认为是迄今所发现的油脂中最适合人体营养的油脂。橄榄油富含丰富的单不饱和脂肪酸——油酸，还有维生素A、维生素B、维生素D、维生素E、维生素K及抗氧化物等。

单不饱和脂肪酸除能供给人体热能外，还能调整人体血浆中高、低密度脂蛋白胆固醇的比例，能增加人体内的高密度脂蛋白HDL的水平和降低低密度脂蛋白LDL水平，从而能防止人体内胆固醇过量。因此，对于习惯摄食肉类食物而导致饱和脂肪酸与胆固醇摄入过多的人，选择橄榄油做食用油，便能有效的发挥其降血脂的功能，从而可以防止发生高脂血症、脂肪肝和保护心脏，有助于减少高血压病、冠心病及脑中风等疾病的发生风险。

研究表明，橄榄油通过降低半胱氨酸，防止炎症发生，减少对动脉壁的损伤；通过增加体内氧化氮的含量松弛动脉，降低血压；橄榄油还可防止动脉硬化及动脉硬化并发症、高血压、心脏病、心力衰竭、肾衰竭和脑出血；橄榄油中的单不饱和脂肪酸能够降低胆固醇的氧化，食用橄榄油可以有效减少胆囊炎和胆结石的发生；橄榄油有改善并提高内分泌系统的功能，对预防糖尿病和美容都有一定的功效。

橄榄油可以改善消化系统功能，有减少胃酸、阻止发生胃炎及十二指肠溃疡等病的功能；并可刺激胆汁分泌，激化胰酶的活力，使油脂降解，被肠黏膜吸收，以减少胆囊炎和胆结石的发生。橄榄油富含与皮肤亲和力极佳的角鲨烯和人体必需脂肪酸，吸收迅速，有效保持皮肤弹性和润泽；橄榄油中所含的抗氧化物质，能消除面部皱纹，防止肌肤衰老，有护肤护发和防治手足皲裂等功效。橄榄油中的天然抗氧化剂和ω-3脂肪酸有助于人体对矿物质的吸收如钙、磷、锌等，可以促进骨骼生长，另外ω-3脂肪酸有助于保持骨密度，减少因自由基造成的骨骼疏松。

总结来说，苦参、乌梢蛇、薄荷及雄黄都为止痒药，艾叶也有祛湿止痒的功效，可在蚊虫叮咬后减轻皮肤瘙痒之感，起到表层止痒的作用；艾叶、当归止痛可减轻蚊虫叮咬后带来的疼痛。生地、白花蛇舌草、紫草、苦参和绿豆这5种清热药中，生地清热凉血，有"治风先治血，血行风自灭"之功，黄柏、苦参又具有清热燥湿之效，绿豆、紫草白花蛇舌草有清热解毒之功，促进创面的良好愈合。而薄荷、冰片这类中药可以起表面清热消肿和止痒作用；苦参、黄柏、赤石脂、白花蛇舌草、紫草和绿豆有抗菌、抗过敏及消炎作用，防止因创面溃烂引起发炎等。

蚊叮咛具有消炎、止痒和镇痛的功效，临床常用于蚊虫叮咬导致的皮肤瘙痒、疼痛及肿胀等。用药之前，可在耳后试敏观察半小时，无明显不适症状之后才可以使用，以避免药物本身过敏。需要注意此药为外用药，禁止内服，使用期间忌烟、酒、辛辣、油腻及腥发食物，药膏切勿接触眼睛、口腔等黏膜处，皮肤破损处禁用，对此药过敏者禁用。有皮肤过敏史的患者请在医生指导下使用。

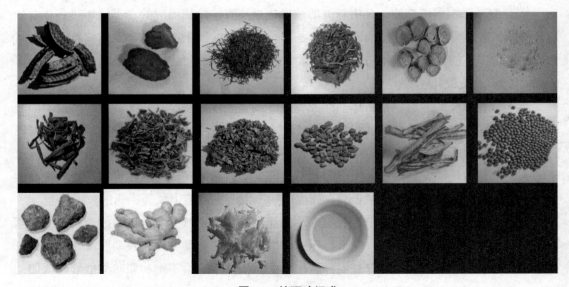

图6-2 蚊叮咛组成

3. 蚊叮咛的药理作用

（1）有一定的杀菌作用，可以消灭表面的真菌和细菌，维持创面的卫生，使创面有较好的愈合环境。若无创面也可使皮肤保持清洁状态，从根源减轻症状。

（2）可清热解毒，抑制皮肤表面的细菌真菌等对于皮肤黏膜的刺激，扩张表面毛细血管，减少组织胺释放，缓解痒感。

第二节　蚊叮咛制作流程

一、背景知识

每逢夏天，气温炎热，蚊子无处不在，蚊虫叮咬后带来的瘙痒、疼痛更是让人难以忍受。蚊虫叮咬引起的皮炎是昆虫叮咬人的皮肤而引起的皮肤病。皮损为丘疹、风团或瘀点，亦可出现红斑、丘疱疹或水疱，皮损中央常有刺吮点，散布或数个成群。患者自觉奇痒、灼痛，严重者可有恶寒发热、头痛及胸闷等全身中毒症状。为什么被蚊虫叮咬后会出现这些症状呢？现代科学研究表明，蚊虫在吸取血液的时候，为防止血液凝固会释放甲酸和多种蛋白质。它们进入人体后，会刺激免疫系统释放一种叫组胺的物质。组胺会让人的毛细血管扩张，增加血管管壁的通透性，让细胞之间充满液体，也就出现了炎症。这时被蚊子叮咬的地方才发痒、红肿。

为了防止蚊虫叮咬，可以多吃一些含维生素B_1的食物，或将维生素B_1放在水中溶解后擦身、沐浴或喷洒在衣服上。维生素B_1摄入人体后，一部分代谢产物从汗腺分泌至体表，这种代谢产物有一种使蚊子不敢接近的特殊气味，从而起到防蚊的作用。被蚊虫叮咬后，避免抓破皮肤，饮食忌辛辣刺激、酒类及海鲜类发物或牛羊狗肉等。

中医认为其病因为人体皮肤被虫类叮咬，接触其毒液，或接触虫体的毒毛，邪毒侵入肌肤，与气血相搏所致。为此，许多人会在被蚊虫叮咬后选择涂抹药膏以减轻疼痛瘙痒，但是这些药膏大部分都有副作用或是疗效微弱。因此，为大家介绍一种由多种中药制作而成的蚊叮咛，为大家解决这些烦恼。希望能通过这些病例来探求蚊叮咛更全面的疗效，根据病情适量加减的成果，以及药方和普通止痒膏的疗效有什么不同。

蚊叮咛具有消炎止痒作用。临床可以用于各种湿疹、皮炎、皮肤瘙痒及蚊臭虫叮咬红肿等各种皮肤疾患。蚊叮咛用法为外用，涂敷患处，一日2～3次；防治感冒可涂鼻下上唇处，鼻炎涂鼻腔内。在使用蚊叮咛时需要注意避免接触眼睛和其他黏膜（如口、鼻等），用药部位如有烧灼感、红肿等情况应停药，并将局部药物洗净，必要时向医师咨询；过敏者禁用，过敏体质者慎用。因为本品为纯中药制剂，不含西药成分、激素及防腐剂，儿童在成人监护下使用是非常安全的，可放心使用。同时，患者饮食上要忌辛辣和刺激性的食物，少吃油腻的食物，多吃水果和蔬菜。

二、蚊叮咛的制作演示

在介绍蚊叮咛的制作演示之前我们先来了解一下煎膏剂的制备过程：煎膏剂系指药材用水煎煮、去渣浓缩后，加炼蜜或糖制成的半流体制剂，由于大多具有滋补作用，因此又称膏滋，具体可分为如下几步。

1. 煎　煮

药材一般以煎煮法提取。药材饮片加水煎煮2～3次，每次2～3 h，合并煎液，静置澄清，吸取上清液，滤过，备用。若为新鲜果类，则宜洗净后压榨取汁，果渣加水煎煮，煎液与果汁合并备用。也可用适宜浓度的乙醇为溶剂浸提药材中的有效成分，浸提液回收乙醇后备用。

2. 浓　缩

将浸提液浓缩至规定的相对密度，制得清膏。

3. 加入炼糖或炼蜜

煎膏剂中的蔗糖和蜂蜜必须炼制后加入，其目的在于去除杂质，杀灭微生物，减少水分，防止煎膏剂产生"返砂"（指煎膏剂贮藏一定时间后析出糖结晶的现象）。炼糖的方法是：取蔗糖加入糖量一半的水及0.1%的酒石酸，加热溶解后保持微沸，至糖液呈金黄色，转化率达40%～50%。

4. 收　膏

清膏中加入规定量的炼糖或炼蜜，不断搅拌，继续加热熬炼至规定的标准即可。除另有规定外，加炼糖和炼蜜的量一般不超过清膏量的3倍。收膏时随着药液稠度的增加，加热温度可相应降低。收膏时的相对密度一般在1.40左右。

5. 分装与贮藏

煎膏剂应分装在洁净干燥灭菌的大口容器中，待充分冷却后加盖密闭，以免水蒸气冷凝后流回膏滋表面，久贮后表面易产生霉败现象。煎膏剂应贮藏于阴凉干燥处，服用时取用器具亦须干燥洁净。

在此基础上，蚊叮咛的制备器材：粉碎机、水浴锅、模具和烧杯等。

材料：乌梢蛇15.01 g、生地1.46 g、白花蛇舌草51.18 g、紫草18.76 g、苦参14.55 g、冰片9.09 g、黄柏19.01 g、薄荷14.93 g、艾叶20.67 g、赤石脂19.15 g、当归9.45 g、雄黄3.83 g、绿豆15.16 g、生姜5片、橄榄油403 g、甜杏仁 201.72 g和蜂蜡70 g。

6. 粉碎机操作技能

详见第四章第二节。

7. 煎炸操作技能

将甜杏仁油和橄榄油放置锅中预热2 min，预热温度为140℃。将白花蛇舌草、紫草、艾叶放入锅中，温度调至90℃，炸至油变成紫色，大约3 min。将薄荷后下，防止香气及有效成分丢失。

8. 水浴加热技能

详见第五章第二节。

9. 装模技能

90℃水浴加热（水浴加热受热均匀），将蜂蜡放入油中，不断搅拌至蜂蜡完全融化。混合液倒入消过毒的铝盒中，待其凝固即可。

10. 制作流程

（1）称量：按照配方称量药物，记录药物的实际量。

（2）粉碎：将乌梢蛇、生地、黄柏、绿豆、苦参、当归、赤石脂和雄黄打成细粉，过筛后再次粉碎，直至足够细腻。

（3）煎炸：将甜杏仁油与橄榄油在锅中140℃预热2 min，将白花蛇舌草、紫草和艾叶放入锅中，温度调至90℃，炸至油变成紫色，大约3 min。将薄荷后下，防止香气及有效成分丢失。

（4）过滤、混合：将油滤出，倒掉药渣，再将药粉倒入油中，90℃搅拌均匀。

（5）定型、装模：90℃水浴加热（水浴加热受热均匀），将蜂蜡放入油中，不断搅拌至蜂蜡完全融化。混合液倒入消过毒的铝盒中，待其凝固即可。

（6）标注：在标签上写上名称、日期，时刻注意其腐败变质情况。

（7）思考：

①药理作用。

蚊叮咛含有大量清热解毒、消肿止痛、镇定止痒的中药，具有一定的杀菌作用，可以消除创面的真菌和细菌，使创面有较为良好的愈合环境。本品可清热解毒，扩张表面毛细血管，减少组织胺释放的激素，缓解痒感。

②流程概括

乌梢蛇、生地、黄柏、绿豆、苦参、当归、赤石脂和雄黄用粉碎机打成粉，过筛后倒入白花蛇舌草、紫草、艾叶和薄荷煎炸后的油中搅拌均匀，最后放入蜂蜡定型、装模，制成蚊叮咛。注意制备过程中粉碎机的使用守则，融化时需不断搅拌蜂蜡、水浴加热，薄荷后下。

应用案例

患者，女，43岁。就诊日期：2018年7月14日。主诉：蚊虫叮咬致皮肤红肿痒痛6 d。刻下症见：颈部和四肢等暴露部位的皮肤红肿、瘀斑。受蚊虫叮咬损害的皮肤中央有针尖大小的瘀点，按压不褪色，瘀点周围可见苍白圈。由于瘙痒难忍，皮肤抓痕成片，偶见血痂和色素沉着，心烦、眠差、尿黄、便秘、舌红苔黄和脉数有力（案例来源：中国知网）。

【思考】

1. 此案例的病因病机、诊断证型是什么？

2. 本案例的治疗原则是什么？

3. 能否使用蚊叮咛治疗本案例？

学习小结

本章主要介绍了中医膏剂的理论知识。重点讲解和示范了蚊叮咛的组成、功效主治及制备方法和注意事项，体现了中医传统中药中膏剂的制备方法。同学们可以在课后参考课后资料和相关文献进行拓展学习，在生活中体会到膏剂的疗效。本章重点在于蚊叮咛的制备方法。

（华北理工大学　王萌）

复习题

1. 中药膏剂为什么会成为中医的常见剂型，有什么优点？有什么缺点？

2. 膏剂的使用注意事项是什么？

3. 在制备膏剂的时候需要注意哪些要点，为什么？

关键词语

膏剂（paste）

蚊叮咛（mosquitoes one）

乌梢蛇（zaocys dhumnade）

生地（radix rehmanniae）

白花蛇舌草（oldenlandia diffusa）

紫草（lithospermum）

苦参（radix sophorae flavescentis）

冰片（borneol）

黄柏（golden cypress）

薄荷（mint）

艾叶（folium artemisiae argyi）

赤石脂（red halloysite）

当归（angelica sinensis）

雄黄（realgar）

蜂蜡（beewax）

生姜（fresh ginger）

甜杏仁油（sweet almond oil）

橄榄油（olive oil）

参考文献

［1］吴炳烨. 植物中药抗菌驱蚊再生纤维素膜的制备及性能研究［J］. 纺织科学与工程学报, 2020, 37（1）: 79-83.

［2］刘彩凤, 吉萌萌, 徐杨, 等. 驱蚊中草药专利及文献研究［J］. 中医学报, 2019, 34（11）: 2467-2471.

［3］吴炳烨. 植物中药抗菌驱蚊再生纤维素纤维的制备及性能研究［D］. 青岛: 青岛大学, 2019.

［4］陈辉, 张秋霞. 这些常用药材泡澡祛病驱蚊［J］. 家庭医药. 快乐养生, 2018（8）: 42.

［5］许文忠, 刘淼. 安全驱蚊, 芳香中药办法多［J］. 中医健康养生, 2017（7）: 32-33.

［6］朱一珂, 张永亮. 复方艾草驱蚊液的制备及应用［J］. 中医药临床杂志, 2016, 28（12）: 1777-1780.

［7］彭永强. 驱蚊不妨选自制中药囊［J］. 开卷有益-求医问药, 2016（9）: 68.

［8］郑良子. 自制中药香囊驱蚊又避虫［J］. 阅读, 2016（47）: 64.

［9］周西, 张大春, 欧阳作理, 等. 驱蚊香囊趋避蚊虫叮咬临床疗效观察［J］. 中医外治杂志, 2016, 25（3）: 20-21.

［10］吕彤. 四种植物提取物驱蚊效果研究［D］. 大庆: 黑龙江八一农垦大学, 2016.

［11］苏华丽, 张艳, 吴俊洪, 等. 延效中药薄荷驱蚊剂的制备［J］. 北方药学, 2016, 13（3）: 109-111.

［12］怡海. 驱蚊新招中药香包［J］. 食品与健康, 2014（8）: 41.

［13］化丹丹. 艾蒿提取液纯化及在驱虫防蚊功能性纺织品上的应用［D］. 苏州: 苏州大学, 2014.

［14］李易非, 郝保华, 梁晋如, 等. 青草淡香型中药精油驱蚊新剂型的研究［J］. 西北药学杂志, 2009, 24（6）: 471-472.

［15］罗晓燕. 家有宝宝 请用"物理"驱蚊法［N］. 医药导报, 2009-09-03（4）.

［16］郝宝华. 中药驱蚊精油及便捷贴［D］. 西安: 西北大学, 2009.

［17］丁玉洁. 备战奥运药店夏季促销各有妙招［N］. 中国医药报, 2008-07-07（7）.

［18］袁昌来, 董发勤. 中药抑菌-驱蚊基元材料的研究［J］. 环境与职业医学, 2006（5）: 399-402+405.

［19］陈萍, 常永宏, 孙平川, 等. 复方艾叶驱蚊喷雾剂的研究［J］. 医学研究通讯, 2003（5）: 22.

第七章 痤疮面膜的制备

本章导读

面部皮肤的完好与健康，是人们现代日常生活的基本要求。面部痤疮给患者的生理、心理造成了严重障碍，而且影响了患者的生活质量，尤其对患者的自信心伤害更为显著。青春期青年情绪较不稳定，对面部疾患较为敏感，往往求治心切或采用不适当方法。近年来，治疗痤疮的方法较多，中医治疗皮肤病，既重视内治以调整脏腑功能，也重视外治以改善皮肤病理变化。根据中医辨证施治的原则，内治法可用汤剂，外治法可用粉剂、水剂、酒剂、油剂、糊剂和膏剂。

本章介绍中医治疗痤疮的外治法中的痤疮面膜，主要内容为中医美容及中药面膜的历史、痤疮面膜的组成、功效、临床应用、使用注意及痤疮面膜的制作流程等内容，向同学们普及本方剂基本常识、形态、功效、服用方法、注意事项及制作流程等内容，使同学们对本课程有大体的认识。将学生进行分组，实践痤疮面膜的准备、制作和收尾过程，训练学生动手能力。同时，通过古代名医的具体案例，培养学生爱国主义情怀和对中国文化的自信心，吸收名医经验，增强其临床应用本方剂的灵活性。本章重点在于痤疮面膜的理论知识；粉碎机的使用及面膜成分的提取、各种中药材的提取、各种中药材的功效、熟悉面膜的制作过程。本章难点在于掌握面膜各种材料和水分的比例，敷面膜的手法。

第一节 痤疮面膜简介

一、中医美容及中药面膜

1. 中医美容的发展

（1）先秦至两汉——中医美容的萌发

早在甲骨文中对于"癣""疥"及"疕"等损美性疾病便早有记载。诸如粉黛、胭脂、兰膏及眉墨等美容用品在秦汉时期便颇为盛行。战国时期所著《韩非子集·显学》即有记载："脂以染唇，泽以染发，粉以敷面，黛以画眉"。我国现存最早的经典著作《黄帝内经》，其中与美容有关如颜面五官、人体形态及皮肤毛发等论述在各篇中皆有记载，奠定了中医美容学的理论基础。东汉华佗创立了五禽戏，乃是根据《吕氏春秋》中"流水不腐，户枢不蠹"的理论，推动了日后健身美容的发展。华佗弟子所著《华佗神医秘传》也记载美容内服、外用方共38首。东汉时代的《神农本草经》为我国现存最早的药学专著，其中共载有365种中草药。关于美容的药物约有100种，如白僵蚕能"灭黑斑，令人面色好"；威蕤能"去黑斑，好颜色，润泽轻身不老"；白芷能"长肌肤，润泽颜色，可作面脂"；柏子仁"久服，令人润泽美色，耳目聪明"；等等。可见，具有美容功效的中草药已成为药学类专著不可忽视的一个重要组成部分。张仲景所著《伤寒杂病论》，书中所列之方药，史称"经方"。许多经方常用于治疗各种面部皮肤病症，如麻子仁丸治疗燥热所引起的皮肤粗糙；当归芍药散可用于治疗肝血瘀滞引起的肝斑；猪肤汤能润肤悦颜去皱等。

（2）两晋至隋唐——中医美容的奠基

晋唐时期随着经济、文化和医学发展，中医美容也产生了许多新的思维，可谓是发展的关键时期。有中医美容第一书之称的《肘后备急方》，为西晋葛洪所著，其中包含66条美容方药。其中，第五十六篇的"治面疱黑发秃身臭方"包含了治白癜风、粉刺及酒糟鼻等方法，乃是最早的美容专篇。另有张贵妃面膏以新生鸡蛋作为原材料，在当代甚为风行，流传于世。隋代开始对损容性疾病的病因病机进行研究，如巢元方所著病理学专书《诸病源候论》中虽未记载方药，却阐明了损容性疾病的临床特征和病因病机，为后世研究奠下基础。唐代进入了美容蓬勃发展的时代，此时期集中医美容之大成著作如王焘的《外台秘要》与孙思邈的《千金方》相继现世。孙思邈在在其所著《备急千金要方》和《千金翼方》中设有"面药"和"妇人面药"专篇。分别载有81首和39首美容方剂，另外美容内服、外用方与保健方药也可散见在其他篇章，各有50首和4首。美容方剂内容丰富，如治"面黑不净"的澡豆洗手面方；治"唇焦枯无润"的润脾膏；"令面光悦，却老去皱的面膏方"等许多美容治疗方剂。

（3）宋元明清——中医美容的兴盛

宋至明清时期，为中医美容学的兴盛时期。宋代王怀隐等编著的《太平圣惠方》中记载了验方上千首，其中罗列五代至宋初的美容相关方剂。书中和美容有关的内容有三卷，尤其以第40卷为主，列有美容相关疾病21种，记载方剂336首。如在中医洗面膏的基础上发展的美肤方，其中以"永和公主澡豆方"最为著名，取鹿角胶、桃仁、白及、沉香、白芷、皂荚及杏仁等共制成膏，香气芬芳，兼有去污、润肤之效。元代尚有《御院药方》、明代李时珍所著《本草纲目》、龚廷贤《鲁府禁方》、朱橚的《普济方》、清代的《医方集解》《医宗金鉴》《张氏医通》等也记载了丰富的美容方药。清末慈禧专政，对美白的方法尤为重视，常请宫廷御医根据自身情况辨证拟方。《慈禧光绪医方选议》便可见"光绪三十一年七月初五日老佛爷香发散，发有油腻，勿用水洗，将药掺上一蓖即净，久用发落重生，至老不白"等记载，可见其对于美容之重视程度。

（4）近代中医美容的发展

中医美容学发展至今，以"人体形神之美"为研究目标，防治损容性疾病与矫正损容性生理缺陷，实现"形神"的改善和维护，增进生命活力及提高生命质量以实现生命美感。中医美容的方法种类繁多，其中包括中药美容、针灸美容、推拿拔罐美容、刮痧美容及药食美容等方法。与现代西医美容方法如整形美容相较，中医美容具有效果显著、整体观强、方法简便、不良反应少和无痛苦等特点。

2. 中药面膜

（1）中药面膜的特点

中药面膜是以中医药理论为指导，将中药粉末或中药提取物与适当的成膜物质均匀混合而制成的敷面涂剂。中药面膜与其他面膜相比，最显著特点是以中医药理论为指导，具有明显的功能性和针对性。《理瀹骈文》中云："外治之理即内治之理，外治之药亦即内治之药，所异者法耳……而能补内治之不及此也"。中药面膜正是中药外用的具体形式，在一些常见面部疾病的治疗方面，有确实的疗效。中药面膜的另一特点是源于天然，作用缓和，毒副作用小，很适宜作化妆品添加剂，相比于以化学合成品为原料的化妆品安全性更高。

（2）中药面膜的种类

中药面膜按其剂型可分为凝胶状面膜、糊状面膜和粉末状面膜3种类型。凝胶状面膜是将成膜材料加入中药中，使之形成透明或半透明的凝胶状，涂布在脸部后形成一层薄膜，可剥落或用水冲洗干净。糊状面膜呈不透明的糊状，内含较多粉末、油分和保湿剂，涂布后可形成面膜，可擦去或用水冲洗。粉末状面膜以粉末为主，加适量淀粉，用水调成糊状，涂布在脸部后形成一层厚膜，可剥落或用水冲洗。

（3）中药面膜的应用研究

组方研究是中药面膜研究的核心。中药面膜所用的中药大多为清热、解毒、凉血、燥湿、杀虫、活血及祛风类，依据病症选择药物，运用单因素实验、正交实验或是两者配合使用来确定组方中药物的最佳配比，最终制成具有各种功效的面膜。

（4）中药面膜的辅料研究

根据中药理论，药物有君臣佐使之分。中药面膜的组方相当于君臣药的地位，而辅料相当于佐使药的地位；现在运用较多的辅料有透明质酸、橄榄油及蜂蜜等。

①透明质酸：透明质酸具有高度的黏弹性、润滑及保湿等，独特的理化性质，同时具有营养、润肤、可塑性、渗透性和良好的生物相容性，是一种功能性化妆品原料。它可以吸收超过自身重量1 000倍的水分，当外部环境湿度变化时，它的保湿效果还可调至适度，且无油腻，不阻塞毛孔。当其加入化妆品中涂于皮肤表面时，会形成一层黏弹性透明水化膜，与水结合后，增加皮肤润滑感，使皮肤保持滑爽、滋润而富有弹性，具有特殊的

保水作用，国际上公认其为高档化妆品的天然保湿因子。

②橄榄油：橄榄油被誉为"液体黄金"，是橄榄果的天然果汁，虽然是油，但用后清爽不腻，易于被人体吸收。橄榄油富含与皮肤亲和力极佳的角鲨烯和人体必须脂肪酸，吸收迅速，能有效保持皮肤弹性和润泽；橄榄油中所含丰富的单不饱和脂肪酸和维生素E、维生素K、维生素A及维生素D等，以及酚类抗氧化物质，能消除面部皱纹，防止肌肤衰老，有护肤护发和防治手足皲裂等功效；此外，橄榄油还具有收缩毛孔和显著的美白效果，超级纯橄榄油涂在皮肤上，可以修复晒伤的皮肤，还能预防皮肤癌。

③蜂蜜：蜂蜜中富含葡萄糖、果糖、蛋白质、氨基酸、维生素及矿物质等，涂抹于皮肤表面，能直接作用于表皮和真皮，为细胞提供养分，并促使细胞分裂、生长。常用蜂蜜涂抹的皮肤，其表皮细胞排列紧密、整齐且富有弹性，可有效地减少或祛除皱纹。此外，蜂蜜中含有抗菌成分，将蜂蜜当作皮肤伤口敷料时，细菌无法生长，能治疗中度的皮肤损伤，特别是烫伤。

（5）中药面膜的成膜材料研究

成膜材料既是一种药物载体，又可通过成膜，发挥保护创面、减少皮肤水分蒸发，促进皮肤水合作用等功效，因此成膜材料的选择是面膜制备成功的关键因素。近年来，随着药用高分子材料的发展，应用的成膜材料种类也在不断增加，主要分为天然高分子材料和合成高分子材料两大类。

①药用天然高分子材料：

壳聚糖：壳聚糖属多糖类天然高分子物质，具独特的生物活性、无毒、生物相容性好，易降解，对皮肤无刺激、无过敏，无毒性反应，能增强皮肤对细菌、真菌所引起感染的免疫力。壳聚糖作为生物医用材料的潜力来源于阳离子特征和在溶液中的高电荷密度，壳聚糖有促进伤口愈合作用及抑菌消炎的功效，对革兰阳性、阴性菌及白色念珠菌均有明显的抑制效果。壳聚糖具有很好的成膜性，能与其他一些高分子物质复合成膜，其膜比单一成分的膜更优越，强度大、韧性高，因此能提高面膜的性能。现在，已经有壳聚糖面膜研制成功的实例，可作为中药面膜的研究方向。

白及胶浆：白及胶浆黏性大，无毒无刺激，性质稳定，易在局部成膜，有较强的抑菌作用，可用于消炎面膜的制备。

海藻酸钠：海藻酸钠具有生物黏附性，无毒，能消除自由基和抗氧化，有良好的生物相容性。海藻酸钠既能够保持皮肤湿润环境，又能在保持氧气通过的情况下防止细菌感染，作为成膜材料具有广阔的开发应用前景。

②药用合成高分子材料：

聚乙烯醇：聚乙烯醇是一种水溶性高分子化合物，具有良好的成膜性、柔软性和吸湿性，是涂膜剂中应用最广泛的成膜材料。

聚乙烯吡咯烷酮：聚乙烯吡咯烷酮也是涂膜剂中常用的成膜材料，安全无毒，对皮肤有较强黏着力，无刺激性，常与聚乙烯醇合用。

丙烯酸树脂：丙烯酸树脂是由丙烯酸、甲基丙烯酸及其酯类按不同的比例共聚而成的一类高分子聚合物，具有安全、稳定、惰性及无刺激等优点，按构成单体的比例、聚合度不同分成不同型号。

卡波姆：用卡波树脂作为成膜材料制备的涂膜剂，均匀细腻，稠度适宜，无油腻感，薄膜完整光洁，具有良好的附着性、通透性和一定抗撕裂性，稳定性强，释药快，安全无毒，是一种较理想的制备涂膜剂的成膜材料。

（6）中药面膜研制中应注意的问题

①功效性：与其他面膜相比，中药面膜最显著的优势是面膜中添加的中药成分具有确切的美容或治疗功效。保证药效的充分发挥，保持在面部疾病治疗和预防方面的优势，是中药面膜研制与开发中必须始终坚持的基本原则。目前，中药面膜的功效性评价主要以临床效果评价为主，风险性高。引入现代分析检测技术，对功效性进行科学表征和量化；引入药理学基本原理，建立中药面膜功效的药理学评价方法，是中药面膜现代化的必然选择，也是中药化妆品走出国门、为更多消费者接受和认可的必由之路。

②安全性：安全性是化妆品的首要质量特性。中药化妆品的毒性主要来源于4个方面：一是中药本身的毒副作用；二是中药材在栽种过程中受环境污染影响而不纯净；三是中药化妆品在保存中可能受污染；四是中药成分安全性范围很窄，过量使用产生毒性。在中药面膜研制过程中，应按照《化妆品安全性评价程序和方法》的规定，进行中药面膜的安全性毒理学评价试验。根据不同原料来源选择不同阶段的毒理学试验，特殊用途面膜还应进行相关功效学的评价实验。

③稳定性：中药面膜的稳定性是指面膜的颜色、气味及组织状态等外在属性无变化，各组成成分无变质。面膜的稳定性可通过耐热试验、耐寒试验、离心试验和震荡试验等进行检验。中药面膜的稳定性与中药添加量有关，一般而论，中药添加量越大，稳定性越差，而中药添加量少，面膜的有效性不能充分发挥。为保持面膜的稳定性，通常要向其中加入防腐剂和乳化剂，而有些中药本身具有抗菌作用，开发和利用中药防腐剂，减少化学防腐剂的加入量，是中药面膜研制的新方向。

④使用性：中药面膜研制过程中，除了保证面膜的疗效性、安全性和稳定性外，还应注意产品外观、细腻程度、涂展性和气味等外在属性。特别是中药具有强烈的刺激性气味，影响了消费者对中药面膜的选择。向面膜中大量添加香味剂，虽能改善中药气味，但违背了中药面膜的纯天然属性，不利于中药面膜的发展。运用现代分离纯化技术，在中药有效成分萃取的同时去除不良气味，提高产品的细腻度和涂展性，是中药面膜发展的根本途径。

二、痤疮及痤疮面膜

1. 痤 疮

（1）概念：痤疮（acne），是一种累及毛囊和皮脂腺的炎症性皮肤病，其发病除青春期内分泌旺盛，还与焦虑、抑郁等精神因素密切相关。临床表现为粉刺、丘疹、脓疱、结节、囊肿及瘢痕等，主要发生于面部，并伴有皮肤屏障受损。

（2）临床表现：痤疮多累及15～30岁男女，好发于面颊、额部，其次是胸部、背部及肩部等皮脂溢出部位。皮损多对称性分布，一般无自觉症状，炎症明显时可有疼痛。痤疮的病程慢性，时轻时重，多数至青春期后逐渐缓解，少数患者至中年方愈，可遗留色素沉着、肥厚性或萎缩性瘢痕。

临床上根据病情的严重程度，采用Pillsbury分类法将痤疮分为Ⅰ～Ⅳ度：①Ⅰ度（轻度）：散发至多发的黑头粉刺，可伴散在分布的炎性丘疹；②Ⅱ度（中等度）：Ⅰ度＋炎症性皮损数目增加，出现浅在性脓疱，但局限于颜面；③Ⅲ度（重度）：Ⅱ度＋深在性脓疱，分布于颜面、颈部和胸背部；④Ⅳ度（重度-集簇性）：Ⅲ度＋结节，囊肿，伴瘢痕形成，发生于上半身。

尚有一些特殊类型的痤疮：①聚合性痤疮：多累及男性青年，表现为严重的结节、囊肿、窦道及瘢痕；②暴发性痤疮：常常是轻度痤疮数月或数年后，病情突然加重并出现发热、关节痛及贫血等全身症状；③化妆品痤疮：由皮肤的清洁剂、化妆品中的某些成分导致皮脂腺导管内径狭窄、开口处机械性堵塞或毛囊口炎症所致；④此外，还有药物性痤疮、婴儿痤疮及月经前痤疮等。

（3）诊断和鉴别诊断：本病根据发病年龄，结合典型临床表现一般不难诊断。本病应与酒渣鼻、颜面播散性粟粒性狼疮等进行鉴别：①颜面播散性粟粒性狼疮好发于成年人，皮损主要为半球形丘疹或小结节，呈暗红色，玻片按压时可显出果酱色小点，对称分布，皮损在下眼睑往往融合成堤状；②酒渣鼻好发中年人，皮损主要在颜面中部，皮肤潮红，毛细血管扩张及丘疹脓疱为临床特点。

（4）痤疮的古文献记载：祖国医学早在《黄帝内经》时期就已经有了对"痤疮"的记载："劳汗当风，寒薄为皶，郁乃痤"及"汗出则湿，乃生痤疮"。张介宾注曰："形劳汗出，坐卧当风，寒气薄之，液凝为皶，即粉刺也，若郁而稍大，乃形小疖，是名曰痤。凡若此者，皆阳气不固之，使然邪气，皆本于阴阳"。隋代巢元方《诸病源候论·嗣面候》也曾指出："面皶者，一谓面上有风热气生疮，头如米大，亦如谷大，白色者是"。又云："此由肤腠受于风邪，搏于津液，津液之气，因虚作之也"。宋朝《圣济总录》对痤疮的发病机理亦有"因虚而作""邪入肌虚"的阐述。明代《外科正宗·肺风粉刺酒她鼻第八十一》说："粉刺属肺，皶鼻属脾，总皆血热郁滞不散，所谓有诸内，形诸外。宜真君妙贴散加白附子敷之，内服枇杷叶丸、黄芩清肺饮"。清代《医宗金鉴·外科心法要诀·肺风粉刺》记载："肺风粉刺，此病由肺经血热而成。每发于面鼻，起碎疙瘩，形如黍屑，色赤肿痛，破出白粉汁，日久皆成白屑"。综上我们可以得知，古人不但阐述了痤疮的病因病机，记录了痤疮的皮损形态及好发部位，还创制了痤疮的内服外敷之方剂。

（5）痤疮的治疗方法：痤疮的治疗方法种类繁多，常用的有口服抗生素，对抗和抑制雄激素及皮脂的分泌等疗法。外用药以抑制棒状粉刺杆菌的生长繁殖为主，久用不但产生耐药菌株，还会引起皮损屏障损害，加重面部痤疮的病情。现有的外用药治疗疗效弱，还具有刺激性，用药后出现瘙痒、红斑、肿胀与糜烂，甚至诱导敏感性皮肤。中医理论认为痤疮是肺热及血热瘀滞肌肤，过食膏粱厚味，脾胃积热上蕴皮肤所致。因此，在治疗上根据其辨证结果，采用清热解毒、宣通肺腑为主，辅以清热燥湿的药物进行治疗。中药面膜综合疗法是目前临床中较为常用的一种治疗方法，其通过皮肤表面的透皮给药系统基于患者药物，使得药物能够通过患者的皮肤被吸收，避免药物使用时出现首过效应，发挥相应的效果。

（6）痤疮的护理

①日常生活护理：饮食要科学合理，嘱患者不要偏食，少吃高糖饮食和奶制品，多吃清淡的食物，多喝水，确保每日饮水量在1 500～2 000 mL之间，有利于排便通畅。多吃新鲜的蔬菜水果，不吃辛辣、油腻性的食物。患者要保证充分的睡眠时间，不要熬夜。避免暴晒，注意个人卫生，同时嘱患者要适当进行锻炼，提高自身新陈代谢，放松心情。但是要注意，如果患者有发热、全身不适情况的，要尽量减少运动量，多休息。

②皮肤护理：注意保持患者的皮肤清洁，选择清水或者合适的洁面产品。经常修剪指甲，嘱患者不要自行挤压，不要乱用化妆品，若需要化妆时选择不会堵塞毛孔的化妆品或者无油化妆品，面部使用化妆品后要及时卸妆清洁干净。清洁不可太过频繁，不用碱性过强的清洁品，降低皮脂分泌，加强收缩毛孔。

③皮损护理：对于囊肿性可口服或局部擦拭消炎药物，闭合性痤疮、表浅萎缩性瘢痕和痤疮印痕采用果酸换肤，凹陷性瘢痕采用超脉冲二氧化碳激光，增生性瘢痕可用复方倍他米松局部注射，若有结痂不要强行撕脱，要让其自行脱落。

④心理疏导：痤疮患者在生活中要保持乐观、豁达的情绪，避免过度紧张、焦虑导致痤疮反复发作，不管是轻度或重度痤疮，合理规范的治疗才是缓解病情的关键。要经常与患者进行必要的沟通交流，并积极引导患者对痤疮有一定的认识及疗效的肯定，减少患者心理压力，保持良好的社交和学习，从而减轻因心理压力过大导致痤疮更为严重。

⑤病情观察：护士要严密观察患者的情况，例如，皮损情况、用药是否正确、个人护理是否合适、治疗后的反馈及患者心理状况等，不断提升护理疗效，确保患者的安全性。

⑥健康宣教：嘱患者缓解生活工作上的压力，养成良好的作息习惯，生活规律、科学，注意适当进行运动锻炼；运动有利于促进身体的血液循环，提高新陈代谢功能，而且在运动过程中毛孔多处于开放状态，大量排汗有利于毛孔的清洁，不过在运动之后要及时清洁干净面部。坚持经常运动可以很好地起到治疗痤疮的作用。饮食方面要科学、合理；不可自己挤压粉刺、囊肿，如有破损出血可以用消毒棉签擦拭且不可沾水清洗，避免感染；艾灸熏烤时间不宜太长，避免局部长时间高温缺水；对于面部油脂分泌旺盛的额头、鼻部、下巴可用控油洗面奶勤洗；避免长时间暴晒，外出可以用防晒伞；定时来医院复查，如果发现有异样情况要随时来医院就诊。

2.痤疮面膜组成及功效

痤疮面膜（acne mask）由绿豆、大黄、紫花地丁、紫草、黄芩、黄连和黄柏各10 g，白附子5 g组成，并由金银花茶调和而成。

金银花（honeysuckle），性寒、味甘，归肺和胃经，主要功用为凉散风热、清热解毒。《本草正》云其为治疗痈疽肿毒及疮癣的要药。金银花在《本草新编》中则被载为"消毒之神品"，言"痈疽发背，必以此药为夺命之丹"。《本草求真》言其："气寒解热，力主通利"。青春期痤疮治疗的主要原则有疏散风热、宣肺透表、清利湿热、调和肝胃和散瘀化痰，而金银花可清热凉血、泻火解毒。

大黄（chinese rhubarb），性寒，味苦，归脾经、胃经、大肠经、肝经和心包经。功用为泻热通便、凉血解毒和逐瘀通经。《日华子本草》言其："并敷一切疮疖痈毒"。

紫草（arnebia），性寒，味甘、咸，归心经、肝经。功用为凉血、活血和解毒透疹。《本草正义》记载："紫草，气味苦寒，而色紫入血，故清理血分之热"。古以治脏腑之热结，后人则专治痘疡，而兼疗斑疹，皆凉血清热之正旨。

绿豆（Mung bean），性寒，味甘，归心经、肝经和胃经。功用为清热，消暑，利水、解毒。绿豆可解附子之毒。

白附子（white aconite），性温，味辛，有毒，归胃经、肝经。功用为祛风痰、定惊搐、解毒、散结、止痛。《名医别录》言其治："面上百病"。

大黄（chinese rhubarb），性寒，味苦，归脾经、胃经、大肠经、肝经和心包经。功用为泻热通便、凉血解毒和逐瘀通经。《日华子本草》言其："并敷一切疮疖痈毒"。

黄芩（Baikal Skullcap），性寒、味苦，归肺经、胆经、脾经、大肠经和小肠经。功用为清热燥湿、泻火解毒、止血和安胎。《神农本草经》记载其可治疗"恶疮疽蚀火疡"。《本草纲目》言其可以治疗主疔疮和天行热疾，还可排脓。痤疮重在疏风清肺、清热除湿，黄芩则具有泻火解毒、清热燥湿之功，且能清三焦实热，尤善清上焦肺火，是皮肤病的外治佳品。

黄柏（Phellodendron amurense），性寒、味苦，归肾经和膀胱经，具清热燥湿、泻火除蒸、解毒疗疮之功。《证类本草》言其可以治疗肌肤发热发红、目赤热痛和口疮，云其"主热疮起，虫疮"。

紫花地丁（Chinese violet），性寒、味苦，归心经和肝经，具清热解毒、凉血消肿之功。《本草纲目》言其可以治疗痈疽、瘰疬、疔肿及恶疮等；《本草求原》载其可以凉血消肿；《滇南本草》又载明其可以"破血"，解"诸疮毒症"。

本方从组方分析，绿豆、大黄、紫花地丁、紫草及金银花等可清热解毒、逐瘀通经和凉血消肿。黄芩、黄连、黄柏可清热燥湿，泻火解毒。白附子可解毒散结止痛。诸药配伍，使本方具有清热解毒、祛湿化瘀和消炎祛痰之功，可有效治血热旺盛、血瘀痰结、气血凝涩、外感风热及肺胃积热等所导致的痤疮。

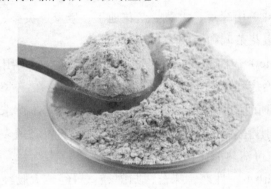

图7-1　痤疮面膜

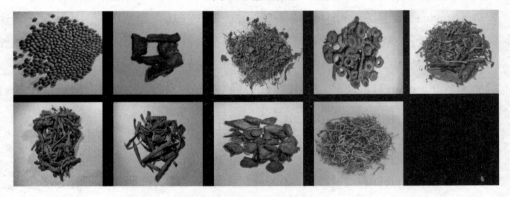

图7-2　痤疮面膜组成

3.面膜疗法的作用机理

临床上，用外用药物治疗皮肤病的方法是基于皮肤吸收外来物质的能力。中药面膜治疗痤疮也正是基于这一原理，药物经由透皮吸收，使中药有效成分透入皮肤，到达皮肤组织从而发挥药物的疗效。

皮肤的水合作用对皮肤吸收有重大影响，而角质层的水合作用尤为关键，它可以使角质层含水量从10%上升至50%，提高物质渗透性，还可以使角质层细胞膨胀，增加皮肤表面湿度及有效面积，促进透皮吸收。而面膜正是采取覆盖密封皮肤表面的形式，防止水分蒸发，促使汗液积聚，从而促进水合作用，毛孔及汗腺扩张，皮肤表面湿度增加，使面膜内中药成分更有效地透入皮肤。

此外，面膜还具有吸水作用，可以增大角质层内外浓度差，使角质层的吸收加强。它的黏附性可使皮肤污垢和面膜一同被洗去，使毛囊通畅，皮脂排出正常，减少及避免了痤疮的产生。

4. 痤疮面膜的药理分析及作用

西医认为，导致痤疮发病的主要因素之一是细菌感染，痤疮丙酸杆菌在其中比例较大，皮脂为痤疮丙酸杆菌供给了适宜生长的环境，因此使其繁殖，所产生的酶可分解甘油三酯形成游离脂肪酸，刺激毛囊壁引起炎症，并导致毛囊皮脂腺导管增生和角化痤疮面膜联合内服中药治疗寻常痤疮疗效评估过度；其次，较多的是表皮葡萄球菌。西医还认为，在痤疮发病的全部过程中都具有炎症反应。据此，抗菌和抗炎是痤疮的重要治疗方法，细菌感染是痤疮发病的主要因素之一，在痤疮发病的全部过程中都具有炎症反应。

大黄、黄芩能有效抑制毛囊皮脂单位微生物生长，对痤疮丙酸杆菌，金黄色葡萄球菌和表皮葡萄球菌有明显的抑制作用，黄芩还有抑制毛囊皮脂腺导管角化过度的作用。大黄的游离蒽醌中大黄素有较强的抑制痤疮丙酸杆菌的作用，大黄酸有较强的抑制金黄色葡萄球菌的作用，与常用抑菌药物头孢噻肟钠效果相当。黄芩经研究证实其具有抗氧化、抗菌及免疫调节等多种作用，经过临床测定黄芩有效成分对痤疮致病菌的最小抑菌浓度，发现乙酸乙酯部位对痤疮丙酸杆菌、金黄色葡萄球菌和表皮葡萄杆菌有显著作用。黄芩可以影响花生四烯酸的代谢从而发挥抗炎之功。黄柏与紫草配伍时其对金黄色葡萄球菌和表皮葡萄球菌的抑制效果更好。金银花具有显著的抗菌、抗病毒等作用，金银花经药理证实对金黄色葡萄球菌等多种细菌有抑制作用，并可以抗炎、增强机体免疫、抑制变态反应及促进炎性细胞吞噬等。紫花地丁水煎剂及乙醇提取物对表皮葡萄球菌、金色葡萄球菌及大肠杆菌等抑菌作用较强，且提取物浓度愈高，抑菌愈强。

5. 痤疮面膜的注意事项

首次使用一定要及时做过敏试验，将中药面膜小范围涂抹面部5～10 min，涂抹后如有刺痛感或瘙痒感要及时清洗。中药面膜有些成分很可能对皮肤有刺激，比如大黄，如果对于皮肤敏感的人不能够耐受，则将膏状面膜均匀涂抹于面部，避开口鼻和眼部，可在痤疮部位适当厚敷，时间为15 min。本方具有清热凉血、祛湿化瘀和解毒祛痘的功效，体质虚弱者慎用。饮食宜清淡，忌酒及辛辣、油腻、刺激性食物。确定自身证型，选择适合的面膜。使用前清洁脸部，防止污垢隐匿。要把面膜均匀的敷在脸上，清洗时，要将残留的面膜冲洗干净。

第二节 痤疮面膜制作流程

一、背景知识

有资料显示，明清时代的《医宗金鉴》记载了一个名为"玉容散"的美容药方，具体是将百莲蕊、白牵牛、白僵蚕及绿豆粉等共同研末，调和之后将之敷于面部，之后将其清洁干净，这就是早期的中药面膜和水洗面膜的雏形。古代四大美女之一杨贵妃也是一位护肤达人，据传肤若凝脂，闭月羞花。在古代宫廷之中有专门的御医调配美容处方，将多种中药材与珍珠粉混合，碾成细末，制成膏体状敷于脸上，能够达到祛斑、美白、紧肤和除皱的效果，让肌肤呈现健康白皙、红润靓丽的状态。这种比较富裕和显贵的方法当时平民是比较难以使用的，因为社会生产力低下，昂贵的药材和加工都不是一般人能够承受的。当然，人民的智慧是无穷的，现在我们还在使用的一些土方法就是劳动人民的智慧结晶了，比如蛋清敷脸就是早期平民比较能够接受的面膜。

从古至今的实践证明，中药面膜在治疗皮肤病、美容养颜等方面具有显著的疗效。大量古籍文献记载的面膜类方药众多，功效涉及润泽、祛黑、增白及除皱等。同时，还有部分处方并非以治疗疾病为目的，而是以清洁、保湿、去皱和紧肤为目的，古籍中在论述其效果中多用"令人白润""耐老""光泽洁白""令人悦泽"及"好颜色"等来形容。

如今社会发展迅速，人民富裕，在追求美丽的道路上走得更加安全和健康。现在的中药面膜借鉴古代中药面膜的经验和配方，经过多年的临床试验，在原有基础上反复修正比例、原材料，不断创新，使中药面膜获得了大量爱美人士的青睐。现代大量文献研究也显示其效果显著，尤其是对于皮肤亚健康的人群。痤疮是好发于青年男女的皮肤病，不仅发病率高，而且是患者较为关注的面部美容问题。青春期的青年情绪较不稳定，对面部疾患较为敏感，很多同学都会被痤疮困扰，并给生理、心理造成了严重障碍，而且影响了生活质量，尤其对自信心伤害更为显著，希望此方可以为身边的同学治疗痤疮解决一些困扰。

二、痤疮面膜制作演示

器材：粉碎机、目筛（100目）、铝盆2个、一次性手套一人一副、电磁炉、玻璃棒、烧杯和电子天平。

材料：绿豆50 g、大黄50 g、紫花地丁50 g、紫草50 g、黄芩50 g、黄连50 g、黄柏50 g、白附子25 g及金银花若干。

三、粉碎机操作技能及注意事项

1. 粉碎机的使用

（1）切断电源，上盖，清洁的粉碎槽里装入粉碎物。

（2）将上盖关紧，避免粉碎物细粉泄露。

（3）接通电源。

（4）开机操作：根据粉碎物需要，将定时器旋钮转到所需时间刻度（开机）。

（5）粉碎声音从杂音到声音均匀时，表示粉碎成粉。

（6）切断电源（拔出电源线），打开上盖，倒出粉末。

2. 粉碎机使用的注意事项

（1）本机属于干粉粉碎加工，不得有油质、水质物进行粉碎。

（2）粉碎物每次的投入量不得超过额定重量和粉碎槽容量的1/2，以便有足够的空间让物料充分粉碎。

（3）开机后，若粉碎物料潮湿、过量卡住刀片，使电机不转动，此时会发出嗡嗡的杂音，要立即拔出电源线，防止电机烧坏，应取出卡住物，再关紧上盖，接通电源，重新开机。

（4）一般中药粉碎时间需要30 s，较硬、大小适中颗粒的中药粉碎时间为1 min。粉碎时间不宜过长，防止碎粉后细粉发热贴槽。

（5）本机不宜过长时间连续工作，若工作数量大，必须暂停片刻（数分钟）等机身略冷却后再继续使用，以防止轴承过热损坏电机，同时受高温而影响粉碎物的药效。

（6）操作时工作台面，应无其他无关物体。不要用力拉拔电源线，以防止人为翻倒、摔坏粉碎机及其他事故发生。

四、面膜成分配比

要注意药粉的细腻程度，将打好的药粉筛粉后，将不能筛出的药粉放进粉碎机继续粉碎。调制面膜时要注意药粉与金银花茶的调配比例，少量多次倒入，边倒入金银花茶边搅拌药粉，使用者可根据自己皮肤的情况灵活的改变需用液体物质的数量并掌握适当的黏度。

五、面膜使用技能

先清洁脸部，用热毛巾热敷脸部3 min左右，然后将准备好的中药面膜，均匀地涂抹在脸上，避开眼口鼻部位。

六、制作流程

1. 称量与记录

按照配方称量药物，记录药物的实际量和操作人。

2. 粉碎

用粉碎机粉碎药材。将绿豆、大黄、紫花地丁、紫草、黄芩、黄连和黄柏分别于粉碎机中粉碎，每次不要超过粉碎机容量的2/3，拧上盖子。一手固定粉碎机的盖子把手，一手扶住机身把手，尽量不要触碰机身，以免烫伤。粉碎机使用完毕后，要先拔下插头再倒粉。

3. 筛粉

药粉过筛（100目），筛除颗粒较大的药粉和杂质。粗粉再次入粉碎机粉碎，再次过筛，直至药粉均匀细腻。

4. 泡茶

加热纯净水至沸腾后，加入金银花煮5 min，待香气大出，将金银花茶置于干净的烧杯中，降至常温。

5. 混合

将几种药粉混合均匀，金银花茶倒入药粉调成糊状。

七、应用案例

张某，男，21岁，主诉脸面出现痤疮成囊肿状，已3年。现病史为3年来脸面经常出现痤疮，开始起黑头粉刺，面部油多发亮，并起脓疱及囊肿，痒疼相兼，挤出脓后形成疤痕疙瘩，时轻时重，缠绵不断，屡治无效。经检查认为脸面颊部可见密集之黑头粉刺，散在脓疱、囊肿，呈萎缩性斑痕。两颊部可见疤痕疙瘩，皮肤溢出明显。颈部、前胸、后背亦见多数类似损害。脉弦滑，舌质红绛。（案例来源：中国知网）

【思考】

1.此案例的病因是什么？

2.如何使用中药面膜治疗？

学习小结

本章主要学习了中医美容、中药面膜的历史和理论知识，重点介绍了痤疮面膜的组成、功效主治及制备方法和注意事项，展现了中医传统中药面膜的制备方法。同学们可以在课后参考资料和相关文献进行拓展学习，在生活实践中多多尝试中药面膜来进行治疗和保养。

（华北理工大学　王萌）

复习题

1. 中药面膜有什么优点？有什么缺点？

2. 痤疮面膜的使用注意事项是什么？

3. 痤疮面膜的组成及功效是什么？

4. 痤疮面膜的制作流程是什么？

5. 痤疮如何护理？

关键词语

痤疮（acne）

痤疮面膜（acne mask）

青少年痤疮 Adolescent acne）

中医辨证（Dialectics of traditional Chinese Medicine）

绿豆（Mung bean）

大黄（Chinese rhubarb）

紫花地丁（Chinese violet）

紫草（arnebia）

黄芩（Baikal Skullcap）

黄连（Coptis chinensis）

黄柏（Phellodendron amurense）

白附子（White aconite）

金银花（Honeysuckle）

粉碎机（grinder）

参考文献

[1]戴天娇, 戴跃侬. 传统食疗养生文化与当代健康管理[J]. 美食研究, 2018, 35（4）: 11-14.

[2]刘海燕. 中医养生哲学与食疗养生[J]. 全科护理, 2015, 13（10）: 956-957.

[3]楼招欢, 张光霁, 石森林. 中药膏方制备工艺传承与发展[J]. 中华中医药杂志, 2019, 34（9）: 4161-4163.

[4]吕晓恩, 陈湘君. 中医膏方源流及临床运用进展[J]. 辽宁中医药大学学报, 2013, 15（10）: 213-215.

[5]马春辉, 袁金英, 曹洋, 等. 中药内外治相结合治疗痤疮62例临床观察[J]. 中国医药

导报, 2013, 10（22）: 103-106.

[6] 乔帅. 基于九种体质的中医古籍药膳分类探索及数据库建设 [D]. 河南中医学院, 2015.

[7] 孙传菊. 中医膏方的沿革、制备工艺及其临床应用研究 [J]. 中华中医药杂志, 2020, 35（6）: 3163-3165.

[8] 史月君, 李波, 郑义宏, 等. 中医内外治结合辨证治疗寻常型痤疮200例临床研究 [J]. 中华中医药杂志, 2010, 25（6）: 900-901.

[9] 谭芳, 陈雅林, 彭勇. 药膳源流及药膳常用中药的归类分析 [J]. 湖南中医药大学学报, 2017, 37（9）: 1021-1029.

[10] 吴芝园, 刘雪梅. 中药制剂分析实验教学改革浅尝 [J]. 考试周刊, 2015（88）: 10.

[11] 夏甜. 痤疮面膜联合内服中药治疗寻常痤疮疗效评估 [D]. 山东中医药大学, 2018.

[12] 周雁英, 郭若沁. 自制痤疮面膜联合红蓝光治疗寻常痤疮的疗效分析 [J]. 当代护士（中旬刊）, 2015（1）: 28-29.

[13] 徐晶, 商硕, 王庆松. 中药面膜的研究进展 [J]. 中华中医药杂志, 2012, 27（6）: 1617-1621.

[14] 赵中扬, 方亚雯, 周典, 等. 中医美容发展概况 [J]. 中国医疗美容, 2013, 3（4）: 83-84+95.

[15] Giordano B V, Allen B T, Wishard R, et al. Light trap collections of mosquitoes （Diptera: Culicidae） using dry ice and octenol attractants in adjacent mosquito control programs [J]. Florida Entomologist, 2021, 103（4）.

[16] Pan Dezhi, Gong Xue, Wang Xiaoqin, et al. Role of active components of medicinal food in the regulation of angiogenesis [J]. Frontiers in Pharmacology, 2021.

» 中医药膳
制作篇

第八章　中医药膳的历史

本章导读

本章主要介绍中医药膳发展的历史。通过本章的学习使学生能够厘清中医药膳发展的3个重要阶段，能够熟悉中医药膳发展中的重要学术著作。教学重点为药膳理论奠基阶段及发展阶段的主要学术著作；教学难点在于所涉及的医家及学术著作众多，常造成记忆困难，可借助有代表性的奇闻趣事加深学生的印象。注意在讲授过程中，结合古籍特点，突出重点内容。建议通过布置课后作业培养学生的文献检索能力。结合伊尹鼎烹说汤、《山家清供》文人品味的创意食谱等讲解，激发学生热爱祖国传统文化的情怀。

中国药膳的历史可以追溯到4500年前。药膳的产生、发展与中华民族的饮食养生、医学保健息息相关。民以食为天，远古先民在寻找食物的过程中，发现有些食物可以增长气力、强壮身体和治疗疾病。这些经验慢慢积累下来，成为中医学起源的重要组成部分，添加了药物的饮食——药膳也成为中华民族饮食文化的重要组成部分。药膳的产生，不仅是中华民族的先民们在"药食兼用"中取得的丰硕成果，其文化的形成与发展，也是我国历代医药学家或烹调厨师们为人类健康做出的贡献。

一、药膳的起源阶段——远古时期

远古时代的先民们以采集果实和渔猎为生，只能利用天然物品做食品。在采集渔猎的过程中，学会了控制并运用火，从而孕育了各种各样的人类文明，传统农业、畜牧业、传统医药逐渐诞生并发展。而药膳也正是在这些文明诞生之时就已经萌芽了，是传统农牧业中"食"与传统医药中"疗"自然而紧密的有效结合。这一时期应在殷商之前。

原始人在寻找食物的过程中，偶尔发现某些食物吃后可以增强体力，治疗病痛，遂由偶然食用，到主动寻求，经过一段相当长的经验积累，逐步得出了一些经验。至今仍在民间广泛流传的生饮鹿血可壮阳，生吞蛇胆可明目，都保留着上古药膳食疗的痕迹。在火的使用之前，人类还是疾病多且寿命短。传说燧人氏钻木取火，炮生为熟，令人无腹疾。火的使用，特别是发明取火的方法，对人类的文明进步具有巨大的推动作用。在北京周口店地区的原始人遗址中，考古学家发现了大量的灰烬和被火烧过的骨头，说明早在50多万年前，北京猿人已经能够管理火、使用火加工食物了。这一时期的熟食，主要是通过火烹以烧烤的方式取得的。在《礼记·礼运》中记载："其燔黍捭豚。"讲的是上古没有炊具出现前，古人将食物置于石板上加热，从而获得熟食的方法。

火的利用促使陶器诞生。考古研究发现，早在1.1万年以前，中国人就发明了陶器。陶器发明之后，马上就被用来作炊具和食具了。在我国的磁山文化、河姆渡文化及大汶口文化等遗址中，均发现了大量的陶制炊具，如鼎、釜、灶、甗、甑、盂、鬲、甒和鬶等。以陶做成各种烹饪器皿标志着烹饪技术的第一次飞跃，也是中医药膳烹饪制作的重要基础。

在先民获取食物的过程中，逐渐发展出了原始的农业和畜牧业，食物的来源逐渐趋于稳定。但他们并未满足于现状，而是在不断地探索能够治愈身体疾患的更多的"食物"。神农尝百草而发明医药的传说，正是人类这一经历的写真。先民在选择食物时，冒着生命安危，采集树叶、果实而食，经过几千次、几万次的反复试用，积累了最初的医药知识。《淮南子》中写到神农"尝百草之滋味，水泉之甘苦，令民知所避就。当此之时，一日而遇七十毒"。

与药膳起源关系密切的还有酒。《说文解字》说："医治病工也，殹，恶姿也，医之性然，得酒而使。"《战国策》说："昔者，帝女令仪狄作酒而美，进之禹，禹进而甘之。"可见酒的出现，一是与医生治病有关，二是与养生有关。人适量喝酒后，血流加快，情绪兴奋，有助于心情舒畅，故后世许多药膳用药都用酒来炮制，药膳制作以酒为佐料，酒与药膳结下了不解之缘。

商代，早期商汤时期的伊尹，因善于调和五味的饮食，又有治国安邦的才能，被任命为商汤时期的宰相。《吕氏春秋·本味》中记载了伊尹以"至味"说汤的故事。"五味三材，九沸九变，火为之纪，时疾时徐。灭腥去臊除膻，必以其胜，无失其理。调和之事，必以甘酸苦辛咸，先后多少，其齐甚微，皆有自起。鼎中之变，精妙微纤，口弗能言，志弗能喻，若射御之微，阴阳之化，四时之数……道者止彼在己，己成而天子成，天子成则至味具，故审近所以知远也，成己所以成人也。圣人之道要矣，岂越越多业哉。"此文讲述了为君者当任人唯贤和推行仁政的道理，其中也蕴含着最古老的烹饪理论。老子说："治大国，若烹小鲜"，这可能就是出于对伊尹的尊敬吧。作为一名出身于厨师的宰相，我们已无法知晓伊尹拥有多么高超的厨艺，历史上对他仅有的烹饪食物的记载，出自《楚辞·天问》。《楚辞·天问》云："缘鹄饰玉，后帝是飨。"东汉文学家王逸注："后帝，谓殷汤也。言伊尹始仕，因缘烹鹄鸟之羹，修饰玉鼎，以事殷汤。汤贤之，遂以为相也。"此时期另一位烹饪大师就是彭祖，《楚辞·天问》云："彭铿斟雉，帝何飨？受寿永多，夫何久长？"相传彭祖创造了"雉羹"，治好了尧帝的厌食症。雉羹被后人认为是最早的汤羹药膳饮食（是一种由鸡肉、豆叶、茭白和碎米粉配餐，进行煮熬成汤羹的食物）。彭祖不仅被中国厨师尊敬为始祖，还被认为是中医药膳烹调的奠基人。

二、药膳的理论奠基阶段——秦汉时期

西周以降，历代统治者皆重视农业，尤其到了战国时期，铁制农具和牛耕的普遍推广，农业生产的规模不断扩大，水果也逐渐成为上层社会的重要休闲食品。同时，畜牧养殖及渔业养殖愈加兴旺。这些都为烹饪创造了优厚的物质基础。此一时期，贵族阶层主要使用青铜器的炊具，广大农奴和平民主要使用陶或木制的器具。冶金技术在西汉已经发展到一个较为成熟的阶段，汉以后钢制刀具和铁锅的出现，使烹饪工艺又发生了一次飞跃；出现了臛（红烧）、酸（醋烹）、濡（烹汁）、炖、羹法、菹法（碎切）、菹法（即渍、腌）、脯腊法（肉干制作）、醢法（肉酱制作）、滫瀡（勾芡）、煎、炸、熏及干炒等烹饪方法。在秦汉以前的文献中，"饮""食"常常对举而出。如《论语·述而》中云："饭疏食饮水。"可知古人一餐由食与饮组成。食专指主食，有"六谷"；饮专指饮品，有"六饮"。《黄帝内经》中有《汤液醪醴论》一篇，讲述了醪醴的制作和用途。周礼中规定士大夫以上阶层除了"食""饮"外，还有菜肴，被称为"膳"或"膳羞"，"膳用六牲"。

西周的膳食制度已经相当完备，王室及诸侯都设有专门的膳食机构。据《周礼》记载，总理政务的59个部门中，有20个部门专门为王室的饮食生活服务。《周礼·周官医职·天官家宰》将当时的医生分为医师、食医、疾医、疡医和兽医，其中医师为"众医之长"，而食医又排在其他三医之前，说明食医在当时医生中的地位是比较高的，食养食疗专业化在统治阶级医事制度的支持下初见端倪。秦朝，秦始皇结束了500年的混战局面，统一了六国，成为中国第一位皇帝。秦朝宫廷的饮食，有明显的等级享用制度（或"鼎食制"），在"九卿"制的"少卿"中还设有"尚食"，专门负责皇帝的饮食。秦朝的皇室贵族"饮馔精华"，而平民百姓则多以五谷杂粮为食。由于秦朝政权地处北方黄河流域，当时的小麦等谷类是主要的粮食作物，而小麦因有较好品质口感，不仅被专供皇室享用，还因有养心生精等功能，深受秦始皇的青睐。有史料说，秦始皇最喜欢的食物，是小麦粉做的汤饼（揪面片），也就是今天面条的雏形。

长沙马王堆医书被公认是先秦时期医学实践的记载，其中涉及大量药食结合的药膳方。如《十问》一书中，认为韭为百草之王，历千年而不灭，人食之可养身避疾："草千岁者唯韭，故因而命之，其受天气也早，其受地气也饱。故避慑惊怯者，食之恒张，目不察者，食之恒明，耳不闻者，食之恒聪。春三月食之，病疾不昌，筋骨亦强，此谓百草之王。"并且明确指出韭菜与鸡蛋或鸡肉搭配同食，滋补疗养作用更强。《五十二病方》中记载治外伤的"金伤毋痛方"，即是"取鼢鼠干而冶，取蠃鱼燔而冶"，再加辛夷、甘草，用酒饮服。治性功能障碍，用犬肝置蜂房内，令蜂螫之，与陵藁共浸美醢中五宿后

用；另方用春鸟卵入桑枝中蒸食；雀卵合麦粥服食等。

《黄帝内经》论证了五脏与五味相关。《素问·六节藏象论》指出："地食人以五味……五味入口，藏于肠胃，味有所藏，以养五气，气和而生，津液相成，神乃自生。"五味，这里主要是指饮食。食物也如药物一样，具有辛、酸、甘、苦、咸五种味，它们与五脏有着一定的关系。这种相关性，在《素问·金匮真言论》中有详细的记载："东方青色，入通于肝，开窍于目，藏精于肝，其病发惊骇。其味酸，其类草木，其畜鸡，其谷麦。"类似的论述还有"南方赤色，入通于心，开窍于耳，藏精于心，故病在五脏，其味苦，其类火，其畜羊，其谷黍"；"中央黄色，入通于脾，开窍于口，藏精于脾，故病在舌本，其味甘，其类土，其畜牛，其谷稷"；"西方白色，入通于肺，开窍于鼻，藏精于肺，故病在背，其味辛，其类金，其畜马，其谷稻"；"北方黑色，入通黑色，入通于肾，开窍于二阴，藏精于肾，故病在溪，其味咸，其类水，其畜彘，其谷豆"。五谷与五畜均有其性味特点，分别与五脏功能相关，这在《素问·五脏生成》中描述得很清楚，称为"五味之所合"，即心欲苦，肺欲辛，肝欲酸，脾欲甘，肾欲咸。相应性味的畜、谷与脏腑具有促进和维护作用。这一理论论证了五畜、五谷不仅是食物，同时又具有治疗作用，这是药膳运用的理论基础。

由于五脏之间存在相辅相成的关系，五味合于五脏，也必然有发生损伤、损害的可能。《素问·五脏生成》又论述了"五味之所伤"："多食咸，则脉凝泣而变色"（伤心）；"多食苦，则皮槁而毛拔"（伤肺）；"多食辛，则筋急而爪枯"（伤肝）；"多食酸，则肉胝而唇揭"（伤脾）；"多食甘，则骨痛而发落"（伤肾）。这是由于偏食、嗜食，因五味过摄而伤及五脏功能（循五行相胜的途径损伤五脏），导致发生疾病。由于五行五味的相应，又可以通过五味之间的生克制化来治疗调整疾病状态。《素问·脏气法时论》论述了膳食疗法的原则："肝苦急，急食甘以缓之""心苦缓，急食酸以收之""脾苦湿，急食苦以燥之"等。针对五脏功能特性，食疗的原则也在于顺应这些特点以施食治："肝欲散，急食辛以散之，用辛补之，酸泻之""心欲软，急食咸以软之，用咸补之，甘泻之"等。同篇还论述了各种食物的味："小豆犬肉李韭皆酸""大豆豕肉栗藿皆咸""黄黍鸡肉桃葱皆辛""粳米牛肉枣葵皆甘""麦羊肉杏薤皆苦"，为药膳的运用确定了选用食材的原则。

五味的不同，必然具有各自不同的作用。《素问·脏气法时论》总结了五味的主要功效"辛散，酸收，甘缓，苦坚，咸软"。显然，不同味的食物，其作用也不同，运用时须扬其长而避其短，过用、偏用、错用，不仅无益，还可能贻害。因此，《素问·宣明五气》又对五味运用列出了"五味所禁"："辛走气，气病无多食辛；咸走血，血病无多食咸；苦走骨，骨病无多食苦；甘走肉，肉病无多食甘；酸走筋，筋病无多食酸。是谓五禁，无令多食。"

《黄帝内经》不仅是中医学理论的典籍，同时也是药膳理论的奠基，它创立了食物五味的概念、与五脏相关的理论、食物五类的划分原则，以及药食配制的原则与禁忌，确立了药膳理论的基本轮廓。

第一部药学专著《神农本草经》载药365味，属于五谷六畜、菜蔬、果品就有数十味之多。《神农本草经》将药物分为上、中、下三品，即"上药一百二十种为君，主养命，以应天，无毒，多服久服不伤人，欲轻身益气，不老延年者，本上经；中药一百二十种为臣，主养性，以应人，无毒有毒斟酌其宜，欲遏病补虚羸者，本中经；下药一百二十五种为佐使，主治病，以应地，多毒不可久服，欲除寒热邪气破积聚愈疾者，本下经"。上品药中的大枣、人参、枸杞、五味子、地黄、沙参，中品药中的生姜、葱白、当归、贝母、杏仁、乌梅、鹿茸，下品药中的附子等，均常用于制作药膳。

《伤寒杂病论》被称为"方书之祖"，其中很多方剂的使用仍然是药食相配，也可称药膳。如白虎汤用粳米，百合鸡子黄汤用鸡蛋，黄芪建中汤用饴糖，猪膏发煎，猪肤汤、瓜蒌薤白白酒汤、当归生姜羊肉汤等，都是药食同用的范例。

西汉时饮食形式有了很大进步，食物内容也非常的丰富。如当时的汤饼已不是秦朝的面片形状，而发展为"接令薄如韭叶"的面条了；此时还出现了"蒸饼""胡饼（烤制）"及"薄饼（烘制）"等用溲面（发酵）做的饼类食物。

三、药膳的发展阶段——晋唐至清代

晋朝，分为西晋与东晋。西晋时期人们非常重视"食养"之道，宫廷兴食一种以大枣、胡桃仁为馅的药膳酵面蒸饼。西晋还有文学家、书法家张翰（吴地人），因在洛阳为官思念故乡的莼菜、鲈鱼脍辞官归去，这就是成语莼鲈之思的来源，莼菜鲈鱼脍就是一道典型的药膳。东晋的大医学家、炼丹家葛洪，在其《肘后方》记载了用于急救的单方验方，其所用之物，多就地取材，其中也不乏食疗的内容。如"治卒腹痛方米粉一升，水二升，合饮。又方粳米二升，以水六升，煮六、七沸，饮之。又方食盐一大把，多饮水送之，忽当吐，急差"。南北朝时期著名医家陶弘景所著的《本草经集注》，是继《神农本草经》之后本草史上的另一块里程碑。《本草经集注》将药物分为玉石类、草木类、虫兽类、果类、菜类、米食类及有名无实类，其中每类又分为上、中、下三品。这样就把果、菜、谷等食物从草药中分离出来了，完全从食物的角度详述其功用，成为后世食疗本草学的样本。

隋唐时期，尤其是唐代，我国封建社会达到鼎盛，成为世界上富庶和文明的大国，医学教育蓬勃发展，临床医学日趋专科化，食疗也日益兴盛。隋朝太医巢元方，所著《诸病源候论》中详细阐述了结核病及用鳗鱼药膳食疗的方剂，由鳗鱼、贝母、百部及白茅根等配伍。隋朝还有谢讽所著的《食经》，书中53道膳食内容非常丰富，烹调也有烙、炸、炙、脍、蒸、烤、烧等多种方法。

唐代，社会比较稳定，祛病延年、保障健康已成为当权者和医学家乃至寻常百姓所考虑的问题，我国第一部由政府组织编写的药典《新修本草》就诞生在这一时代。加上炼丹服石流弊日益显露，已开始由顶峰走下坡路。鉴于这种情况，在重药养的同时，食养也自然兴起，于是药膳又引起了许多人的兴趣。唐代名医孙思邈在其所著《千金要方》一书中专列第二十六卷讨论食养、食治，是现存最早的食养专篇，所以在医学史上许多人认为是孙思邈奠定了中医食养食疗的基础，同时标志着食养食疗向专业化发展。书中记载了果实类30种，蔬菜类63种，谷米类24种，鸟兽类45种，共计162种，其中许多具有补养之功，常用来制作药膳。孙思邈的弟子孟诜，在老师经验的基础上，广泛搜集民间所传及实践所见，汇集成册，名为《补养方》，后又由其门人增补为《食疗本草》，于唐显庆年间（659年）问世，是我国第一部食养食疗专著。惜原书已佚，现存本是辑复本。唐代昝殷著有《食医心鉴》一书（原书已佚，现存为辑复本），书中所列食疗方有饼方、粥方、茶方、酒方、羹方、汤方、丸方等，其中粥方最多，与唐人喜食粥的习惯有关。此外，还有杨晔的《膳夫经手录》和陈士良的《食性本草》等，均载有许多唐代及唐以前的药膳养生治病方面内容。白居易在《春寒》一诗中写道："酥暖蒌白酒，乳和地黄粥。岂惟厌馋口，亦可调病腹。"说明食疗养生疗疾，在唐代已经非常普遍。总之，在唐代食物养生已有专科化的趋势，为药膳的深入和普及奠定了良好的基础。

宋朝是中医药学及药膳发展又一个重要时期，很多著名医家及其著作即出自宋代。在《太平圣惠方》和《圣济总录》这两部医学巨著中，记载了许多药膳养生的内容。如《太平圣惠方》提出了食养与药治的不同点及意义"安身之本，必须于食；救病之道，惟凭于药。不知食宜者，不足以全生"。并指出："人子养老之道，惟有水陆百品珍馐，每食必忌于杂，杂则五味相扰。食之不已，为人作患。是以食啖鲜者，务生简少，饮食当令节俭。"同时辑录了耆婆汤、乏力气方等一批药膳名方。陈达叟著的《本心斋蔬食谱》，记录了素食菜品20种，药膳品种别具一格。林洪的《山家清供》载有多种药膳品种，有荤有素，有茶点饮料、糕饼、果品、粥饭羹菜等，书中涉及大量掌故、诗文，反映了宋代文人追求清雅的情怀。宋代对药膳发展贡献最大者要算陈直。陈直又名陈真，宋代元丰年间曾为泰州兴化县（今江苏兴化市）县令。其上承《内经》，总结了唐宋以来在老年养生方面，特别是食养食治方面的成就，撰成《养老奉亲书》。全书分上籍、下籍两大部分，上籍专门介绍食养食治的内容，并将药膳治疗放在治疗老年病的首位。全书共列方232首，其中药膳方竟有162首之多，且尤其重视老人食养。如书中所载"补肝猪肝羹方"，"治老人肝藏虚弱、远视、无力。猪肝（一具，细切，去筋膜），葱白（一握，去须，切），鸡子（二枚），上以豉汁中煮，作羹。临熟，打破鸡子，投在内，食之。"

成书于天历三年（1331年）的元代饮膳太医忽思慧的《饮膳正要》，是我国古代药膳发展史上一部学术价值很高的专著，该书继承了长期药膳养与治相结合的传统，对每一种药膳食品既载其养生作用，又载其医疗效果，并详细注明其炮制烹调方法。书中所载药膳组方多以肉类为基本食材，善于调制奶类、茶类、酒类药膳，重视补益。在该书中介绍了抗衰老药膳方29首，治疗其他疾病药膳方129种，对保健药膳、保健食品的发展起到了较大的促进作用，堪称药膳之佳作。

明代的药学巨著《本草纲目》也收录有许多药膳方面的内容，如在谷部、菜部、果实部、介部、禽部等部类中收集了大量的药膳物品，对其功用、主治，上至《神农本草经》，下及宋金元诸书，相关内容大多收入，可谓药膳食品之大全。《本草纲目》的问世为药膳的进一步发展提供了大量的资料。明代还有一些著作如汪颖的《食物本草》、钟惺的《饮馔服食谱》等均涉及了许多药膳的内容。

清代的食养著作亦不少，其中有大量的药膳内容。较著名的是清咸丰年间王士雄编著的《随息居饮食谱》。该书首先在序言中强调："人以食为养，而饮食失宜，或以害身命。"除此之外，还有尤乘《食治须治》、沈李龙《食物本草会纂》、叶盛《古今治验食物单方》、龙柏《脉药联珠食物考》、文晟《食物常用药物》与《本草饮食谱》、何克谏《食物本草备考》、章杏云《调疾饮食辨》、费柏雄《费氏食养三种》、陈修园《食物秘书》、顾仲《养小录》、袁枚《随园食单》、李化楠与李调元父子的《醒园录》、黄鹄的《粥谱》等书，这些与中医药及药膳食疗有关的著作，在药膳的发展中都起着非常重要的传承作用。

中华人民共和国成立以后，药膳有了进一步的发展。《中华人民共和国药典》《中药大辞典》《中药志》等书籍均收载有许多可食用的动植物药，一些有关药膳、食疗的书籍也相继出版。特别是近十余年来，在人类回归自然的呼声下，药膳这种寓治养于食的天然食品备受青睐，药膳餐馆如雨后春笋，纷纷面世，各种提高性和普及性的药膳书籍不断付梓，专门的药膳机构成立，已经开始由中国走向世界，药膳正在向产业化、现代化发展。

（华北理工大学　曹颖）

学习小结

中医药膳是在中医学理论指导下，将不同药物与食物进行合理组方配伍，采用传统和现代科学技术加工制作，具有独特色香味形效，能够保健、防病、治病的特殊膳食。本章主要介绍了中医药膳的发展历史和理论来源，以及发展过程中有代表性的学术著作。

复习题

1. 中医药膳的鼻祖是谁？

2. 哪些著作奠定了中医药膳的理论基础？

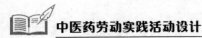

3. 唐宋时期有哪些代表性的中医药膳著作？

4. 元明清时期有哪些代表性的中医药膳著作？

参考文献

[1] 侯昕. 药膳历史与发展趋势 [C]. 2013年药膳学术年会暨药膳高级研修班, 2013.

[2] 何清湖, 潘远根. 中医药膳学 [M]. 北京: 中国中医药出版社, 2015.

[3] 谢梦洲, 朱天民. 中医药膳学 [M]. 北京: 中国中医药出版社, 2016.

[4] 马健鹰. 中国饮食文化史 [M]. 上海: 复旦大学出版社, 2011.

[5] 邰丽萍. 宋以前食养食疗的研究 [D]. 中国中医科学院, 2007.

第九章　中医药膳的分类及主要研究内容

本章导读

本章主要介绍药膳的分类方法及当今药膳研究领域的主要研究内容。通过本章的学习，使学生熟悉中医药膳的分类方法及常见代表药膳，了解药膳研究的主要内容及方向。通过对药膳成品图片的展示，激发学生学习制作药膳的热情；通过对药膳相关产业发展及创新创业案例的讲述，培养学生在本领域创新创业的意识。

第一节　中医药膳的分类

由于药膳的原料有果蔬谷禽之别，药材有补泄之异，烹饪方法有蒸、煮、炸、炒之殊，因此药膳有不同的分类方法，本节将详细讲述。古代各类文献中，对药膳的分类方法有很多。如《食医心鉴》和《太平圣惠方·食治论》中均按疾病进行分类，每类疾病的食疗方中均有粥羹、饼、菜肴、酒等药膳。明代的《遵生八笺》按照药膳的加工工艺特点进行分类，分为花泉类、汤品类、熟水类、粥糜类、果实粉面类、脯鲊类等共10类。清代的《饮食辨录》以药膳的食品原料属性进行分类，如谷类、茶类、果实类等。本书将依据药膳食品来源、成品形式及功效进行分类总结。

一、按药膳食品的原料属性分类

1. 肉类

以各种肉类为原料，配以某些药物烹调而成，将猪、牛、羊、鹿、鸡、鸭及各种海鲜皆可做成药膳，如十全大补汤、首乌鸡块、乌鲫鱼汤等。猪肉可补肾液、滋胃汁、滋肝阴、润肌肤；牛肉补脾益胃、益气养血、强筋壮骨；羊肉温热性质更强，可益气补中，温中暖下；鹿肉亦性温，可补五脏、调血脉；鸡肉性温补虚暖胃，活血调经，尤适产后服用。

2. 蔬菜类

以蔬菜为原料，加以某些药物（或药物的汁）烹制而成，如绿豆炖藕、冬瓜汁、珍珠拌平菇等。绿豆清胆养胃，解暑止渴；冬瓜清热除烦，养胃生津，行水消肿；平菇开胃化

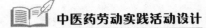

痰；韭菜暖胃补肾，以初春早韭为佳；大蒜除寒湿，辟阴邪，攻冷积；芫荽辛温散寒，下气通肠，杀鱼腥；萝卜润肺化痰，祛风涤热；菠菜开胸膈，通肠胃，润燥活血。

3. 米面类

以谷物为基本原料，加入一定的药物，多经煮、蒸等方法烹调而成，如茯苓糕、药膳八宝饭、磁石粥等。其中糯米补肺气，充胃津，但性黏滞难化，不可频食；面粉补虚乏，实皮肤，厚肠胃，强筋力；薏苡仁清热息风、杀虫胜湿；黑豆补脾肾，祛风邪，善解诸毒。

4. 果实类

以水果、坚果等为基本原料，加入适当的药物烹制而成，如秋梨膏、川贝酿梨、桂花核桃冻等。其中梨清热润肺，化痰止嗽；藕生食生津止渴，化瘀止血；芡实益肾固精，强腰身；荸荠消食杀疳，止痢调崩。

二、按药膳成品的形式分类

药膳常使用多种烹调方法，煎、炸、炒、煨、煮、炖、蒸等，经过加工，食物和药物完成各自的蜕变，成为别具风味又具药效的美食。按照药膳成品的呈现形式，可将其分为菜肴类、粥食类、糖果类、酒饮类及其他类。

1. 菜肴类

以各种肉类、蛋类、蔬菜为基本原料，采用煎、炒、炸、煨、炖、蒸、烧等基本方法，制成色香味形效俱佳的菜肴，如红杞田七鸡、乌鸡白凤汤、龙眼纸包鸡等。

2. 粥食类

以各种谷物作为原料，加入适量的中药，经煮熬而成的，如郁李仁粥、人参粥、生姜粥、百合粥等。古人认为老人、病后、产后或日常调养应以糜粥浆养为主。

3. 糖果类

以各种水果或糖为原料，加熬制成的固态或半固态食品，在制作过程中多以药料粗粉或药汁掺入熬炼好的浆液或糖料中。还有一种是选取一定作用的食材或药物，经过药液或糖、蜜的煎煮熬制而成，如秋梨膏、山楂糕、姜汁糖等。

4. 酒饮类

是将药物和食物原料经水或酒类浸泡、压榨、煎煮或蒸馏等方法处理而制成的一种专供饮用的液体，既包括鲜汁，如鲜荸荠汁、藕汁、鲜地黄汁；又包括茶饮，如荷叶茶、菊花茶、玫瑰花茶；还有药酒，如杜仲酒、鹿茸酒、人参酒等。

5. 其他类

还有些药膳食品尚不能用上述几类包括，如茯苓粉、山药粉、芝麻、芝麻核桃糊、虫草鸭子罐头等。

三、按药膳的作用分类

根据药膳中药物配伍后所具有的功效，结合食物的性味特点，药膳具有一定治病防疾的作用，现归纳如下：

1. 扶正类

具有扶助正气，培植元气，提高机体抗病能力的一类药膳。其中包括补益类和固涩类两种。

（1）补益类：此类药膳用于气血阴阳不足诸证，如益气养血的十全大补汤、归芪蒸鸡、当归生姜羊肉汤，温肾助阳的鹿茸酒、鹿鞭壮阳汤，滋阴生津的地黄甜鸡、百合莲子汤，补脑明目的芝麻羊肝、归圆杞菊酒，聪耳助听的磁石粥、首乌肝片，美发乌发的乌发汤、首乌肝片。

（2）固涩类：此类药膳用于气血津液耗散所致的滑脱不禁诸证，如汗出过多、泄泻不止、遗精、遗尿、带下清冷等，常见药膳包括乌梅粥、金樱子粥、山药饮。

2. 祛邪类

具有祛除体内邪气或病理产物如水湿、痰饮、瘀血、宿食作用的一类药膳。

（1）解表类：用于外感淫邪，侵入肌表，如感冒、疮疡初期等症，如用于外感风寒初起的生姜粥、葱豉汤，用于外感风热初起的银花茶。

（2）清热类：用于各种里热证，如夏季暑热炽盛，可以用西瓜饮、西瓜翠衣茶、绿豆炖藕，若阴虚内热时可用青蒿粥、五汁饮。

（3）泻下类：用于热结于肠腑，肠燥便秘证，药物治疗有攻下、峻下或润下之别，药膳多用润肠通便，如蜂蜜决明茶、牛髓膏、郁李仁粥及肉苁蓉粥等。

（4）温里祛寒类：用于里寒证，如贪凉饮冷，寒邪内盛，或阳虚寒邪内生，或寒邪凝滞经脉；以温中散寒，温经散寒治之，如干姜粥、附片羊肉汤、当归生姜羊肉汤、艾叶生姜煮鸡蛋等。

（5）祛风散邪类：用于风寒湿诸邪留滞肌肉、经络、筋骨等处诸证，所致周身疼痛、皮疹等。以祛风散寒化湿、通络止痛、祛风止痒，如海桐皮酒、独活壮骨鸡等。

（6）利水渗湿类：用于各种水湿内蕴或湿热蕴结证所致的水肿、小便不利或黄疸，以渗利水湿，或通淋利水，或利湿退黄，如荷叶茶、茯苓粥、冬瓜汁、茵陈粥等。

（7）化痰止咳类：用于各种咳喘证，以化痰止咳，如秋梨膏、蜜蒸百合、川贝酿梨等。

（8）消食解酒类：用于伤食或饮酒过度所致诸症，以健脾和胃、消食导滞，或醒酒解酒，如内金肚条、山楂麦芽茶、葛根枳棋子饮等。

（9）理气类：用于气滞或气逆诸证，以疏肝理气，或降气行气，如姜橘饮、鲜橘皮肉汤等。

（10）活血祛瘀类：用于瘀血阻滞所致出血或疼痛诸证，以活血化瘀、止血，如三七猪心、坤草童鸡等。

四、中医药膳的研究内容

中医药膳"寓养于膳"，既有一定的"治病"之能，又有一定的"防病"之效，运用得当，对人民的身体健康大有裨益，正符合人民对于"大健康"的需求。国务院在《关于促进健康服务业发展的若干意见（国发〔2013〕40号）》的八项主要任务中，有三项涉及中医药及其药膳产业，如"加强药食同用中药材的种植及产品研发与应用，开发适合当地环境和生活习惯的保健养生产品"。现将中医药膳主要的研究内容概述如下。

1. 发展史及药膳组方研究

研究药膳的起源、形成及发展历史。过去，在中医发展史和文献的研究中，以经典、中药、方剂的文献研究和整理工作为主，忽视了食养食疗的内容。中医典籍中存有大量的药膳配方，系统整理药膳有关古籍著作，对于深入挖掘药膳处方，将药膳融入全生命周期健康服务，具有巨大的意义。

2. 基础理论研究及科普

中医药膳以中医理论为指导，中医专业人员对中医理论较为熟悉，但对药膳组方中食物的属性及药食结合的理论缺乏研究；餐饮、营养专业人员对食物较为了解，对中医理论缺乏深刻认识。因此，药食结合的理论仍需进一步探究，同时应加强对非中医学专业相关药膳从业人员的中医理论培训。

3. 药膳配伍机理的研究

药膳的配伍理论是以中医方剂的配伍理论为基础的。药膳要走向世界，与现代饮食文化接轨，需要用现代科学的语言阐释药膳的配伍机理。如张仲景的当归生姜羊肉汤是一张药膳名方，有温中补血、散寒止痛的显著作用。现代对其作用机制进行了深入的研究，发现当归生姜羊肉汤能显著延长小白鼠在寒冷中的生存时间，能抑制大白鼠在寒冷条件下肾上腺内胆固醇含量的下降，明显延长小白鼠的缺氧生存时间。其机制是通过提高脂肪组织的分解、代谢，增加非寒战性产热，来避免过强的应激反应，从而提高动物对严寒的适应性，以延长寒冷条件下的存活时间。近年来，国家对药膳食疗研究日趋重视，在国家星火计划、教育部人文社会科学研究基金项目和国家自然科学基金等国家级科研项目中，都对药膳食疗项目给予了支持。国家自然科学基金委员会、国家医药卫生管理部门及地方政府立项支持了大批药膳食疗研究项目，使药膳食疗研究有了长足的进展，取得了一些较好的成果，药膳食疗实验研究也日益增多。

4. 药膳制作方法研究

药膳是一种食品，具有调养的功效是它的特点，但还必须具备食物的色、香、味、形，才能更多地为民众所喜爱。所以，药膳的制作方法研究就显得尤为重要，比如能够将冷冻保鲜技术、膨化技术等引入药膳的制作，或者能够实现经典药膳的工业化、现代化生产。这些都要求在保持传统烹调特色的基础上进行进一步的技术改革和创新。

5. 药膳产业经验管理研究

药膳产业模式较为单一，大多数以药膳餐馆的形式存在，且数量较少，难以形成规模效应。此外，药膳由于加工制作及食材、药材原因，往往价格偏高，限制了消费人群数量。药膳经营者要拓展思路、开展市场研究，利用传统食疗药膳的优势，多开发适合人民群众消费习惯、价格合理、安全有效、食用方便的新产品，使药膳的商品化、社会化、大众化程度得以提高，从而加速药膳的普及力度，乃至形成有影响力的药膳品牌。

此外，产学研一体的开发研究机构缺乏、人才培养体系不完善，文化宣传推广不到位等问题，仍然极大地限制了药膳的发展。回顾过去，药膳是中华民族在繁衍生息的历史中积累的宝贵财富。展望未来，药膳有着宝贵的研究价值及广阔的市场前景，值得我们投入更多的精力去继承和发展。

（华北理工大学　曹颖）

学习小结

中医药膳可根据其食物来源、成品形式、使用功效进行分类。根据食物来源可分为肉类、蔬菜类、米面类、果实类4种；根据成品形式，可分为菜肴类、粥食类、糖果类、酒饮类及其他类；根据功效作用可分为扶正类、祛邪类两大类。中医药膳的研究主要包括：药膳发展史及药膳组方研究、药膳基础理论研究、药膳配伍机制研究、药膳制作方法研究、药膳产业经营管理研究等方面。同时，药膳的发展还有诸多不足，任重而道远。

复习题

1. 中医药膳的分类方法有哪些？

2. 中医药膳有哪些研究内容？

3. 你对中医药膳发展的哪部分研究内容感兴趣，为什么？

参考文献

[1] 侯昕. 药膳历史与发展趋势 [C]. 2013年药膳学术年会暨药膳高级研修班, 2013.

[2] 何清湖, 潘远根. 中医药膳学 [M]. 北京: 中国中医药出版社, 2015.

[3] 谢梦洲, 朱天民. 中医药膳学 [M]. 北京: 中国中医药出版社, 2016.

[4] 白华, 陈静, 赵凯. 浅谈我国药膳的现状及发展对策 [J]. 广东化工, 2020, 47 (1): 98-99.

第十章　中医药膳的基本理论及基本技能

本章导读

本章主要讲述中医药膳的基本理论，包括中医药膳的核心中医理论——整体观念、辨证论治，中医药膳应用的基本原则——辨证施膳、三因制宜、以脏补脏、据性取用，药膳炮制的目的及方法，药膳常用的烹饪方法。通过本章的学习，使学生能够理解中医理论在药膳使用中的指导意义，能够掌握常用中药材在药膳烹调中的使用方法，能够熟悉常用的烹调方法。在本章授课中，可以通过布置小组任务，引导学生查阅文献，查找有效的药膳处方，作为下一阶段实践教学中自主药膳制作的素材，从而锻炼学生的文献检索能力、沟通合作能力及执行力。

第一节　中医药膳的基本理论

一、药膳运用的中医理论

中医药膳是中医学理论在饮食文化中的具体体现，其理论基础、配方原则、应用范围均以中医基础理论为指导。中医学认识疾病、运用中药方剂治疗疾病，讲究的是理法方药一一对应。运用中医基础理论、中医诊断学辨识病因病机，确立治疗原则；运用方剂学、临床各科的辨证论治理论，确立治法并组方。药膳的调配亦是如此，只是药材选用范围有所限制，需要综合考虑食材性质、药材的偏性，并进行恰当的烹制。如《金匮要略·腹满寒疝宿食病脉证治第十》中的当归生姜羊肉汤，用当归三两，生姜五两，羊头一斤，治疗寒疝腹中痛及胁痛里急者，属于血虚寒疝的证治。用羊肉温补，当归养血并行血中之滞，生姜温中散寒。换而言之，羊肉为血肉有情之品，气味浓郁，补益气血，与当归、生姜同用温肝脾、散寒邪而止痛。

1. 以五脏为中心的整体观

整体观是中医理论中的核心要素，主要体现在两个方面。一是人是一个统一的整体，构成人体的各个部分，在物质、功能和病理变化上是相互联系、相互影响的。二是人与自然是一个统一的整体，自然界是人类赖以生存的环境，自然界的变化必然影响到人的身体健康。以五脏为中心的整体观，主要体现在五脏为人整体性的中心，五脏与自然环境相统一。在这一观念的指导下，中医药膳学理论认为以自然界中的药材、食材合理搭配，可以影响人体各脏腑的机能，可以协调人体与自然界的关系。如牛乳善治血枯便燥；普洱茶善吐风痰，消肉食；绿豆消浮肿、利小便等。

《黄帝内经》中论述了饮食、五味与脏腑的关系。如《灵枢·五味》说："五味各走其所喜，谷味酸，先走肝；谷味苦，先走心；谷味甘，先走脾；谷味辛，先走肺；谷味咸，先走肾。"并论述了常见食物的五味归属，如"五谷：粳米甘，麻酸，大豆咸，麦苦，黄黍辛。五果：枣甘，李酸，栗咸，杏苦，桃辛。五畜：牛甘，犬酸，猪咸，羊苦，鸡辛。五菜：葵甘，韭酸，藿咸，薤苦，葱辛。"因五味应于五脏，五脏合于五体，五味亦可濡养五体。《灵枢·九针论》说："五走，酸走筋，辛走气，苦走血，咸走骨，甘走肉。"饮食过于偏嗜，则易损伤五脏及五体。《素问·五脏生成》说："是故多食咸，则脉凝泣而变色；多食苦，则皮槁而毛拔；多食辛，则筋急而爪枯；多食酸，则肉胝皱而唇揭；多食甘，则骨痛而发落，此五味之所伤也。"当需要补益脏腑时，可依据五味而行，如《灵枢·五味》中说："脾病者，宜食粳米饭，牛肉枣葵；心病者，宜食麦羊肉杏薤；肾病者，宜食大豆黄卷猪肉栗藿；肝病者，宜食麻犬肉李韭；肺病者，宜食黄黍鸡肉桃葱。"由此可见，五脏是人体的中心，饮食五味可以影响五脏的虚实变化，继而通过五脏影响全身组织器官。

2. 以辨证论治为施膳原则

辨证论治是中医认识并治疗疾病的基础，也是药膳应用的基础。通过望闻问切四诊合参，综合分析患者病证的性质，总结归纳为证候；依据中医的治疗原则，热则清之，寒则温之，虚则补之，实则泻之，继而确定具体的治法；依照治法完成恰当的配伍组方，即为论治。这是完整的中医诊疗疾病过程。中医药膳的施膳过程亦需如此。比如，一个人有了感冒的症状，恶寒稍重，发热不甚，稍觉体痛，流清涕，舌淡红苔薄白，脉稍紧；辨证属于风寒感冒，秉着寒者热之的原则，应该采用辛温解表的治法，药膳选取葱豉汤、生姜粥、姜糖水。

不能否认中医临床中存在辨病施治，但大多数情况下是辨病辨证相结合。特别是一个疾病可以有多个证，疾病在不同的阶段也可以表现为不同的证；不同的疾病又可以表现为一样的证。因此又有同病异治和异病同治之说。除此之外，药膳可以用于治未病，通过辨识体质，遵循中医的治则治法，调制配伍合理的药膳处方。如有些人常有疲乏、气短、自汗等气虚表现，多具有肌肉松软不实的体态特征，平素语音低弱，气短懒言，容易疲乏、精神不振、易出汗，舌淡红，舌边有齿痕、脉弱，辨识体质属气虚质，即可多进补益元气的药膳饮食。如茶饮可选用人参茉莉花茶、山药薏仁茶、绞股蓝茶、人参荔枝大枣汤等。总之，中医临床施膳主要依据证的异同，不同的疾病，可以因证的相同而所用药膳相同。

3. 以阴阳五行学说为理论基础

中医学认为，宇宙间的万事万物，根据其特征，可以系统的分成五大类，即"金""木""水""火""土"。这五类事物的运动与变化统称五行。金，木，水，火，土，并非指具体的五种单一的事物，而是对宇宙间万事万物的五种不同属性的抽象概括。五行之间存在着相生相克的关系，而相生相克是事物的普遍规律，是事物内部不可分割的两个方面。生克是相对的，没有生，就无所谓克；没有克，也就无所谓生。有生无克，事物就会无休止的发展而走向极端，造成物极必反，由好变坏；有克无生，事物就会因被压制过分而丧元气走向衰败。在生克这个对立与统一的矛盾中，无论是生的过分还是克的过分都会因对立而打破相对平衡或统一，事物就会向一方倾斜发展。为了维护相对平衡，生与克要相互牵制。当不能相互牵制时，平衡被打破，这时事物就会出现了新的变化。五行学说在探讨人体组织及其各自的功能状态，说明人体组织系统的功能和属性、人体五种系统功能之间的协调关系、人体五脏系统的病理关系，并指导疾病的诊断和制定治疗法则时，实际上是把生命机体当作一个整体结构来加以考虑的。它所注重的是各种组织器官与整体之间的有机联系，把保持机体动态平衡视为人体健康的必要前提，并由此形成了一系列具有五行生克乘侮关系的调节机制。这些显然都与现代系统论的基本原则趋于一致。

同样，五行学说在中医药膳学中也有一定的指导作用。根据五行的特性，凡具有寒凉、滋润、向下、静藏等特性和作用的事物及现象，均可归之于"水"；凡具有温热、升腾、昌茂繁盛等特性和作用的事物及现象，均可归之于"火"；凡具有生长、升发、条达舒畅等特性和作用的事物及现象，均可归之于"木"；凡具有肃杀、潜降、收敛、清洁等作用和特性的事物及现象，均可归之于"金"；凡具有生化、承载、受纳等特性和作用的事物和现象，均可归之于"土"。而酸、苦、甘、辛、咸作为药物和食物的五种味道，按照五行、五味与五脏的对应关系，酸味属木入肝，苦味属火入心，甘味属土入脾，辛味属金入肺，咸味属水入肾。据其性味归属哪一行，食物和中药也就具有哪一行的特性，并以此可以推测其归经。正所谓"亢则害，承乃制，制则生化"。五行结构作为一个整体，它对于作为自身组成部分之一的某行所出现的太过或不及现象，就会依据生克制化的规律产生一种自行调节机制。同样，临床上五行学说可指导诸多施膳原则，如肝主升而归属于木，脾主运化而归属于土，存在木克土的关系。正常的"木克土"是维持机体平衡的重要环节，但木太过或土不及，这种平衡就会遭到破坏。木过于强盛，则克土太过，造成土的不足，即"木乘土"；若果木并未过于强盛，其克制土的力量也处于正常范围，但由于土自身不足，形成了木克土的力量相对增强，使土更加不足，即"土虚木乘"。在临床上所见病位在肝的患者，在疾病早期，往往表现为腹胀、腹痛、纳呆、便溏、乏力、精神倦怠等脾虚症状，而后才出现胁下胀痛或刺痛、口苦、黄疸等肝病自身的症状。根据中医五行学说，凡见肝病患者，常宜治肝兼以补脾健胃的药膳，如人参、白术、黄芪及炙甘草等炖汤，或调之以陈皮、佛手、木香、青皮及焦三仙等，以防传变，旨在先安未受邪之地，如《金匮要略》所言："夫治未病者，见肝之病，知肝传脾，当先实脾，四季脾旺不受邪，即勿补之。"

二、药膳应用原则

药膳职能有二：一是保健增寿；一是治疗疾病。药膳食疗应用广泛，但不能乱用、滥用，必须遵循一定的原则，即辨证施膳、三因制宜、以脏补脏及应用药食性能等。

1. 辨证施膳

辨证施治是中医治疗疾病的指导原则，即在临床治疗时要根据病情的寒热虚实，结合病人的体质以相应的治疗。不仅用药如此，在食物的选择上也是如此，必须运用辨证的方法和论治原则，在正确辨证的基础上，采取相应的治疗方法，选药组方或选食配膳，才能取得预期的效果。如《金匮要略》所言："所食之味，有与病相宜，有与身为害，若得宜则补体，为害则成疾。"

（1）施膳须结合疾病之性质

疾病性质有寒热之分，食物的性质也分寒热。如羊肉、狗肉、牛肉、姜、葱、蒜等食物属温性，而西瓜、蟹类、绿豆及白菜等食物属寒性。根据中医基本治则"寒者热之，热者寒之"，若夏季暑热、热盛伤津证，可选寒凉滋阴之品，如西瓜、绿豆等；若秋冬患外感风寒证，应予以生姜、葱及蒜等辛温发散之品，忌食生冷咸寒。

（2）施膳须关注所病之脏腑

正如《素问·六节脏象论》所言："五味入口，藏于肠胃，味有所藏，以养五气，气和而生，津液相成，神乃自生"。五行学说认为，五味与五脏有着特殊的亲和性。饮食五味入胃后，各归所喜脏腑以滋养脏腑之气，如酸先入肝，甘先入脾，辛先入肺，咸先入肾，苦先入心，继而酸养肝，苦养心，甘养脾，辛补肺，咸滋肾。五味对人体既可以单独发挥滋补作用，又能相互共济，协同发挥作用，如辛甘发散为阳而养上，酸苦涌泻为阴而滋下。对于不同的部位和脏腑之病，也要根据脏腑和部位所喜所克的规律调节饮食。五味对维持脏腑的生理功能有着重要的作用，对五脏有着滋养和协调意义，共同维持着五脏精气的动态平衡。因此，针对疾病的性质偏颇，所食的药膳就要按照其性质的生克、补偏救弊的原则来调整阴阳，达到治疗疾病的目的。

（3）施膳须考虑正气损耗情况

疾病过程中，机体的抗病能力与致病邪气之间相互斗争中不断发生着盛衰变化。邪正斗争，不仅关系着疾病的发生、发展和转归，而且也影响着病证的虚实变化。所以，邪正斗争是疾病病理变化的基本过程，疾病的过程也就是邪正斗争及其盛衰变化的过程，而疾病后期常有正气不同程度的损耗。中医学基本治则言"虚则补之"，此时可行药膳调补法，来补益精气，如《金匮要略》中的当归生姜羊肉汤有补气养血和温中暖肾作用，适用于妇女产后气血虚弱和阳虚失温所致的腹痛，同时，此汤还可以治疗血虚乳少和恶露不止等症状。此外，参乳汤等均取羊肉、人乳等补益气血、益精生髓，与药膳中的药物起协同作用，从而达到治愈疾病的目的。

（4）病后饮食调剂

《素问·热论篇》所云："病热少愈，食肉则复，多食则遗，此其禁也。"疾病初愈，因饮食因素而致复发者，称为"食复"。在疾病过程中，由于病邪的损害或药物的影响，脾胃已伤；"少愈"之际，受纳、腐熟、运化功能犹未复健，若多食强食，或不注意饮食宜忌，或不注意饮食卫生，可致脾胃再伤。余邪得宿食、酒毒、"发物"等之助而复作，以致复发。例如，胃脘痛、痢疾、痔疾、淋证等新瘥之后，每可因过食生冷，或食醇酒辛辣炙爆之物而诱发。鱼虾海鲜等可致瘾疹及哮喘病的复发等。故在此时，既要考虑饮食或药膳的营养价值，又须顾及已衰的脾胃功能，给予富有营养、易消化的饮食或药膳，并要少吃多餐，避免百日功效，毁于一餐的后果。

2. 三因制宜

中医将因时、因地、因人制宜作为治疗疾病的基本原则，在辨证施膳时也需考虑三因制宜。

（1）因时施膳

一年四季，有寒热温凉的变迁，对人体的生理功能、病理变化均产生一定的影响，故根据不同季节气候的特点，来考虑药膳的应用原则。例如：春夏季节，气候由温渐热，阳气升发，人体腠理疏松开泄，即使外感风寒，也应注意慎用葱、姜等辛温发散之品，以免开泄太过，耗伤气阴；长夏阳热下降，水气上腾，湿气充斥，为一年之中湿气最盛的季节，故在此季节中，感受湿邪者较多，湿为阴邪，其性趋下，重浊黏滞，容易阻遏气机，损伤阳气，要注意春夏养阳，药膳用解暑汤为宜；秋冬季节，气候由凉变寒，明盛阳衰，人体腠理致密，阳气潜藏于内，此时若病热证，也当慎用苦寒之品，以防苦寒伤阳，药膳则宜遵寒则温之的治疗原则，可食天雄羊腿等。正如《素问·六元正纪大论》言："用温远温，用热远热，用凉远凉，用寒远寒。"

（2）因地施膳

不同的地理环境，由于气候条件及生活习惯不同，人的生理活动和病变特点也有区别，所以药膳应用亦应有所差异：如我国西北地区，地势高而寒冷，其病多寒，施膳宜辛温；东南地区，地势低而温热，其病多热，施膳宜苦寒。说明地区不同，患病亦异，而施膳亦当有别：即使相同的病证，施膳用药亦当考虑不同地区的特点，例如，用姜糖水、姜丝汤等治疗外感风寒证，在西北严寒地区，药量可以稍重，而在东南温热地区，药量就应稍轻。此外，某些地区还有地方病，施膳时也应加以注意。

（3）因人施膳

根据病人年龄、性别、体质、生活习惯等不同特点，来考虑施膳的原则，叫作因人施膳。在治疗时不能孤立地看待疾病，而要看到患者的整体情况。首先，在体质方面，由于每个人的先天禀赋和后天调养不同，个体素质不仅有强弱之分，而且还有偏寒偏热及素有某种慢性疾病等不同情况，如胖人多痰湿，宜清淡化痰，肥甘滋腻当忌；瘦人多阴亏津少，应滋阴生津，辛温燥热之品不宜。其次，男女性别不同，各有其生理特点，特别是对妇女有经期、怀孕、产后等情况，常用八珍汤、四物汤等组方配膳。再者，年龄不同，生理机能及病变特点亦不同，老年人气血衰少，上机减退，患病多虚证或正虚邪实，治疗时，虚证宜补，而邪实须攻者亦应注意配方用药，以免损伤正气；小儿生机旺盛，但气血未充、脏腑娇嫩，且婴幼儿生活不能自理，多病饥饱不匀，寒温失调，故治疗小儿，当慎用峻剂和补剂。一般用药剂量，亦必须根据年龄加以区别。具体来说，老年人宜平补，多用十全大补汤、复元汤等组方配膳；小儿应以调养后天为主，常用药膳八仙糕等。

三、以脏补脏

以脏补脏是指用动物的脏器来补养人体相应的脏腑器官或治疗人体相应脏腑器官的病变，又称以形治形、以形补形、以脏治脏等。如以猪心来补养心血、安神定志，以猪肝来补肝明目，以猪腰来补肾益肾，以鹿筋来强壮筋骨，以鹿鞭来补肾壮阳等。

以脏补脏理论是前人在长期的医疗保健实践中，根据许多动物的脏器不仅在外部形状和解剖结构上与人体相应的脏器形似，而且在功能上也与人体相应脏器相近，并通过反复临床观察和验证而总结出来的。汉代名医张仲景《伤寒杂病论》中用獭肝、羊胆等治疗急性热病，猪脚汤治下痢，白通加猪胆汁汤急救下痢脉微重症，孙思邈用猪腰汤治疗产后虚羸；朱丹溪创大补阴丸治虚损病用猪脊髓，就是这一理论的具体运用。近代研究还证明了动物脏器在生化特性和成分构成上也有许多与人体相似之处，为以脏补脏理论提供了科学依据。人们在各种动物脏器中提取各种有效成分的基础上，进一步制成的生化药品已达数百种，使传统的脏器疗法得到了进一步发展。

动物脏器都属于血肉有情之品，其以脏补脏的作用都在草木之品之上，因此在药膳中应用十分广泛。应当注意的是，各种动物脏器虽对人体相应脏腑器官具有一定的作用，但各有其偏重点。如有的偏于补气，有的偏于补血，有的偏于补阳，有的偏于补阴。因此，以脏补脏理论在具体应用时，还应根据所用脏器的特点和人体相应的脏腑器官的特性区别运用。特别是一些动物的腺体和淋巴组织，如猪肾上腺（俗称小腰子）、甲状腺（俗称栗子肉）等，或对人体有明显的损害作用，或有比较严格的剂量限制，均不可作为食物使用。若食用不当，极易引起中毒，严重者还可危及生命，应予注意。

四、据性取用

在中药学方面，有性味归经的学说，同样食物也有性味归经。各种食物由于所含的成分及其含量多少的不同，因此对人体的作用就不同，从而表现出各自的性能。食物的性能理论是前人在长期的医疗保健中对各种食物的保健作用以中医基础理论加以总结，并通过反复实践，不断充实、发展，逐渐形成的一整套独特的理论。所以运用中医中药理论，特别是中药学的四气、五味、升降沉浮及药物归经等学说来分析食物、药膳的作用，是中医药膳学的另一特点。

第二节　中医药膳的基本技能

一、药膳炮制

1.炮制的目的

药膳药物或食物在烹调制作前，必须依法对所用的药物或食物进行炮制，使其符合防病治病及药膳烹调工艺的需要，制备出药效和色、味、香、形均佳的食肴。其炮制目的是：

（1）除去杂质和异物，保证药膳食品纯净。药物、食材往往都带有一定量的泥沙杂质和皮筋、毛桩等非食用部分。因此，在烹调前要通过对药物和食物严格的分离、清洗，使其达到一定净度。

（2）矫臭矫味，增强药膳食品的鲜味。某些药物和食物有特殊的不良气味，不易为人们所接受。如羊肉的膻味，紫河车的血腥臭味，狗鞭的腥味，鲜竹笋的苦涩味等，经炮制处理后就能消除。

（3）区分药物食物不同部位，发挥各自作用。有些药物和食物因所用的部位不同，其效应各异。如莲子有补脾止泻、益肾固精的作用，莲子心则清心之热邪，莲房用于止血、祛湿，故使用应有所区别，才能收到较好的疗效。

（4）提高药物和食物的效用，如茯苓经乳制后可增强滋补、回枯生血的作用。香附醋制后有助于引药于肝，更有利于治疗肝经疾病。天麻鱼中的天麻，经川芎、茯苓、米泔水泡制后，再放入米饭中蒸，可增强天麻的疗效。去皮的雪梨，用白矾水浸后，不仅能防止变色，还能增强祛痰的作用。

（5）降低或消除药物的毒性或副作用。为保证药膳应用的安全，必须在烹调制作前对具有毒性或副作用的药物进行炮制处理，以降低或消除毒性或副作用，如半夏生服能使人呕吐、咽喉肿痛及失声等，经炮制后可减轻这些毒性反应。

（6）转变药物和食物的性能。为了应用的需要，通过炮制转变药物和食物的性能，使之有选择地发挥作用。如生地黄性寒，味甘、苦，具清热凉血、养阴生津之功，而炮制成熟地黄则性温，专施补血滋阴之效。花生生者性平，炒熟后则性温。

（7）保证药膳食品的质量，利于工业化生产。为了避免某些含挥发性成分的药物受热后有效成分损失，满足机械化生产的需要，将某些药物和食物采用现代科学技术对其有效成分进行提取分离制成一定的剂型，以保证药膳食品质量稳定，用量准确，同时有利于工业化生产。如将十全大补汤中的当归、白术、肉桂用蒸馏法制成芳香水，银花制取银花露，冬虫夏草制汁等。

2. 炮制的方法

一般的炮制方法有：净选、浸润、切制和炮制4种。

（1）净选

选取药物和食物的应用部分，除去杂质和非药用（或非食用）部分，以适应药膳食品的要求。根据药物、食物的不同情况，可选用下列方法处理。

①挑选或筛选：拣除或筛去药物中的泥沙、杂质，除去虫蛀、霉变等。

②刮：刮去药物和食物上面的附生物和粗皮。如杜仲、肉桂刮去粗皮，虎骨刮去筋肉，鱼刮去鱼鳞等。

③火燎：将药物或食物在火焰上短时烧燎，使药物、食物表面绒毛迅速受热焦化，而药物内部不受影响，再刮除焦化的绒毛或须根。如狗脊、鹿茸火燎后刮去茸毛，鸡鸭禽体烧掉细毛等。

④去壳：去壳的方法因物而异，为了药物、食物用量准确，常在临用时砸破去壳，以净仁投料。如白果、核桃、板栗及花生等去壳取仁，诃子、乌梅去核取肉，动物去蹄壳爪掌等。

⑤碾：是碾去药物外表非药用部分，或将药物、食物干燥后碾成粗粒或细粉。如刺蒺藜、苍耳子炒碾去刺，人参、山药研成细粉等。

（2）浸润

由于许多食物或药物的有效成分能够溶于水，若处理不当，容易造成有效成分的损失。因此，应当根据食材性质不同区别处理。常用浸润的方法包括洗、泡、润、漂等。

①洗：用水去除药物或食物表面的泥土或其他不洁物，是大多数食材处理的第一步。

②泡：将经过干燥处理的或质地较坚硬的食物或药物在水中浸泡一段时间，使其吸收水分后被软化，更易切成适合大小并烹调。如笋干，需要用纯净水浸泡48 h，中间多次换水。燕窝可以用冰水或温水泡发，切记水不可过烫，水温越高泡发时间越短。干海参常选择低温泡发，将海参置于纯净水中，放入冰箱冷藏浸泡48 h，早晚换水；然后纵行剖开海参，清理内脏及头部，大火煮30 min；再置于纯净水中，放入冰箱冷藏48 h，才能泡发。

③润：是指不宜水泡的药物、食物采用水润的方法进行软化，如用米泔水浸润苍术，不但软化药材，还可除其燥性。此外，润法也是促进药物食物结合的一种方法，如用山楂汁浸已经煮熟的牛肉，然后再次烤制成山楂牛肉干。

④漂：是为了降低药物、食物的毒性或减轻异味。如半夏需要每日换水漂制，常需要漂制10～20 d，以减低其毒性。紫河车烘干前，需反复漂洗以去除血液及腥味。

⑤其他：为去除药物、食物的种皮，需将其置入沸水中微煮，如杏仁、绿豆。为去除肉类的血水及脂肪，可用水汆制肉类，常以冷水下锅，煮至沸腾，撇去浮沫，拿出肉类再次烹饪，会使食品味鲜汤白；熊掌、鹿筋及牛鞭等用葱叶、生姜、料酒或绍酒同煮，可以除去腥膻。

（3）切制

对于洗净、软化好的食材，根据所做药膳形式的需要，对其进行切块、片、丁、丝的处理。

二、药膳的烹调方法

1. 炖

炖法是将药物和食物同时下锅，注入清水，放适合的调料，用武火烧开，撇去浮沫，再用文火炖至熟烂。做法：先将食物在沸水锅内焯去血污和腥膻味，然后放入炖锅中。另用纱布包好所需药物，清水浸漂几分钟后入锅，再加入生姜、葱、胡椒及清水适量，先用武火煮沸，撇去浮沫，然后改用文火炖至熟烂。一般炖的时间掌握在2～3 h。特点是质地软烂，原汁原味。如雪花鸡汤、十全大补汤等。药材放入的时间需根据药材的性质，一般以半小时到一小时为宜。

2. 焖

焖法是先将原料洗净，切成小块，在锅内放油，炼至油温适度，将食物和药物同时放入，炒成半成品，加姜、葱、花椒、汤及调味品，盖紧锅盖，用文火焖熟。特点是酥烂、汁浓、味厚。如枣杏焖鸡、药膳焖鸭等。

3. 煨

煨法是指用文火或余热对药物和食物进行较长时间的烹制方法。做法有两种：一种是将食物和药物经炮制后，置于容器中，加入调料和一定量的水将其煨至软烂。另一种是将所要烹制的药物和食物预先经过一定的方法处理，再用阔菜叶或湿草纸包好，埋入刚烧的草木灰中，利用余热将其煨熟。特点是汤汁浓稠，口味醇厚。如附姜煨狗肉、东坡羊肉汤等。

4. 蒸

蒸法是利用水蒸气加热的烹制方法。其特点是温度高，可以超过100℃，加热及时，利于保持形状的完整。做法：将药物和食物经炮制加工后置于容器内，加好调味品，汤汁或清水，待水沸后上笼蒸熟，火候视原料的性质而定。一般蒸熟不烂的食品可用武火，具有一定形状要求的则可用中火徐徐蒸制，这样才能保持形状和色泽美观，如虫草鸭子、荷叶粉蒸排骨等。

5. 煮

煮法是将药物和食物放在一定量的汤汁或清水中，先用武火煮沸，再用文火煮熟。做法：将药物和食物加工后，放入锅中，加入调料，注入适量的清水和汤汁，武火煮沸，再用文火煮熟。特点是口味清鲜，时间短，如石斛花生、猪肝豆腐汤等。

6. 熬

熬法是将药物和食物放在一定量的汤汁或清水中，武火烧开，加入一定的调味品，后用文火煮烂。具体做法：将原料用水涨发后，择去杂质，冲洗干净，撕成小块，于锅内注入清水，用武火烧沸后撇净浮沫，改用文火熬至汁稠味浓即可。特点是比炖的时间更长，其汁稠味浓，如冰糖银耳、乌龟百合红枣汤等。

7. 炒

炒法是先将药物提取成一定比例的药液，然后再加入食物中一起炒制。做法：先用药液调拌食物，或将药液直接加入锅内，或成膳后勾汁。炒时先烧热锅，用油滑锅后，再注入适量的油烧至温度适度，下入原料用手勺或铲迅速翻炒，断生即可。芳香性的药物大多采用在临起锅时勾汁加入，以保持其气味芬芳。其特点是鲜香入味，滑嫩、干脆，如杜仲腰花、枸杞肉丝等。

8. 卤

将经过初加工的食物与药物相合，再放入卤汁中用中火逐步加热烹制，使其渗透卤汁，直至成熟。下面介绍一种卤汁的配法：沸水10 kg，酱油2 500 g，绍酒250 g，冰糖500 g，大茴香50 g，食盐250 g，草果50 g，桂皮50 g，甘草50 g，花椒25 g，丁香25 g。上药装入纱布袋扎紧口，投入沸水中加酱油、酒、食盐、冰糖等调料及姜、葱，用文火煮沸，待透出香味，颜色呈酱红色时，用来卤制原料。其特点味厚、气香，如丁香鸭、陈皮鸡等。

9. 炸

炸法是武火多油的烹调方法，用油量比原料多几倍。做法：将药物制成药液或打成细末，调糊包裹食物再入油锅内加热至熟。要求武火、油热，注意翻动，通常炸至橘黄色即可。其特点是味香酥脆，如山楂肉干、怀山肉麻元等。

10. 烧

烧法是先将食物经过煸、煎、炸的处理后，进行调味调色，然后再加入药物和汤或清水，用武火烧开，文火焖透，烧至汤汁稠浓。特点是汁稠味鲜，如归地烧羊肉、二仙烧羊肉等。

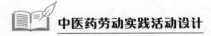

11. 粥

粥是选用一定的中药材和米谷共同煮制而成的。粥是疾病初愈身体衰弱者的调养剂，也可以辅助治疗某些疾病。具体方法有两种：一种是药、米同锅煮制成粥，如莲实粥、薏米红枣粥等。另一种是先将药物打成细粉或提成浓汁，再同米、谷之物同煮成粥。特点是吸收快、不伤脾胃、制法简易、服食方便、老少皆宜，如生地黄粥、荜茇粥等。

（华北理工大学　曹颖）

学习小结

本章主要讲述中医药膳的基本理论，包括中医药膳的核心中医理论——整体观念、辨证论治，中医药膳应用的基本原则——辨证施膳、三因制宜、以脏补脏、据性取用，药膳炮制的目的及方法，药膳常用的烹饪方法。

复习题

1. 中医药膳中核心的理论基础是什么？
2. 试举一列说明异病同膳。
3. 药膳应用的原则有哪些？
4. 请总结珍贵药材冬虫夏草、燕窝、海参、人参作为药膳药材时的处理方法。

参考文献

[1] 侯昕. 药膳历史与发展趋势 [C]. 2013年药膳学术年会暨药膳高级研修班, 2013.

[2] 何清湖, 潘远根. 中医药膳学 [M]. 北京: 中国中医药出版社, 2015.

[3] 谢梦洲, 朱天民. 中医药膳学 [M]. 北京: 中国中医药出版社, 2016.

[4] 郭来.《金匮要略》中的食疗药膳 [J]. 药膳食疗研究, 1998 (02): 1-2.

[5] 罗增刚, 中医食养保平安 [M]. 北京: 中国中医药出版社, 2018.

第十一章　常用中医药膳配方及养生应用

本章导读

本章主要讲述具有不同功效的常用药膳配方。通过本章的学习，使学生能够根据不同人群的体质特点、证候特征，选择合适的药膳。建议在本章的讲授中，通过布置小组任务，引导学生根据自己感兴趣的方向，通过阅读古籍及现代文献检索，查找有效药膳处方，从而培养学生的文献检索能力及自主学习能力。

正如前文所讲，中医药膳有多种分类方法，有的依据食材来源而分，有的依据药膳加工方法来分，也有的依据疾病来分。辨证论治是中医临床优势的重要组成部分，证候相同是中医异病同治的基础。证候相同则治法相同，因此本节将以治法为纲，总结常见药膳，以求达到辨证选膳的目的。

第一节　常用补益类药膳配方

凡以补益药食为主，具有补益人体气、血、阴、阳作用，用以治疗虚损性疾病，能够增强体质、增强人体脏腑气血功能的药膳，皆为补益类药膳。补益类药膳根据所补阴阳气血的不同，可分为益气、养血、气血双补、滋阴和温阳等五大类。

补益类药膳使用的注意事项：益气类药膳多可助火，温阳类药膳多具辛散之性；滋阴类药膳多寒凉滋腻易助湿生痰；对于阳盛体质之人，生姜、大蒜、芫荽、胡椒、羊肉、狗肉、鹿肉及黄鳝等温热之品不宜过食；对于体质虚寒之人，西瓜、荸荠、梨、玉竹及麦冬等甘寒之品不可久服。此外，还需根据时令进补，如春夏之时，不宜大进温补，只宜缓补、清补；冬主闭藏，更适宜进补。

一、益气类

益气类药膳适用于气虚证，除脏腑组织功能减退外，还可表现为倦怠无力、少气懒言、面色㿠白或食欲不振等。益气重在补益脾、肺之气，常用的益气类药物有人参、黄芪、党参、西洋参、白术、山药、怀山药、莲子、大枣及茯苓，常用益气类谷物有大米、小麦、粳米、小米及糯米，常用肉类有动物胃或肚及猪、牛、羊等禽畜肉。

1. 补中益气粥

配方来源：《冬季补气药膳两款》。

精心备料：黄芪30 g，党参15 g，粳米75 g，白糖适量。

按谱掌勺：将黄芪、人参切片，用清水浸泡40 min，以600 mL纯净水煎煮1 h，得到药液200 mL。将粳米洗净煮粥，粥将成时加入参芪液，稍煮片刻即可。

饮食宜忌：本膳适用于脾气虚为主的各种病证，具有益气健脾的功效。用于脾气虚弱和运化无力所致的体倦乏力、气虚自汗、食少腹泻及易患感冒等症的治疗。对脾虚中气下陷所引起的久泻不止、脱肛、子宫下垂及胃、肾等内脏下垂症亦有良好疗效。若为阳虚所引起的症状，见畏寒肢冷、阳痿遗精等症时，服用本膳难见良效。

2. 人参猪肚

配方来源：《良药佳馐》。

精心备料：人参10 g，甜杏仁10 g，茯苓15 g，红枣12 g，陈皮1片，糯米100 g，雄猪肚1具，花椒7粒，姜1块，独头蒜4个，葱1茎，调料适量。

按谱掌勺：（1）人参洗净，加水适量，于旺火上煨30 min，然后切片，留汤待用。红枣洗净，酒喷去核；茯苓洗净；杏仁先以开水浸泡，再用冷水洗净，搓去皮，晾干，陈皮洗净，破为两半；猪肚两面洗净，刮去白膜，用开水稍烫。姜、蒜拍破，葱切段，糯米淘净。（2）用纱布袋将上述各药及糯米、花椒和白胡椒装袋，袋口扎紧，放猪肚内。（3）将猪肚置一大盘内，加适量酱油、料酒、盐、姜、葱和蒜，上屉用旺火蒸2 h，至猪肚熟烂时取出。稍凉后取出纱布袋解开，取出人参、杏仁和红枣待用，余物取出弃去不用，只留糯米饭。将红枣放碗内，猪肚切片置其上，人参放肚片上。把盘内原汤与人参汤倒进锅内煮沸，调入味精。饮汤，吃猪肚及糯米饭。每周服用1～2次，长期服用更佳。

饮食宜忌：本膳能健脾养肺，补虚益气。适用于体虚难复、各种劳伤、贫血、胃病、中气不足、精神委顿、水肿、肺结核、小儿营养不良、发育迟缓或大病后体虚等各种病症或手术后，凡见有食少、不思食、气短乏力、易疲劳及便溏水肿等症，均有良好效果。多用于慢性疾病的恢复与调养，凡各病急性发作期则不相宜。

3. 健胃益气糕

配方来源：《华夏药膳保健顾问》。

精心备料：山药200 g，莲子肉200 g，茯苓200 g，芡实200 g，陈仓米粉250 g，糯米粉250 g，白砂糖750 g。

按谱掌勺：将上述诸药磨成细末，与米粉及白砂糖混合均匀。加入少量清水和成粉散颗粒，压入模型内，脱块成糕，上笼蒸熟。空腹酌食。

饮食宜忌：本品能健脾止泻，用于脾胃虚弱夹湿所致的食少便溏、神疲倦怠及妇女脾虚带下等症。本方药性平和，少量或短暂服用，不易见效，应坚持常服。

二、养血类

养血类药膳适用于血虚证，主要表现为面色萎黄或面色无华、口唇爪甲苍白、头晕目眩、心悸失眠，以及妇女月经量少、月经周期后错或闭经等。常用的养血类药物有熟地、当归、阿胶、桑葚、首乌、龙眼肉、枸杞和红枣，常用养血类谷物有籼米，常用动物类来源食材如动物肝脏、鸭肉、燕窝、鸡蛋、墨鱼和海参。

1. 红杞田七鸡

配方来源：《中国药膳学》。

精心备料：枸杞子15 g，三七10 g，肥母鸡1只，猪瘦肉100 g，小白菜心250 g，面粉150 g，绍酒30 g，味精0.5 g，胡椒粉5 g，生姜20 g，葱白30 g，精盐10 g。

按谱掌勺：（1）肥母鸡宰杀后去毛，剖腹去内脏，剁去爪，冲洗干净；枸杞子拣去杂质，洗净；田七用4 g研末备用，6 g润软后切成薄片；猪肉洗净剁细；小白菜心清水洗净，用开水烫过，切碎；面粉用水和成面团；葱洗净，少许切葱花，其余切为段；生姜洗净，切成大片，碎块捣姜汁备用。（2）整鸡入沸水中略焯片刻，捞出用凉水冲洗后，沥干水。将枸杞子、田七片、姜片、葱段塞于鸡腹内。鸡置炖盅内，注入清汤，下入胡椒粉、绍酒，田七粉撒于鸡脯肉上。用湿绵纸封紧炖盅口，上笼旺火蒸约2 h。（3）上笼蒸鸡1 h后，将猪肉泥加精盐、胡椒粉、绍酒、姜汁和成饺子馅，再加小白菜拌匀。面团作20份擀成饺子皮，包20个饺子。另烧开水煮水饺。（4）鸡熟后，揭去绵纸，取出鸡，去枸杞、田七片，加入味精调味，饺子熟后捞出装盘，即成。

饮食宜忌：本膳功在滋补营血，故凡外感表证未愈，身患湿热证，或其他急性病罹患期间则不宜食用。

2. 归脾麦片粥

配方来源：《益气、补血、健脾药膳改善"慢疲劳"》。

精心备料：党参、黄芪各15 g，当归、枣仁、甘草各10 g，丹参12 g，桂枝5 g，麦片60 g，桂圆肉20 g，大枣5枚。

按谱掌勺：党参、黄芪、当归、枣仁、甘草、丹参、桂枝置清水内浸1 h后捞出，加水1 000 mL，煎煮后取汁去渣；将麦片、桂圆肉、大枣（劈开）入药汁中，共煮成粥，每日服2次。

饮食宜忌：本膳有养血安神、补心益脾及调经等功效，可心脾两补，对于思虑伤脾、发热体倦、失眠少食、怔忡惊悸、慢性疲劳及体质下降等症状尤为有效。凡外感表证未愈，身患湿热证，或其他急性病罹患期间则不宜食用。

3. 当归生姜羊肉汤

配方来源：《金匮要略》。

精心备料：当归20 g，生姜30 g，羊肉500 g，食盐、黄酒、葱及胡椒粉等调料适量。

按谱掌勺：（1）将羊肉洗净，除去筋膜，切成小块，用开水氽过，沥干备用。生姜切成薄片，下锅内略炒片刻，再倒入羊肉微炒，铲起。当归洗净，纱布松松地包住捆扎好。（2）将当归与炒后的生姜羊肉一并放在砂锅里，武火煮沸后，改用文火煲2～3 h即可。服用前可以适当加一点盐和葱、胡椒粉等其他调料，吃肉喝汤。

饮食宜忌：本膳温中补血，调经散寒。适用于阳虚寒凝所致的腹痛疝气痛、疲倦乏力、恶风畏冷、四肢逆冷及面色苍白；妇女血虚寒凝之月经不调、血虚经少、痛经、经期头痛、寒疝、乳胀、子宫发育不良、胎动不安、习惯性流产，及产后气血虚弱之腹痛、血虚乳少及恶露不止等症。阴虚有热、湿盛中满者不宜用本汤。年老体弱，常发热、咽喉肿痛、口舌溃烂者慎用。

三、气血双补类

气血双补类药膳适用于气血两虚者患者，多由久病不愈，气血两伤所致。主要表现为少气懒言、神疲乏力、自汗、眩晕、心悸失眠、面色淡白或萎黄等。药膳制作中除选用上述益气养血的药材、食材外，还应注意健脾醒胃。

1. 黄芪珍菌炒牛柳

配方来源：《益气、补血、健脾药膳改善"慢疲劳"》。

精心备料：珍菌100 g，牛柳250 g，黄芪50 g，双耳100 g，青椒、红椒各20 g，葱段、姜片、红酒、精盐、味精、白糖、植物油各适量。

按谱掌勺：（1）将牛柳、黄芪、双耳放油锅中滑散，倒出沥油备用；（2）珍菌洗净后加盐入沸水锅中煮熟，倒出沥水备用；青椒、红椒切成片。（3）锅内留少许底油，加姜片、葱段，煸香后加青椒片、红椒片、珍菌、牛柳、精盐、味精、白糖，翻炒1 min即成。

饮食宜忌：本膳能够气血双补、益气和血，抗疲劳，强筋骨，降血脂以防疲劳，增强免疫力。可防治虚损消瘦、消渴、脾虚便溏、肢体浮肿、精神疲惫、四肢无力、气短懒言及腰腿酸痛等病症，适宜疲劳综合征、贫血、病后及术后体虚、脂肪肝、血脂异常患者食用；疮毒、湿疹、瘙痒症者忌食。

2. 乌鸡白凤汤

配方来源：《中国药膳学》。

精心备料（100份量）：鹿角胶25 g，鳖甲12 g，煅牡蛎12 g，桑螵蛸10 g，人参25 g，黄芪10 g，当归30 g，白芍25 g，香附25 g，天冬12 g，甘草6 g，生地黄50 g，熟地黄50 g，川芎12 g，银柴胡5 g，丹参25 g，山药25 g，芡实12 g，鹿角霜10 g，墨鱼1 000 g，乌鸡肉1 500 g，生姜30 g，葱30 g，绍酒150 g，精盐、味精各适量。

按谱掌勺：（1）将人参润软，切片，烘脆，碾成细末备用；墨鱼用温水洗净，去骨；乌鸡宰后去内脏，洗净，剁下鸡爪、鸡翅膀；中药除人参外，以药用纱布袋装好，扎紧袋口。（2）将装入纱布的中药与墨鱼、鸡爪、鸡翅一同下锅，注入清水，烧沸后再熬1 h，备用。（3）鸡肉洗净后，以沸水焯去血水，洗净，切成条方块，摆在100个碗内，加上葱段、姜块、食盐、绍酒的一半，加上备用药汁适量，上笼蒸烂。（4）鸡蒸烂后出笼，择去姜、葱，原汤倒入勺内，再和上原药汁调余下的绍酒、食盐、味精，烧开，去上沫，收浓，浇于鸡肉上即成。

饮食宜忌：本膳为集药补与食补之重剂，具有良好的补气养血和调经止带的功效。对于气弱血虚阴亏的患者，证见神疲体倦、腰膝酸软、月经不调、白带量多、虚热烦躁、心悸怔忡及睡卧不宁等症状，均可服用。本膳为大补之方。凡体弱、年老、妇人经带病，属气血虚者，均可食用。但外感未愈，湿热之体，痰湿较重，身患滑泄等疾患者，本方不宜服用，恐滋补滞邪。

3.参枣米饭

配方来源：《醒园录》。

精心备料：党参15 g，糯米250 g，大枣30 g，白糖50 g。

按谱掌勺：先将党参、大枣煎取药汁备用。再将糯米淘净，置瓷碗中加水适量，煮熟，扣于盘中。将煮好的党参、大枣摆在饭上。加白糖于药汁内，煎成浓汁，浇在枣饭上即成。空腹食用。

饮食宜忌：本膳能补中益气，养血宁神，用于脾气虚弱证患者，证见倦怠乏力、食少便溏，以及血虚所致面色萎黄、头晕、心悸、失眠及浮肿等。本膳甘温，糯米黏滞难化，若脾胃虚弱，痰湿内阻者不宜服用。

四、滋阴类

滋阴类药膳适用于阴虚体质及病证。阴虚主要表现为精、津、阴液不足而致的皮肤诸窍干燥、虚热及虚火等证，如形体羸瘦、口燥咽干、心烦少眠、骨蒸盗汗、两颧潮红及五心烦热等。常用药食如生地黄、沙参、麦门、玉竹和百合用于补肺胃津液之不足，熟地、山萸肉、枸杞子、龟板和鳖甲用于补肝肾阴血之不足，常用食材如海参、鸭肉、甲鱼、银耳、燕窝、奶制品、芝麻、蜂蜜、梨和桑葚等用于滋阴益肾。

1.益寿鸽蛋汤

配方来源：《四川中药志》。

精心备料：枸杞子10 g，龙眼肉10 g，制黄精10 g，鸽蛋4枚，冰糖50 g。

按谱掌勺：（1）枸杞子拣去杂质，洗净；龙眼肉洗净，切碎；制黄精洗净，切细；冰糖打碎，用碗盛装待用。（2）炒锅置中火上，注入清水约750 mL，加入上三味药物同煮。（3）待煮沸15 min后，再将鸽蛋逐个打入锅内，将冰糖碎块同时下入锅中，煮至蛋熟即成。每日服一料，连服7 d。冰糖多少可根据口味不同增减分量。

饮食宜忌：本膳具有滋补肝肾、益阴养血的作用。对具有肝肾阴虚，肺阴亏损特点的肾虚腰痛，老年性痴呆，肺结核，年老体衰，消渴病及其他虚弱性疾病，症见腰膝软弱，面黄羸瘦，头目眩晕，耳鸣眼花，燥咳少痰，虚热烦躁，心悸怔忡者，具有较好的治疗补益作用。阴虚内热而见潮热骨蒸，烦热盗汗之阴虚重者，本方力有不及。伴湿热者则不宜服用。

2. 麦冬枸杞炒鸡蛋

配方来源：《现代养生》。

精心备料：鸡蛋4个，枸杞10 g，花生米30 g，瘦猪肉50 g，麦冬10 g，盐、味精、淀粉各适量。

按谱掌勺：枸杞洗净在沸水中略汆一下；麦冬洗净煮熟切成碎末；花生米炒脆；瘦猪肉切成丁；鸡蛋加盐打匀隔水蒸熟，冷却后切成粒状备用。将锅置旺火上，加油，把猪肉丁炒熟，再倒进鸡蛋粒、枸杞、麦冬炒匀，加盐、味精，用淀粉勾芡，盛入盘中铺撒花生米即成，佐餐食用。

饮食宜忌：本膳可滋补肝肾、强身明目，适用于慢性肝炎、早期肝硬化患者，症见口舌干燥、喉痒、舌红或脉细数者。本膳药性平和，湿热者慎用。

3. 怀药芝麻糊

配方来源：《中国药膳》。

精心备料：怀山药15 g，黑芝麻120 g，粳米60 g，鲜牛乳200 mL，冰糖120 g，玫瑰糖6 g。

按谱掌勺：（1）粳米淘净，水泡约1 h，捞出沥干，文火炒香。山药洗净，切成小颗粒。黑芝麻洗净沥干，炒香。（2）上三物同入盆中，加入牛乳、清水调匀，磨细，滤去细茸，取浆液待用。（3）另取锅加入清水、冰糖，烧沸溶化，用纱布滤净，糖汁放入锅内再次烧沸后，将粳米、山药、芝麻浆慢慢倒入锅内，不断搅动，加玫瑰糖搅拌成糊状，熟后起锅。早、晚各服1小碗。

饮食宜忌：本膳能滋补肝肾阴精，用于肝肾阴虚证，证见病后体弱、腰膝酸软、头晕耳鸣、大便燥结或须发早白等。若长期服食，可强健身体，有延缓衰老、延年益寿之功。因本膳重用芝麻，易滑肠，脾胃弱便溏者慎用。

五、温阳类

温阳类药膳适用于阳虚证，证见形寒肢冷，腰腹四肢不温，小便清长或频数等。常用的温阳类药材主要有鹿茸、附子、肉桂、干姜、狗脊、巴戟天和杜仲等，常用的食材包括各种动物肾脏、狗鞭、鹿鞭、狗肉、羊肉、韭菜、鲈鱼、河豚、虾、淡菜和蚕蛹等。

1. 鹿鞭壮阳汤

配方来源：《中国药膳学》。

精心备料（10份量）：鹿鞭2条，枸杞子15 g，菟丝子30 g，狗肾100 g，山药20 g，巴戟天9 g，猪肘肉800 g，肥母鸡800 g，绍酒50 g，胡椒粉、花椒精盐、生姜、葱白各适量。

按谱掌勺：（1）用温水发透鹿鞭，需10~12 h，宜更换温水2~3次，发透后刮去粗皮杂质，剖开再刮净内面的粗皮，洗净，切成3 cm左右的鞭段。狗肾先用油砂（经油炼过的河砂）炒烫，筛去油砂，再用温水浸泡，刷洗干净。猪肘肉皮刮净，洗净。鸡肉洗净，切成约3 cm×1.2 cm的条块。山药用水润软，切成2 cm厚的块。枸杞子、菟丝子、巴戟天用纱布袋装，扎紧袋口。葱洗净扎结，姜洗净拍破。（2）锅置火上，放入鹿鞭、姜、葱、绍酒，加清水约1.5 mL，用武火煮沸15 min，捞出鹿鞭，原汤不用，如此反复煮2次。（3）另起砂锅，放入猪肘、鸡块、鹿鞭、狗肾，加清水适量，烧沸后，撇去浮沫，加入绍酒、姜、葱、花椒，移于文火炖90 min左右。（4）取出姜、葱、猪肘，再将山药片、药袋、盐、胡椒粉、味精放入锅内，用武火炖至山药熟烂，汤汁浓稠。（5）取汤碗1个，先捞出山药铺于碗底，再盛上鸡肉块，最后摆上鹿鞭，倒入汤汁平鹿鞭即成。作佐餐食。

饮食宜忌：本膳具有温肾壮阳、补血益精、强身健体的功效。对于肝肾虚损，肾阳衰惫，精血不足，身体虚弱的患者，如见有阳痿遗精，早泄，腰酸膝软，畏寒肢冷，头昏耳鸣，小便清长等症时，服食可收良效。若见脾阳虚弱，而有食欲不振，食后腹胀，食不消化，便溏或完谷不化等时，本膳也有良好疗效。如阴虚所致头昏耳鸣，腰痛腿痛，或见有虚热虚烦，潮热盗汗，心烦口干等症者，不宜服用本膳，以防更伤阴液。

2. 青虾韭菜

配方来源：《东方药膳》。

精心备料：青虾250 g，韭菜100 g。洗净，切段后，先以素油煸炒青虾，烹黄酒、酱油、醋及姜片等调料，再加入韭菜煸炒，嫩熟即可食用。

饮食宜忌：补益肾阳。适用于男子阳痿、女子宫冷不孕等，经常食之。本膳药性平和，阴虚有热者不宜常食。

3. 羊脊骨粥

配方来源：《太平圣惠方》。

精心备料：羊连尾脊骨1条，肉苁蓉30 g，菟丝子3 g，粳米60 g，葱、姜、食盐、黄酒适量。

按谱掌勺：（1）菟丝子酒浸3 d，晒干，捣末。肉苁蓉酒浸一宿，刮去粗皮。（2）羊脊骨砸碎，用水2.5 L，煎取汁液1 L，入粳米、肉苁蓉煮粥。（3）粥欲熟时，加入葱末

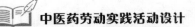

等调料，粥熟，加入菟丝子末、20 mL料酒，搅匀，空腹食之。若作汤佐餐服用也可。

饮食宜忌：本膳能补肾阳，益精血，强筋骨。用于肾阳虚弱证，证见虚劳羸瘦，腰膝无力，头目昏暗者。肝肾阴虚者不宜服用，如患者大便燥结，宜去菟丝子。

第二节　常用祛邪类药膳配方

人体患病，邪从何来，有外感之风寒暑湿燥火，有内伤之湿热、痰饮、食积、气滞和血瘀。祛邪类药膳具有祛除体内邪气或病理产物的作用，根据其功能不同，又分为解表类、清热类及泻下类等10类。

一、解表类

解表类药膳由具有解表作用的药物和食物制作而成，主要适用于感冒初起证见发热恶寒、鼻塞流涕、周身酸痛不适及头痛等证；也可用于麻疹或疮疡初起，见以上表证者。外感表证多由风邪引起，风邪有风寒、风热之不同，故在治法上有辛温解表与辛凉解表之分，故药膳组方各有侧重，需结合临床表现谨慎选择。辛温解表类药膳常用的药材有：生姜、葱白、豆豉、荆芥、防风、白芷和苏叶，辛凉解表类药膳常用药材有：金银花、桑叶、菊花、薄荷、芫荽和枇杷叶等。

1. 葱豉粥

配方来源：《中国中医药报》。

精心备料：葱白一握，淡豆豉30 g，粳米60 g。

按谱掌勺：将上述三种共同煮粥，服食。

饮食宜忌：本膳具有发汗解表的作用，适用于外感风寒初起，证见恶寒重、鼻塞、流清涕、无汗和身体疼痛不适的患者。外感风热之证，发热重、恶寒轻、汗出较多者，不宜食用。

2. 神仙粥

配方来源：《中国中医药报》。

精心备料：生姜3～6 g，连须葱白5～7茎，糯米30～60 g，米醋10～15 mL。

按谱掌勺：将淘洗的糯米、生姜放入砂锅内煮一、二沸，再放入葱白，待粥将成时，再加入米醋，稍煮即可。

饮食宜忌：本膳具有发散风寒和温中和胃的功效。用于风寒感冒、发热恶寒、头身疼痛、鼻塞流涕、喷嚏不止、咳嗽及胃寒呕吐、不思饮食的患者。外感风热之证，发热重、恶寒轻、汗出较多者，不宜食用。

3. 桑菊薄竹饮

配方来源：《中国中医药报》。

精心备料：桑叶10 g，竹叶15～30 g，菊花10 g，芦根10 g，薄荷6 g。

按谱掌勺：将上五味药洗净，放入茶壶内，用水浸泡10 min，代茶饮。

饮食宜忌：本膳具有疏散风热和清热生津的功效。用于外感风热所致感冒，证见发热、头痛、目赤、咽痛、口渴及心烦的患者。发散风热药膳作用较为缓和，也适用于小儿麻疹初起、疹出不畅者。外感风寒者本膳无效。

4. 芫荽发疹饮

配方来源：《中国中医药报》。

精心备料：芫荽60 g，荸荠40 g，胡萝卜90 g。

按谱掌勺：将上三味加水1 200 mL，煎至500 mL，分次温饮。

饮食宜忌：本膳具有透疹、清热和止渴的功效。适用于小儿疹初起、疹出未畅、证见发热、恶风、喷嚏和口渴的患者。外感风寒所致的风疹不适合本膳。

二、清热类

清热类药膳由清热类药物和食物组成，适用于里热证的治疗。本部分所讲里热证指里实热证。里热证可见口干口渴喜冷饮、面红目赤、心烦、小便短赤、大便干结、舌红苔黄及脉数等证候。根据热邪所在之病位不同，又有在气分、血分之异，在脏、在腑之殊。因此，清热类药膳种类繁多，作用各异。本部分仅举几个代表性的药膳供参考。清热类药膳常用药物有石膏、金银花、蒲公英、紫花地丁、竹叶、莲子心、马齿苋、鱼腥草、藿香、佩兰、荷叶及生地等，常用食物有西瓜、甘蔗、甜瓜、苦瓜、丝瓜、黄瓜、绿豆、白扁豆、茭白、芹菜、绿茶及海螺等。由于本类药膳多由寒凉原料组成，使用时应注意顾护脾胃。阳虚之体、胃弱之人，应慎用本类药膳，以免伤阳损胃。

1. 竹叶粥

配方来源：《老老恒言》。

精心备料：生石膏30 g，鲜竹叶10 g，粳米100 g，冰糖适量。

按谱掌勺：（1）鲜竹叶洗净，同生石膏（包）一同放入锅内。加水适量煎煮，去渣取汁。（2）放入洗净的粳米，按常法煮成稀粥，调入冰糖即成。每日分2～3次食用，病愈即止。

饮食宜忌：本膳能清热泻火，清心利尿，用于感受暑热，气津两伤，证见发热、汗出、口渴、心烦及尿赤量少等症。凡脾胃虚寒或阴虚发热者不宜使用本方。

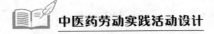

2. 五汁饮

配方来源：《温病条辨》。

精心备料：梨200 g，荸荠500 g，鲜芦根100 g（干品减半），鲜麦门冬50 g（干品减半），藕500 g。

按谱掌勺：梨去皮、核，荸荠去皮，芦根洗净，麦门冬切碎，藕去皮、节。然后以洁净纱布分别绞取汁液。将绞取好的汁液一同放入容器内和匀。一般宜凉饮，不甚喜凉者可隔水炖温服（如无鲜芦根、鲜麦门冬，亦可选用干品另煎合服）。

饮食宜忌：本膳具有清热润燥和养阴生津之功，适用于燥热伤津证，见身热不甚、口中燥渴、心中烦热、干咳不已、咽喉肿痛，或痰中带有血丝、舌干燥无苔及脉细数等症；亦可用于秋季燥热伤肺引起的干咳、咽痛。此外，慢性支气管炎、慢性咽炎、急性肺炎恢复期症见燥热伤津者均可使用。素体阳虚或者脾胃虚寒者不宜多服。

3. 香薷豆朴饮

配方来源：《养生月刊》。

精心备料：香薷10 g，厚朴5 g，白扁豆5 g。

按谱掌勺：将香薷、厚朴用剪刀剪碎，白扁豆炒黄捣碎，放入保温杯中，以沸水冲泡，盖严后浸泡1 h，放温，代茶饮，不拘时服。

饮食宜忌：本品具有解暑祛湿、开胃止呕的功效，适用于夏季感寒出现的头痛发热、胸闷倦怠、腹痛吐泻及食欲减退等症。本品性温，若火盛气虚、阴虚有热而无寒象者慎用。此外，香薷与山白桃相克，不可同食。

4. 清炒笋片

配方来源：《养生月刊》。

精心备料：竹笋250 g，葱5 g，姜3 g，食盐1 g，生抽1 g，植物油15 g。

按谱掌勺：竹笋剥去皮，洗净，除去老的部分，切成薄片，备用。烧热锅，放植物油，烧至九成热时，放葱末入锅内煸香，再将竹笋、姜末放入锅内，翻炒至笋片熟时，加适量盐及生抽，再翻炒几下，起锅装盘，即可食用。

饮食宜忌：本膳能化痰下气、清热除烦，尤其善于清热消痰。营养学研究表明，竹笋富含B族维生素，具有低脂、低糖及多纤维等特点，能促进肠道蠕动、帮助消化和防止便秘。需要注意的是，市场上售卖的竹笋有粗细两种，粗的适合炖煮，细的适合清炒。鲜竹笋存放时不要剥皮，否则会失去清香味。鲜竹笋食用前最好用淡盐水焯过，以去除苦涩味。竹笋虽然有很多益处，但由于性味甘寒，又含有较多粗纤维，所以患有严重胃溃疡、十二指肠溃疡、胃出血及慢性胃肠炎等疾病的患者应忌食或慎食。

5. 荷叶冬瓜汤

配方来源：《饮食疗法》。

精心备料：鲜荷叶1/4张，鲜冬瓜500 g，食盐适量。

按谱掌勺：将鲜荷叶洗净、剪碎；鲜冬瓜去皮、洗净，切片。将荷叶和冬瓜片一同放入锅内，加水适量煲汤。临熟时弃荷叶，加少量食盐调味即成。饮汤食冬瓜。每日1剂，分2次食用。

饮食宜忌：本膳具有清热祛暑和利尿除湿的功效，适用于暑温、湿温病所致发热、出汗不畅、烦闷、头晕头重、头痛、体重酸痛、口渴尿赤、小便不利、舌苔白腻或微黄腻等症，也可用于中暑、水肿、消渴及肥胖等病的辅助治疗。本膳性质平和，常人、感受暑湿者皆可食用。

6. 蒲公英地丁绿豆汤

配方来源：《中国食疗方全录》。

精心备料：蒲公英30 g，紫花地丁30 g，绿豆60 g。

按谱掌勺：（1）将蒲公英、紫花地丁洗净，切碎。将蒲公英、紫花地丁一同放入锅内，加水适量。（2）煎煮30 min，去渣取汁。再将药汁放入锅内，加水适量，入绿豆，煮至豆熟烂即成。候温食用，每日2次。

饮食宜忌：本膳具有清热解毒的功效，用于热毒引起的火毒疔肿、痈肿疮疡，症见局部红肿热痛、扪之坚实，或身热恶寒、苔薄黄、脉数有力等；也可用于一切疔肿恶疮，尤其适于初起未溃时；亦可以解多种毒。本膳性味寒凉，素体虚寒或脾胃虚寒者慎用。

7. 芦根茶

配方来源：《民间验方》。

精心备料：芦根30 g，鲜萝卜30 g，葱白12 g，青橄榄6枚。

按谱掌勺：将芦根、萝卜、葱白和橄榄分别洗净，切碎。将上述4味一同放入热水瓶中，冲入沸水适量。闷盖约15 min，代茶饮服。

饮食宜忌：本膳具有清热解毒和利咽润燥的功效。适用于热毒壅喉，证见咳嗽、咽喉红肿疼痛、咯痰清稀及口干口渴等症。脾胃虚寒者慎用。

8. 青头鸭羹

配方来源：《太平圣惠方》。

精心备料：青头鸭1只，萝卜250 g，冬瓜250 g，葱、食盐适量。

按谱掌勺：（1）鸭洗净，去肠杂，萝卜、冬瓜洗净切片，葱切细。（2）将鸭放入砂锅内，加水适量，武火煮开后，改用文火，鸭肉煮至半熟。（3）再放入萝卜、冬瓜，继续煮至鸭熟后加葱丝、盐少许调味。空腹食肉饮汤或作佐餐食用。

饮食宜忌：本膳具有清热、利湿和通淋的功效，适用于湿热内蕴引起的腰酸背痛、小便短少、尿频尿急、尿涩痛、尿短淋沥、身体消瘦、消化差、胃纳差、失眠、水肿、舌质胖大及舌苔厚腻等症。也可用于慢性肾炎、慢性前列腺炎和慢性尿道炎，以及女性常见的阴道炎、盆腔炎及子宫内膜炎等。凡由湿热引起的病证皆可食用。本方寒凉，凡脾胃虚寒致腹痛腹泻，或虚寒痛经、月经不调者禁用；外邪未尽者慎用。

三、泻下类

泻下类药膳是由能够泻下通便的药物和食物组成的药膳，适用于大便干燥之证。中医理论中泻下法有攻下、峻下和润下的区别。峻下之剂多迅猛，部分有毒，故基本不用于药膳。药膳中所用药物多为润下之品，或配少量具有泻下导滞作用的药物，常用的药物如郁李仁、火麻仁、柏子仁、杏仁、桃仁和番泻叶，常用食物如蜂蜜、芝麻、核桃仁和香蕉。本类药膳宜空腹服。部分药物易伤胃气，应得效即止，不宜过剂。若久病正虚，年老体弱，及妇女月经期、胎前产后，仍应慎用本类药膳。

1. 蜂蜜决明茶

配方来源：《食物本草》。

精心备料：生决明子10～30 g，蜂蜜适量。

按谱掌勺：将决明子捣碎，加水200～300 mL，煎煮5 min。冲入蜂蜜，搅匀后当茶饮用。每日早、晚分服。

饮食宜忌：本膳具有润燥滑肠和泄热通便的功效。适用于热病伤津所致的大便干燥不通，数日不行，或肝火上炎，目赤肿痛，头痛眩晕，小便短赤，舌红苔黄燥，脉滑数者；亦可用于老人肠燥便秘兼有高血压、高脂血症者。决明子煎煮时间不宜过久，否则有效成分被破坏，作用降低。同时，决明子用量不宜过大，大剂量可致剧泻。

2. 桃花馄饨

配方来源：《太平圣惠方》。

精心备料：鲜桃花30 g，面粉100 g，瘦猪肉100 g，葱、姜、食盐、味精、鸡汤各适量。

按谱掌勺：（1）将瘦猪肉洗净，切碎，和葱、姜剁为肉泥，加食盐、味精调匀为馅。（2）将面粉与毛桃花加水适量揉为面团，擀成皮。（3）然后将面皮与馅做成馄饨，入鸡汤中煮熟。

饮食宜忌：本膳具有泻下通便和清热利水的功效。适用于燥热内结所致的大便燥结，腹中胀痛，以及食积便秘、水肿和小便不利等。亦可用于浮肿而大小便不通，腹胀口干，舌苔腻，脉滑实者。同时，本膳能活血通经，对妇女月经不调，产后瘀滞腹痛，二便不通，亦可选用。体弱年高者慎用；孕妇及月经过多者忌服。

3. 木香槟榔粥

配方来源：《湖南中医杂志》。

精心备料：木香、槟榔各5 g，粳米100 g，冰糖适量。

按谱掌勺：取木香、槟榔水煎留汁，入粳米煮粥，粥将熟时加冰糖适量，稍煎化开即可，温食，每天1～2次。

饮食宜忌：本膳具有理气通腑的功效，适用于气滞便秘、大便秘结、欲便不得或便而不爽，伴腹胀肠鸣、胸胁胀闷等症。脾胃气虚者慎用。

4. 牛髓膏

配方来源：《湖南中医杂志》。

精心备料：人参、山药、桃仁和杏仁各60 g，核桃肉90 g，牛髓90 g，蜂蜜240 g。

按谱掌勺：将人参、山药、桃仁、杏仁和核桃仁研为细末，牛髓加入铁锅内，加热熔化后，加入蜂蜜熬炼，加入药末，不断搅拌至黄色为度，冷却后瓷器盛装备用，用时每次5～10 g，空腹嚼食。

饮食宜忌：本膳能够益气润肠通便，适用于气虚便秘，适用于大便不干，有便意但排便困难，用力努挣则汗出短气，伴精神不振、身疲乏力者。证属湿热便秘者慎服。

三、温里祛寒类

温里祛寒类药膳以温热药物和食物为主组成，具有温中散寒和温经通络的功效，能够治疗素体阳虚，阴寒内生，或外感寒邪留滞脏腑经络，或用药过于寒凉，脏腑经络受损。根据病位不同，有寒中脏腑、寒阻经络之别。寒中脏腑见脘腹冷痛，喜温喜按，食少腹胀，畏寒肢冷，大便稀溏，舌淡苔白润。用药多选用附子、干姜、肉桂、小茴香、川椒、高良姜、砂仁、丁香及艾叶等，食材多选用羊肉、狗肉、鹿肉、羊肉及鸡肉等肉类。寒阻经络则寒凝血瘀，或痹阻不通，见肢体冷痛、肤色紫暗、舌有瘀斑。常用药物如桂枝、当归、杜仲、附子及干姜等。

1. 六味牛肉脯

配方来源：《饮膳正要》。

精心备料：牛肉2 500 g，胡椒15 g，荜茇15 g，陈皮6 g，草果6 g，砂仁6 g，高良姜6 g，姜汁100 mL，葱汁20 mL，食盐100 g。

按谱掌勺：①将牛肉剔去筋膜，洗净后入沸水焯至变色，捞出晾冷后切成小条；②将胡椒、荜茇、陈皮、草果、砂仁和高良姜研成粉末，再把姜、葱绞汁拌和药粉，加盐调成糊状；③把切好的牛肉用调成的药糊拌匀后，码入坛内封口腌制2 d取出，再放入烤炉中焙干烤熟为脯，随意食之。

饮食宜忌：本膳具有健脾补虚和温中止痛的功效，用于脾胃中焦虚寒证，见胃脘冷痛、呕吐溏泄、腹胀痞满、食少纳呆、消化不良、下利完谷，且伴有畏寒肢冷等症者。本方可作慢性肠炎、消化不良者之膳食。本膳辛香温热，实热证、阴虚证患者不可食用。

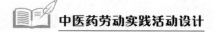

2. 砂仁肚条

配方来源：《大众药膳》。

精心备料：砂仁10 g，猪肚1 000 g，花椒末2，胡椒末2 g，葱、姜、食盐、味精、猪油等调料适量。

按谱掌勺：①将猪肚洗净，入沸水氽透捞出，刮去内膜。②锅内加入骨头汤、葱、姜、花椒各适量，放入猪肚，煮沸后改文火煮至猪肚熟，撇去血泡浮沫，捞出猪肚晾凉切片；③再用原汤500 mL煮沸后，放肚片、砂仁、花椒末、胡椒末及食盐、猪油、味精等适量调味，沸后用湿淀粉勾芡即成；④早、晚佐餐食用。

饮食宜忌：本膳具有补益脾胃和理气和中的功效。适用于脾胃虚弱所致的食欲不振、食少腹胀、体虚瘦弱及妊娠恶阻等，亦可用于虚劳冷泻、宿食不消及腹中虚痛等症。砂仁中所含有效成分为挥发油，不宜久煮。凡阴虚血燥、火热内炽者不宜使用。

3. 艾叶生姜煮蛋

配方来源：《饮食疗法》。

精心备料：艾叶10 g，老生姜15 g，鸡蛋2个，红糖适量。

按谱掌勺：①姜用湿过水的纸包裹3层，把水挤干，放入热炭灰中煨10 min，取出洗净切片备用；②将艾叶、鸡蛋洗净，与姜片一同放入锅内，加水适量，文火煮至蛋熟后，去壳取蛋；③再放入药汁内煮10 min，加入红糖溶化，饮汁食蛋。

饮食宜忌：本膳具有温经通脉和散寒止痛的功效。适用于下焦虚寒所致的腹中冷痛、月经失调，或行经腹痛，舌淡苔白，脉沉细。月经失调、慢性盆腔炎、行经腹痛、胎漏下血、带下清稀及宫寒不孕等属下焦虚寒者可选用本方。艾叶辛香而苦，性质温燥，用量不宜过大。证属阴虚血热者不宜食用。

五、祛风散邪类

祛风散邪类药膳是由祛风除湿、祛风散寒、通络止痛及祛风止痒为主的药物和食物组成的，适用于风、寒和湿邪侵袭人体，滞留于肌肉、筋骨和经络，阻滞气血运行，导致肢体出现疼痛、麻木、关节屈伸不利，以及皮肤瘙痒不适等症状。常用药物有各种蛇、藤类、海桐皮、威灵仙、牛膝、徐长卿、五加皮、独活、羌活、秦艽、木瓜、当归及川芎，常用食物有羊肉、狗肉、鹿肉、蛇肉和酒。

1. 海桐皮酒

配方来源：《普济方》。

精心备料：海桐皮30 g，薏苡仁30 g，生地黄150 g，牛膝15 g，川芎15 g，羌活15 g，地骨皮15 g，五加皮15 g，甘草15 g，白酒3 L（一法加杜仲亦可）。

按谱掌勺：①以上各药制为粗末，用绢袋或纱布袋盛装，袋口扎紧；②置瓶内，注入白酒，将瓶口密封；③每日振摇酒瓶1次，冬季浸14 d，夏季浸7 d即成。每次饮15～30 mL，视酒量而定，佐餐饮，每日2～3次。

饮食宜忌：本膳具有祛风胜湿、宣痹止痛和强筋壮骨的功效，适用于风湿滞留经脉、血行不畅所致之肢体疼痛、腰膝酸软及筋骨痿弱等症。高血压患者及妊娠女性慎用。

2. 舒筋镇痛酒

配方来源：《药膳食疗》。

原料：秦艽、羌活、当归、伸筋草、制南星、桂枝、全蝎、木瓜和川牛膝各20 g，海马2条，蜈蚣4条。

按谱掌勺：将上述诸药置盆中用冷水浸泡，滤干水分后置瓦罐内，加进谷酒，酒量离罐口约16 cm（约1 500 mL），罐口用白纸覆盖，然后用细纱包压在纸上面，将药罐移至文火上煎熬，见纸边来汗（蒸气露珠），随即端去药罐冷后去渣收汁饮用。每次20～30 mL，早晚各1次，空腹服用。15 d为1疗程，连续2～3个疗程。

饮食宜忌：本膳具有舒筋镇痛和活血通络的功效，适用于坐骨神经痛遇寒尤剧者，阴虚者不宜服用。

3. 雪凤鹿筋汤

配方来源：《中国药膳学》。

精心备料：干鹿筋200 g，雪莲花3 g，蘑菇50 g，鸡脚200 g，火腿25 g，味精5 g，绍酒10 mL，生姜、葱白和食盐各适量。

按谱掌勺：①将鹿筋用冷水洗净，加入沸水浸泡，水冷再换，反复多次，待鹿筋涨发（夏季3 d，冬季6 d），若急用时可用油或蒸的方法涨发，然后将涨发的鹿筋除去筋膜，洗净，切成条块待用；②蘑菇洗净切片；雪莲花淘净泥渣，用纱布袋松装；生姜切片，葱白切节；③鸡脚沸水氽去血水，脱去黄衣及爪尖，拆去大骨，洗净，放入盆内待用；④锅置火上，鹿筋条下入锅中，加入姜、葱、黄酒及适量清水，将鹿筋煨透，去姜、葱，鹿筋条放入瓷缸内；⑤再放入鸡脚、雪莲花包，上面再放火腿片、蘑菇片，加入顶汤、黄酒、生姜、葱白，上笼蒸至鹿筋熟软（约2 h）后取出；⑥倒出原汤，汤中加入味精、食盐和胡椒粉，搅拌匀后倒入瓷缸内，再蒸半小时，取出即成；⑦口服每日1～3次，每次150～200 mL。

饮食宜忌：本膳具有补肝肾、强筋骨、祛寒湿和止痹痛的功效，用于肝肾不足、寒湿侵袭关节经络所致之关节疼痛、腰膝酸软及体倦乏力等症。可用于风湿性关节炎，类风湿性关节炎，强直性脊柱炎，腰椎间盘突出症，颈椎病的辅助治疗。湿热痹痛患者不宜食用。雪莲花能温肾助阳，活血通经，孕妇不可食用。

六、利水渗湿类

利水渗湿类药膳是由具有利水渗湿功效的药物和食物组成的，主要用于治疗水湿为患，见水肿、小便不利和泄泻，甚至黄疸等。湿邪缠绵难解，勿求急功。祛湿药膳以清淡为宜，避免油腻过重而黏腻滞邪。水肿者宜少盐膳食，避免加重水湿。若素体阴虚津亏，则应慎用，以防利水更伤阴液。常用药物包括茯苓、猪苓、薏苡仁、车前草、通草、玉米须和冬瓜皮，常用的食物包括红豆、鲤鱼、冬瓜和丝瓜。

1. 瓜皮茅根粥

配方来源：《中医食疗学》。

精心备料：西瓜翠衣100 g，白茅根、赤小豆各30 g，粳米50 g。

按谱掌勺：①将白茅根煎取汁，西瓜皮削去外面青皮切小块；②将茅根汁、西瓜皮、赤小豆、粳米同煮成粥，每日1～2次，连服数天。

饮食宜忌：本膳具有清热凉血和利尿通淋的功效。适用于湿热下注膀胱，或热伤血络、迫血妄行所致之热淋或血淋，症见小便淋沥涩少，灼热刺痛，尿色黄赤或红赤，甚至如洗肉水样，小腹拘急或疼痛，舌红，苔黄，脉滑数等。亦可用于暑热烦渴，小便短赤等。阴虚而无湿热者及小便清长者忌食。

2. 鲤鱼冬瓜羹

配方来源：《圣济总录》。

精心备料：鲤鱼1条（250 g），冬瓜1 000 g，葱白10 g。

按谱掌勺：①冬瓜洗净后，削皮（勿丢），去瓤切块；②将鲤鱼刮鳞、去鳃、去内脏，洗净，加适量水入锅内武火先煮，去骨；③将冬瓜、冬瓜皮、葱白放入锅内，再加适量水，继续煮至瓜熟肉烂汤稠为度；④捞出冬瓜皮、葱白不食，每日2～3次。

饮食宜忌：本膳具有健脾、利水和养胎的功效，适用于妇女怀孕期间水液停聚导致的水肿，证见妊娠期出现下肢浮肿，或全身水肿，按之凹陷，舌苔白或腻。方中冬瓜性偏寒凉，脾胃虚寒易泄泻者慎用。鲤鱼为腥膻发物，素患疮疡者慎食。

3. 茯苓粥

配方来源：《仁斋直指方》。

精心备料：茯苓15 g，粳米50 g。

按谱掌勺：茯苓磨成细粉，与粳米同煮粥。趁热服食，每日1～2次。

饮食宜忌：本膳具有利水渗湿和健脾和胃的功效。适用于脾虚湿盛所致之体倦乏力，食少纳呆，腹胀便溏，肢体浮肿，舌淡胖，苔白腻，脉缓或滑等。本膳药力平和，适合常服、久服。

七、化痰止咳类

化痰止咳类药膳以具有化痰止咳功效的药物和食物为主组成，用于治疗咳嗽咯痰等病症。《素问·咳论》所云："五脏六腑皆令人咳，非独肺也"。咳嗽病机复杂，可因外感，也可因内伤，如土不生金、肝火犯肺，当临证施膳。常用药物包括贝母、竹茹、瓜蒌、昆布、杏仁、款冬花、麦冬、莱菔子、百合、百部、苏子、白果、桑白皮、枇杷叶等，常用食物如梨、萝卜、杏及枇杷等。

1. 苏子煎饼

配方来源：《养老奉亲书》。

精心备料：苏子30 g，白面150 g，生姜汁30 mL，食盐适量。

按谱掌勺：将洗净的苏子捣如泥。与白面、姜汁相合，加水、食盐适量，调匀，油锅内烙成煎饼。每日1次，空腹食之，20 d为1疗程。

饮食宜忌：本膳具有化痰宣肺止咳的功效，适用于痰湿阻肺而见咳嗽，气喘，痰多，色白而稀等。可用于慢性支气管炎反复发作的体弱患者的辅助治疗。气虚者慎用，不宜久服。

2. 萝卜鲫鱼汤

配方来源：《随息居饮食谱》。

精心备料：萝卜500 d，鲫鱼300 d，食盐适量。

按谱掌勺：①将萝卜洗净切块，鲫鱼去鳞、去内脏洗净；②二味入锅内，清水煮，至肉烂汤成，酌加食盐，适量服。

饮食宜忌：本膳具有清化热痰和下气止咳的功效。适用于痰热互结引起的咳喘，症见咳嗽、痰多色黄、质稠、舌苔黄腻及脉滑数等。脾气亏虚者不宜久服多服。中焦寒湿者不宜服用。

3. 杏仁猪肺粥

配方来源：《食鉴本草》。

精心备料：甜杏仁50 g，猪肺200 g，粳米100 g，食用油、食盐和味精适量。

按谱掌勺：将猪肺洗净，挤干血水与气泡，切成小块。将甜杏仁用温水浸泡，搓去外衣，与洗净的粳米共煮至粥半熟。再将猪肺放入锅中，继续文火煮至粥熟，调食用油、食盐和味精，即可食用。每日2次温食。

饮食宜忌：本膳具有润肺补肺的功效。适用于肺阴亏虚之久咳，证见咳嗽痰少黏白、痰中带血、口干咽燥、声音嘶哑、神疲乏力、纳呆便秘或舌红少苔的患者。饮食宜清淡，忌辛辣及油腻肥甘之物，忌烟、酒。

八、消食解酒类

由消食解酒类药物和食物为主组成，用于治疗伤食、食积或饮酒过量的药膳，统称为消食解酒类药膳。此类药膳以健脾为基础，有的消食导滞效果更佳，有的解酒效果更好。健脾消食常用药物如麦芽、神曲、山楂和鸡内金，常用食物如萝卜、猪肚、羊肚、鸡肫和鸭肫等。解酒常用的药物如菊花、葛根、葛花、枳椇子、乌梅、车前子、绿豆、赤小豆，或猪苓和茯苓等健脾渗湿药。

1. 山楂麦芽茶

配方来源：《中国药膳学》。

精心备料：山楂10 g，生麦芽10 g。

按谱掌勺：山楂洗净，切片，与麦芽同置杯中，倒入开水，加盖泡30 min，代茶饮用。

饮食宜忌：本膳具有消食化滞的功效。用于伤食或大病初愈，胃弱纳差而强食所致的纳呆食少、脘腹胀闷、恶食恶心，或吐或泻等。临床尤其适用于肉食、乳食积滞者。本膳味道酸甜可口，更宜于老年人、儿童饮用。孕妇、哺乳期妇女不宜使用。

2. 荸荠内金饼

配方来源：《中国食疗学》。

精心备料：荸荠600 g，鸡内金25 g，天花粉20 g，玫瑰20 g，白糖50 g，菜油、面粉和糯米粉适量。

按谱掌勺：①将鸡内金制成粉末，加入天花粉、玫瑰、白糖与熟猪油60 g，面粉10 g拌匀做成饼馅；②荸荠去皮洗净，用刀拍烂、剁成细泥，加入糯米100 g拌匀上笼蒸熟；③趁热把刚蒸熟的荸荠糯米泥分成汤圆大小，逐个包入饼馅，压成扁圆形，撒上细干淀粉备用；④炒锅置旺火上，倒入菜油，烧至八成热时把包入饼馅的荸荠饼下入油锅内，炸至金黄色，用漏勺捞起入盘，撒上白糖即可。当点心直接食用。

饮食宜忌：本膳具有开胃消食和清热导滞的功效，用于饮食积滞、郁久化热之胸中烦热口渴、脘腹痞闷、恶心恶食、纳食减少、苔黄腻及脉滑数等。荸荠性寒，猪油滑肠，脾胃虚寒泄泻者不宜食用。

3. 益脾饼

配方来源：《医学衷中参西录》。

精心备料：白术30 g，红枣250 g，鸡内金15 g，干姜6 g，面粉500 g，食盐适量。

按谱掌勺：①白术、干姜入纱布袋内，扎紧袋口，入锅，下红枣，加水1 L，武火煮沸，改用文火熬1 h，去药袋；②红枣去核，枣肉捣泥。鸡内金研成细粉，与面粉混匀，倒入枣泥，加面粉及少量食盐，和成面团，将面团再制成薄饼；③平底锅内倒少量菜油，放入面饼烙熟即可。空腹食用。

饮食宜忌：本膳具有健脾益气、温中散寒和健胃消食的功效。用于纳食减少、脘腹冷痛、恶心呕吐、大便溏泄及完谷不化等症。中焦有热者不宜食用。

九、理气类

凡以理气类药物和食物为主，能够治疗气滞或气逆病证的药膳，称为理气类药膳，用于气机阻滞引起的胸胁胀满、小腹胀痛及乳房胀痛等病症。常用中药如枳实、橘皮、青皮、木香、乌药、砂仁、川楝子、郁金、柿蒂、竹茹、玫瑰花、月季花及佛手等，常用食物包括生姜、金橘、橙子、柚子及荞麦等。

1. 姜橘饮

配方来源：《家庭食疗手册》。

精心备料：生姜60 g，橘皮30 g。

按谱掌勺：水煎取汁，代茶饭前温饮。

饮食宜忌：本膳具有理气健脾、燥湿化痰和除满消胀的功效。用于痰湿阻滞或脾胃虚弱，致使中焦脾胃气滞之胸部满闷、脘腹胀满、不思饮食，或食后腹胀、口淡无味、苔薄或稍腻等。临床对于消化不良、胃肠功能紊乱，或急性胃肠炎、神经性呕吐等有上述诸症者也可用之。

2. 五香酒料

配方来源：《清太医院配方》。

精心备料：砂仁、丁香、檀香、青皮、薄荷、藿香、甘松、山奈、官桂、大茴香、白芷、甘草和菊花各12 g，红曲、木香和细辛各8 g，干姜2 g，小茴香5 g，烧酒1 L。

按谱掌勺：以上药食以绢袋盛好，入烧酒中浸泡，10 d后可用。每日早、晚各饮1次，每次20～30 mL。

饮食宜忌：本膳具有化湿醒脾、散寒止痛和发表散邪的功效。用于寒邪凝结、痰饮阻滞、饮食积滞等所致的脾胃气滞、脘腹胀痛及食欲不振等；寒湿凝滞、肝气郁结引起的疝气疼痛；暑季内有暑湿，而又贪凉感寒所致之呕恶恶食、头身疼痛等。忌食生冷、油腻食物。

3. 二花调经茶

配方来源：《民间验方》。

精心备料：月季花9 g（鲜品加倍），玫瑰花9 g（鲜品加倍），红茶3 g。

按谱掌勺：上三味制粗末，用沸水冲泡10 min，不拘时温饮，每日1剂。连服数日，在经行前几天服用。

饮食宜忌：本膳具有理气活血和调经止痛的功效。用于气滞血瘀之月经后期，量少色黯，有血块，小腹疼痛，兼见精神抑郁或烦躁不安，胸胁及乳房胀痛，纳食减少等。

十、活血化瘀类

由具有活血化瘀作用的中药和食材组成的，用于治疗瘀血阻滞引起的疼痛、包块及出血等病症的药膳，为活血化瘀类药膳。血瘀证以局部疼痛，痛有定处为特点，常见于痛经、闭经、局部包块、外伤及胸胁疼痛等。常用药物有桃仁、红花、玫瑰花、当归、川芎、丹参、三七、益母草及桂枝等。

1. 丹参烤里脊

配方来源：《中国药膳大全》。

精心备料：猪里脊肉300 g，丹参（煎水）9 g，番茄酱25 g，葱、姜各3 g（切末），水发兰片、熟胡萝卜（切粒）各5 g，精盐1.5 g，白糖50 g，绍酒10 mL，酱油25 mL，醋25 mL，花椒10 g，豆油70 g。

按谱掌勺：①将猪里脊肉切块，顺切刀口1 cm深，拌上酱油，入油锅炸成金黄色，置小盆内；②将丹参加入300 mL水中，煎煮40 min，煮取50 mL；另取50 mL开水，加入花椒，泡30 min；③加丹参水、花椒水、酱油、绍酒、姜、葱和清汤，拌匀，入烤炉，烤熟取出，顶刀切成木梳片，摆于盘内；④锅内放油，入兰片、胡萝卜粒煸炒一下，加清汤、白糖、番茄酱、绍酒、精盐和花椒水，大火煮开，加明油，浇在里脊片上即成。日常佐餐随量食用，每周3～5次。

饮食宜忌：本膳具有活血祛瘀和安神除烦的功效。适用于瘀血所致之月经不调、经闭痛经、崩漏带下、心烦不眠、症瘕积聚、胸腹刺痛及关节肿痛等；也可用于产后瘀血腹痛、乳痈肿痛及疮疡肿毒等，特别是血瘀日久，兼有气血精津亏损者尤为适宜。此外，可辅助治疗高脂血症、动脉硬化、冠心病、心绞痛、中风半身不遂、神经衰弱、肝脾肿大及面部色素沉着等病症。

2. 玫瑰露酒

配方来源：《全国中药成药处方集》。

精心备料：鲜玫瑰花3 500 g，冰糖2 000 g，白酒15 L。

按谱掌勺：采摘将开未开之玫瑰花花蕾。将花与冰糖同浸酒中，用瓷坛或玻璃瓶储存，不可加热，密封月余即得。每日2次，每次饮服10～30 mL。

饮食宜忌：本膳具有和血散瘀和理气解郁的功效，适用于气滞血瘀所致之月经不调、赤白带下、胃脘疼痛和胸痛头痛，也可用于肝胃气痛、损伤瘀痛、新久风痹及乳痈肿毒等。阴亏燥热者勿用，女性或不胜酒力者可改为玫瑰花10 g，黄酒50 mL，加水适量煮沸服用。

3. 地龙桃花饼

配方来源:《常见病的饮食疗法》。

精心备料:干地龙30 g,红花20 g,赤芍20 g,当归50 g,川芎10 g,黄芪100 g,玉米面400 g,小麦面100 g,桃仁、白糖各适量。

按谱掌勺:①将干地龙以酒浸泡去其气味,然后烘干研为细面;②红花、赤芍、当归、川芎及黄芪等入砂锅加水煎成浓汁,再将地龙粉、玉米面、小麦面和白糖倒入药汁中调匀,做圆饼20个;③将桃仁去皮尖略炒,匀布饼上,入烤炉烤熟即可。每次食用1～2个,每日2次。

饮食宜忌:本膳具有益气、活血和通络的功效。适用于气虚血瘀所致之半身不遂、口眼㖞斜、语言謇涩、口角流涎及肢体痿废等;也可用于小儿麻痹后遗症,以及其他原因引起的偏瘫、截瘫或肢体痿软等。孕妇、月经量多及出血见证者慎用。

(华北理工大学　曹颖)

学习小结

本章选取扶正类、祛邪类药膳中,具有代表性的药膳,共计52种,包括菜肴类、粥食类、糖果类和酒饮类。可供学生在初步理解中医药膳基本理论的基础上,根据需要进行选择制作。大部分药膳操作简单,便于实践。

复习题

1. 请列举能够治疗便秘的药膳,除书中所介绍的之外,请再查找3种药膳。

2. 请列举能够治疗咳嗽的药膳,除书中所介绍的之外,请再查找3种药膳。

3. 请列举能够治疗感冒的药膳,除书中所介绍的之外,请再查找3种药膳。

参考文献

[1] 何清湖,潘远根. 中医药膳学 [M]. 北京:中国中医药出版社,2015.

[2] 谢梦洲,朱天民. 中医药膳学 [M]. 北京:中国中医药出版社,2016.

第十二章　常用中医药膳的制作

本章导读

本章选取几种简单易操作且经典实用的药膳，可作为学生的实践操作项目。通过本章实践教学，使学生掌握十全大补汤、归芪蒸鸡、清宫茯苓糕、秋梨膏、鲜橘皮肉汤及郁李仁粥的制作方法，熟悉蒸、煮、炸、烧、熬、炖及粥等基本烹调方法，从而使学生具备一定的日常饮食烹饪及药膳烹制能力。

一、十全大补汤的制作

1. 配料

党参、黄芪、白术、茯苓、熟地黄和白芍各10 g，当归、肉桂各5 g，川芎、甘草各3 g，大枣12枚，生姜20 g，墨鱼、肥母鸡、老鸭和猪肘各250 g，排骨500 g，冬笋、蘑菇（香菇除外，晾干蘑菇需提前泡发）、花生米和葱各50 g，姜、盐适量。

2. 厨具

菜刀、菜板、炒锅、汤锅、纱布药袋和汤勺。

3. 烹调方法

炖。

4. 做法

（1）将墨鱼、鸭肉、鸡肉、猪肘和排骨清水洗净，剁成小块，将各种药材泡5 min洗去浮尘，用纱布袋盛装备用；姜洗净切片或拍碎。

（2）加少量油，将鸭肉、鸡肉、猪肘和排骨放入锅内翻炒至变色，加足量开水没过，继续加热至水沸腾，撇去浮沫。

（3）将肉及汤水一同倒入砂锅，先用武火煮开，放入墨鱼、药材及姜片，改用文火慢炖1 h。

（4）期间，将冬笋洗净切块，蘑菇洗净去杂质及木质部分，放入砂锅内继续文火慢炖1 h。

（5）提前10 min，放入少量食盐调味；依据口味不同，亦可放入适量黄酒、花椒调味。

（6）捞出药袋，食肉饮汤，每次一小碗，早晚各服1次。

5.功效

本膳以中医十全大补汤料及多种肉类组成，具有培补气血、协调阴阳和调养脏腑的功效，用于各种慢性虚损性疾病或气虚型体质。体虚贫血，中气不足，脾胃虚弱，头目眩晕，发焦易脱，虚劳咳嗽，遗精阳痿，血压偏低，营养不良，血小板减少性紫癜，胃下垂，脱肛，子宫下垂，白带过多，月经不调等症或手术后、病后者服用，有明显的调养作用。无病服用，能防病健身，增强抵抗力，强壮体质。因本膳味厚偏于滋腻，凡外感未愈、阴虚火旺或湿热偏盛之体不宜服用。

二、归芪蒸鸡

1.配料

炙黄芪100 g，当归20 g，母鸡1只（约1 500 g），绍酒30 g，白胡椒粉3 g，精盐3 g，葱、姜各适量。

2.厨具

菜刀、菜板、蒸锅、蒸屉、炖盅和汤勺。

3.烹调方法

蒸。

4.做法

（1）将鸡清洗干净放入锅中，加入足量纯净水，武火煮余透，去血水及浮沫，于温水中清洗干净，沥干水待用。

（2）当归、黄芪洗去浮尘，葱切大段，姜去皮切片，将当归、黄芪放入鸡肚内，将鸡置于炖盅内，腹部朝上（防治药物掉出）。

（3）将葱姜铺散于鸡腹上，注入少量清水，加入食盐、绍酒和白胡椒粉，盖炖盅盖儿，上蒸笼，大火蒸2 h；如无炖盅，多加水，文火煨炖亦可。

（4）去葱、姜及药材，切成小块，加适量葱、食盐调味，即可食用。

5.功效

本膳以黄芪、当归和鸡肉为主料，具有益气补血的双补作用。对气血两虚的患者，症见面色萎黄、神疲乏力、消瘦倦怠、心悸头晕及脉象虚细无力等，服用皆有良效。妇人产后，大失血、崩漏和月经过多者尤宜。若见阴虚、阳虚较甚者，则本方力稍不足。外感湿热期间，或急性病期间则不宜服用本膳。

三、清宫茯苓糕

1.配料

茯苓30 g，芡实15 g，莲子15 g，山药45 g，糯米50 g，大米80 g，冰糖粉40 g，红豆

沙馅500 g。

2. 厨具

料理机、面盆、面粉筛、蒸锅、传统蒸屉和油纸。

3. 烹调方法

蒸。

4. 做法

（1）将以上米及药物混合，加入料理机打磨成粉过筛。

（2）加入冰糖粉，缓慢加入纯净水，边加边搅拌，至面粉湿润，用手握后可以自然散开，将小粉团用手搓开。

（3）将活好的湿粉过筛，一半倒入蒸屉中，加入红豆沙馅料，再倒入另一半。

（4）蒸锅中水开后，将蒸屉置于蒸锅上，蒸30 min，手轻按，粉不粘手即可出锅。

5. 功效

此为清宫食疗秘方。茯苓，《神农本草经》列为上品，说它"久服，安魂养神，不饥延年"，是古代医家常用的益寿药。现代研究证明，茯苓主含茯苓聚糖、茯苓酸、卵磷脂、组胺酸及麦角甾醇等，具有镇静和降血糖作用。茯苓聚糖能增强人体的免疫功能，提高机体的抗病能力，并有较强的抗癌作用。莲子，《神农本草经》列为上品，说它"补中养神，益气力，除百疾，久服，轻身耐老，不饥延年"。《神农本草经》将其列为上品，说它主治"湿痹，腰背膝痛，补中，除暴疾，益精气，强志，令人耳目聪明，久服轻身不饥，耐老"。

四、秋梨膏

1. 配料

原料：秋梨3 200 g，麦冬32 g，款冬花24 g，百合32 g，浙贝32 g（亦可川贝32 g，打粉），冰糖640 g。

2. 厨具

料理机、菜刀和菜板。

3. 烹调方法

煮和熬。

4. 做法

（1）梨切成小块，放入料理机中，榨汁，连同渣滓一起倒入汤锅。

（2）加入麦冬、款冬花、百合和浙贝，小火慢慢熬制45 min。

（3）静置至温热，期间将冰糖打成粉。

（4）将熬好的梨汁滤出，渣滓用纱布包好，挤出汁液。

（5）加入冰糖粉，文火浓缩约3 h，期间间断搅拌，至梨汁呈挂旗状态，高处低落时可拉丝，为熬制成功。

（6）静置至温热，放入消毒干燥的器皿中，每服10～15 mL，兑水冲服即可。

5. 功效

梨，甘微酸，凉，具有生津，润燥，清热，化痰的功效；麦冬及百合均甘寒，可养阴生津，润肺清心；款冬花，辛，微苦而温，可润肺下气，止咳化痰；贝母苦寒，清热散结，化痰止咳。诸药合用，共奏清肺润燥和化痰止咳之功。可用于肺热咳嗽，症见咳嗽，有痰色黄，舌红苔薄白或薄黄。平素脾胃虚寒、腹泻、四末不温者慎用。

五、鲜橘皮肉汤

1. 配料

鲜橘皮15 g，猪瘦肉500 g，绍酒10 g，大料3 g，桂皮3 g，香醋50 g，白糖100 g，精盐5 g，酱油5 g，葱白5 g，姜块3 g，香油5 g，味精3 g。

2. 厨具

菜刀、菜板和炒锅。

3. 烹调方法

炸和烧。

4. 做法

（1）橘皮、桂皮、大料用纱布袋装好，扎紧袋口备用。

（2）猪肉切成约3 cm×2.5 cm×2 cm宽的块状，放入小盆内，加酱油腌渍片刻。

（3）大勺放火上，加750 g油，烧至八至九成热时，把腌渍好的肉块下油中炸成枣红色，捞出沥干油。

（4）加少许油，将葱段、姜块炒香，加入绍酒、香醋和白糖翻炒后加水，煮开后，把炸好的肉块及药袋放入，开锅后文火熬1 h。

（5）拣出药袋、葱和姜，加入适量食盐调味，转用武火收汁，淋入香油即成。

5. 功效

本膳制成后色泽鲜艳，甜香润口，具有行气健脾及止痛和胃的功效，亦可化痰。适应于因脾胃气滞而致的饮食不化，腹胀满痛，食欲不振，恶心欲呕，或见痰湿阻滞，咳嗽痰多，胸闷不畅等病症。本膳药偏温热，于气滞有寒或热象不甚者有良效。若实热津亏或阴虚内热者慎勿服食，恐温热更伤津液，转增他病。

六、郁李仁粥

1. 配料

郁李仁15 g，桑白皮15 g，生姜15 g，小米60 g。

2. 厨具

蒸锅。

3. 烹调方法

粥。

4. 做法

（1）郁李仁水浸，去皮、尖，微炒。桑白皮洗净，切细。生姜洗净，捣烂取汁。

（2）用水适量，先煮郁李仁、桑白皮，半小时后去滓，取汁。以药汁煮小米为粥，武火煮开，文火再煮20～30 min，待熟后入姜汁即成。任意食之。

5. 功效

本膳具有润肠通便、利水消肿和泻肺平喘的功效。可用于大便秘结，腹胀满，或老人津枯液少，肠燥便秘。同时，对水湿停滞、面目浮肿，小便不利，咳嗽气喘及痰涎壅盛等有效。老人津枯，或热病后津伤肠燥，或兼有肺气不降，肺热咳嗽者最宜。如肺热不显，亦可去桑皮加蜜糖。若为器质性梗阻所致大便不通，或阳明大热所致大便结硬，则本膳不甚相宜。

（华北理工大学　曹颖）

学习小结

本章选取几种简单易操作且经典实用的药膳，作为实际操作项目。通过实践教学，不仅帮助学生掌握上述药膳的制作方法，还能够使学生熟悉蒸、煮、炸、烧、熬、炖及粥等基本烹调方法，使学生具备一定的日常饮食烹饪及药膳烹制能力。

复习题

1. 十全大补汤需要用到哪些中药，其功效如何？
2. 秋梨膏熬制成功的标志是什么？
3. 绍酒最早诞生于何时，产自哪里？

参考文献

[1] 何清湖, 潘远根. 中医药膳学 [M]. 北京: 中国中医药出版社, 2015.

推拿手法
实践篇

第十三章　推拿手法的基本知识

本章导读

本章主要介绍推手法的概念、命名分类、推拿手法的命名原理、推拿手法学的学科特点、推拿介质与热敷及推拿临床常用的体位。教学重点为推拿手法的基本要求；教学难点：推拿临床常用的体位。掌握推拿手法的操作要领、临床应用；熟悉推拿手法的分类及注意事项；了解成人推拿手法的名医经验及现代研究进展；能注重推拿诊疗过程中医疗安全、医德修养和人文关怀。使学生理解和掌握推拿手法的基本知识、基本理论和基本操作技巧，促进学生创新思维能力和信息技术应用能力培养。培养学生具有严谨求实的工作态度，具有认真求实、勤奋好学、刻苦钻研和勇于实践的优秀品质；同时，树立正确的劳动观点，养成良好的劳动习惯。

"手法"是指用手或肢体的其他部分，按照各种特定的技巧和规范化的动作，以力的形式作用于体表的特定部位或穴位，以达到防病治病、强身健体和延年益寿目的的一种治疗方法，属中医外治疗法范畴。"手法"是推拿防治疾病的主要手段，是一种治疗方法的特定称谓，这种特定的技巧动作根据需要可以用手操作，也可以用肢体的其他部分操作，如用脚操作的"踩法"，也属"手法"之一。"手法"以"力"的形式表现，但不是蛮力和暴力，而是柔和之力、巧力，这种动作技巧有别于日常生活中的按、拿及捏等动作，它是一种具有医疗保健作用的治疗手段，故称为"法"。

第一节　手法的基本技术要求

由于历史的原因，手法的种类繁多，为习练和研究的需要，历代医家将手法进行了较为合理的分类。如根据手法的动作形态，即动作结构的运动学及动力学特征进行分类，可分为摆动类、摩擦类、挤压类、叩击类、振动类和运动关节类六大类手法；若按手法的主要作用进行分类，可分为松解类、温通类和整复类；若按手法作用力的方向进行分类，可分为垂直用力类、平面用力类、对称合力类、对抗用力和复合用力类；若按作用对象进行分类，可分为成人推拿手法和小儿推拿手法。一般来说，凡具有松解和温通作用的手法，要求做到"持久、有力、均匀、柔和、深透"的基本技术要求；凡具有整复作用的手法，要求做到"稳、准、巧、快"的技术要求。

"持久"指手法能够持续操作一定的时间而不间断，保持动作和力量的连贯性，以保证手法对人体的刺激量积累到一定的程度，足以达到相应的防治作用。"有力"指手法必须具备一定的力度和功力，达到一定的层次。这种力量不是蛮力、暴力，而是根据治疗对象、病症虚实、施治部位的不同而辨证运用的巧力。"均匀"指手法的力量、速度及操作幅度要保持均匀一致，用力不能时轻时重，速度不可时快时慢，幅度不能时大时小。需要改变力量、速度和幅度时要逐渐、均匀地改变。"柔和"指手法动作要轻柔和缓，温柔而富有节律感，用力要"轻而不浮、重而不滞"，刚中有柔、柔中带刚、刚柔相济，不可生硬粗暴或使用蛮力，正如《医宗金鉴》所言"法之所施，使患者不知其苦，方称为法也"。"深透"指手法的刺激可透入皮内，深达皮下深层及脏腑组织，适达病所。以上几个方面关系密切，相辅相成，持续运用的手法可以逐渐降低患者肌肉的张力，使手法力量能够逐渐渗透到深层组织。均匀协调的动作，能使手法更趋柔和。而力量与技巧相结合，则使手法既有力，又柔和，达到"刚柔相济"的境界。可以说，手法具备了持久、有力、均匀及柔和这四项基本要求，才能具备一定的渗透力。柔和是基础，深透为目的。

"稳"指操作要平稳，关节的固定要稳；"准"指诊断要明确，定位要准确；"巧"指用力要轻巧，既要使错缝的关节得到整复，又不能损伤关节及其周围的组织，要用巧力，以柔克刚，以巧制胜，以达到"四两拨千斤"的效果；"快"指整复动作要快，用力要疾发疾收，要用所谓的"短劲""寸劲"。

由于小儿具有"脏腑娇嫩、形气未充，生机蓬勃、发育迅速"的生理特点和"发病容易、传变迅速，脏器清灵、易趋康复"的病理特点，小儿推拿手法的基本技术要求特别强调"轻快柔和，平稳着实，补泻有度"。"轻快柔和"，指手法用力要轻柔和缓，灵活协调，轻而不浮，重而不滞，快而不乱，柔而有力；"平稳着实"，强调手法操作柔和但不是软弱无力，而是力量和技巧的完美结合，温柔灵活，实而不滞，使力量深透，但又能适达病所而止，不能竭力攻伐；小儿特殊的生理病理特点决定了机体感应的敏感性，故小儿推拿临床注重补虚泻实，即所谓"推拿掐揉，性与药同，寒热温凉，取效指掌"。一般情况下，小儿推拿的补泻与所选手法的性质、手法的刺激量及手法操作的方向等关系密切。

手法质量的优劣是判定推拿防治疾病疗效的关键因素之一，"一分功夫，一分疗效"，故手法的学习不仅要掌握动作要领，深刻领会技术要求，还要刻苦练习，才能达到运用自如、心手合一的境界。正如《医宗金鉴·正骨心法要旨》所言："一旦临证，机触于外，巧生于内，手随心转，法从手出。"

第二节 手法操作的注意事项

"手法"是推拿防治疾病的主要手段，在操作前、操作中和操作后均要注意细节，才能既达到"手到病除"的理想的治疗效果，又可避免医源性损伤，达到有效地自我保护。

手法操作前：首先，要注意明确诊断，掌握适应证。要全面了解患者病情，辨病与辨证相结合，排除推拿禁忌证，并与患者充分沟通和交流，消除患者的紧张情绪。其次，要注意环境和个人卫生，体现人文关怀。应根据需要选择安静的治疗环境，室内光线要充足，空气要新鲜，温度和湿度要适宜，操作者的手要保持清洁和温暖，指甲须经常修剪，以免给患者带来不适，甚或损伤患者皮肤。再次，要提高认识，苦练手法。充分认识推拿手法在防治疾病中"一分功夫，一分疗效"的重要性，刻苦练习手法。手法练习首先需在米袋上练习，解决"形似"的问题，然后在学员身上相互练习，待达到"神似"境界后才能到患者身上操作。

手法操作中：第一，要注意调神。态度要和蔼，操作要认真，并注意与患者适当交流，不能边操作边嬉笑或左顾右盼、心不在焉，更不能谈论与治疗无关的话题或随意中断操作。同时，操作过程中应密切观察患者的反应，以便适时调整手法刺激量，谨防不良反应或意外发生。一旦发生意外，应立即停止操作，及时给予对症处理。第二，要注意操作顺序及操作时间，确保时效性。操作顺序一般自上而下、从前到后、由浅入深、循序渐进，并可依据病情适当调整。局部治疗则按手法的主次进行。手法强度应遵循先轻后重、由重转轻的原则。第三，要注意操作要领及操作者的手法、身法、步法的协调一致。操作者要根据患者的病情合理选择操作部位或穴位，选用恰当的手法，选择既能持续操作而又不容易感觉疲劳的姿势和步态，而且动作变换要自然、协调，注重"点""线""面"的有机结合，确保手法的安全性、准确性和有效性。

手法操作结束后：第一，要注意观察患者反应。若有晕厥、恶心、疼痛加重等不适现象发生，应按推拿异常情况处理常规及时处理。如神经挤压及掭伤、关节半脱位或脱位等适宜推拿处理的，可按现症推拿整复；若出现骨折、肾挫伤及脑梗死等，应立即停止施术，及时送往相关科室治疗，必要时还应进行现场抢救，并要做好患者康复的妥善安排和处理。第二，要注意与患者的有效沟通，争取让患者尽可能地了解自己的病情及推拿治疗的主要作用。第三，要交代清楚疗程及其他注意事项，最大限度地争取患者的理解和支持，提高依从性。

第三节 推拿介质与热敷

推拿介质手法操作过程中，在推拿部位的皮肤上配合使用的膏剂、油剂、水剂或粉剂等，统称为推拿介质，也称推拿递质。如摩擦类手法使用膏剂介质，又称为膏摩。东汉张仲景在《金匮要略》中这样描述："四肢才觉重滞，即导引、吐纳、针灸、膏摩，勿令九窍闭塞。"

介质的作用：一是利用介质的润滑作用以保护皮肤，减少手法对皮肤的摩擦损伤；二是利用介质的药理作用，通过透皮吸收，发挥药物的治疗作用；三是通过手法加介质产生的温热效应，发挥手法、穴位和介质中所含药物的协同作用，增强疗效。

介质的选择：介质的剂型通常有汁剂、乳剂、水剂、粉剂、油剂及膏剂等。一般来说，病属表证，多选用解表剂，如葱姜汁、薄荷汁等；若病属寒证，可以选用具有温热散寒作用的介质，如葱姜水、冬青膏等；病属热证，宜选用具有清凉退热作用的介质，如凉水、酒精等；虚证，可以选用具有滋补作用的介质，如含有人参等滋补成分的药酒等；血瘀证，则宜选用活血化瘀类药剂，如红花油、云南白药酊等；其他证型可选用一些中性介质，如滑石粉、爽身粉等。

热敷：热敷是推拿临床常用的一种辅助疗法，是指根据病情将相应的药物装入袋内，煎汤用毛巾热敷或炒热后装于袋内置于患部的一种外治疗法，旨在根据透皮吸收的原理将药物的治疗作用通过皮肤渗透，起到温经通络、调和气血的作用，加强推拿疗效，前者称湿热敷，后者称干热敷。

湿热敷：将中药装入布袋，扎紧袋口放入锅内，加适量清水煮沸10 ~ 15 min，取其汤汁，趁热将毛巾浸透后拧干，根据治疗部位的需要折成方形或长条形敷于患处，毛巾凉后即行更换。一般换2 ~ 3次即可，一日敷1 ~ 2次。敷前可在患部先行手法治疗，以增强疗效。热敷时室内要保持温暖，避免感受风寒；毛巾须消毒干净，避免发生交叉感染；热敷部位须暴露，但要注意将毛巾折叠平整，以保证透热均匀；热敷温度要以患者能够耐受为度，注意避免烫伤皮肤，尤其是对皮肤感觉迟钝者；热敷后局部不能再施用其他手法，以免损伤皮肤。临床常用的湿热敷药物有乳香、没药、木瓜、桂枝、紫草、伸筋草、透骨草、路路通、苏木、桑枝、虎杖根、杜仲、续断及威灵仙等，药物的组成和剂量可根据患者病症的虚实情况辨证应用。

干热敷：将中药炒热装袋，或用布包好后置于微波炉中加热2 ~ 3 min，趁热将布袋置于腹部、腰背部或相应的治疗部位，可根据病情移动布袋位置。一般每次敷20 ~ 30 min，一日1 ~ 2次。干热敷可隔衣服操作，但衣服须是棉织品，以免损坏衣物；温度也要以患者能够耐受为度。如临床常用枳壳、莱菔子、皂角及食盐等共研末装袋，热敷患者胸腹部以治疗非器质性疾病引起的胸闷、脘腹胀满疼痛等；用附子、生姜，共捣烂后炒热入袋，热敷胸背部以治疗痰湿咳嗽、寒性哮喘等。

第四节　推拿临床常用的体位

在推拿临床治疗过程中，医师和患者的体位选择均很重要。医师体位的选用以既方便手法操作，又能最大限度地节省体力为原则。患者体位的选用以既能使患者肌肉放松，感到舒适、安全，保持一定的时间而不感觉疲劳，又有利于医师操作为原则。

医师的体位、步态和姿势常根据患者的体位和被操作的部位灵活选用。一般情况下，患者取坐位、俯卧位时，医师应取双脚开立或丁字步站立位；患者取仰卧位时，医师可取高坐位。操作法、按法、擦法和运动关节类手法时多取站位；操作一指禅推法、揉法、拿法时可取坐位。此外，医师的体位与姿势可根据手法操作的需要灵活调整，手法、身法、步法要协调一致，做到进退自如、转侧灵活、动作协调，这也是推拿工作者的一项基本功。

患者常采用仰卧位、俯卧位、侧卧位、端坐位及俯坐位等体位。

1. 仰卧位

头下垫薄枕，仰面而卧，上肢自然置于身体两侧，下肢伸直，全身放松，呼吸自然。亦可根据操作需要，上肢或下肢采取外展、内收及屈曲位等。颜面、胸腹及四肢前侧等部位的操作，常采取此体位。

2. 俯卧位

头转向一侧，或面向下，或面对呼吸孔，胸部垫枕，上肢自然置于躯干两旁，或屈肘向上置于头部两侧，双下肢伸直，全身放松，呼吸自然。肩背、腰臀及下肢后侧等部位的操作，常采用此体位。

3. 侧卧位

根据治疗需要，两下肢均屈曲或一腿屈曲，另一腿伸直。腰部斜扳法、臀部及上下肢外侧的操作，常采用此体位。

4. 端坐位

端正而坐，两脚分开与肩等宽，大腿与地面平行，上肢自然下垂置于两膝上，其所坐凳子的高度最好与膝至足跟的距离一致，全身放松，呼吸自然。头面、颈项、肩，以及上肢部等部位的操作，常采用此体位。

5. 俯坐位

端坐后，上身前倾，头略低，屈肘支撑于膝上或两臂置于桌面或椅背上，全身放松，呼吸自然。颈项、肩背部的操作，常用此体位。

（华北理工大学　李旗）

应用案例

1. 感冒

李某，女，三岁六个月，1999年6月16日初诊。

主诉：反复感冒发热近两年，加重月余。

现病史：患儿一岁半，进入托儿所之后经常感冒发热，近日反复发热，体温39℃以上，咽痛、纳差、咳嗽，喉间有痰，静滴青霉素3~4 d，烧退，但过3 d，又发热咳嗽，咳嗽有痰，流清涕，纳差，大便3~4 d一次，量可，小便正常，睡眠不安。

查体：36.8℃，舌红苔黄腻，咽微红，扁桃体不大，指纹淡紫，腹软不胀，两肺呼吸音粗。

中医诊断：咳嗽，厌食。

西医诊断：上呼吸道感染。

处方：手分手阴阳50次，平肝清肺300次，补脾经300次，运内八卦200次，重揉乾艮卦各100次，掐揉少商100次，掐揉四横纹各50次，开璇玑50次，分推肩胛50次，推揉肺脾肾枢各50次。

1999年6月17日诊，饮食增加，咳嗽减轻，面色红润有光泽，处方：揉外劳宫200次，补脾经300次，清补肺经200次，补肾经300次，四大手法各24次。

1999年6月18日诊，偶尔咳嗽一声，精神好，面色有泽，处方：揉外劳宫200次，揉一窝蜂200次，补脾经300次，清肺经200次，补肾经300次，摩中脘100次分，推肩胛骨50次，按揉肺俞、脾俞、肾各50次。

共经12次调制后症状基本消失，纳好，体重增加。

【思考】

1. 小儿推拿治疗呼吸道感染治则是什么？
2. 简述治疗呼吸道感染推拿手法。

（案例来源：《张素芳小儿推拿医案选》）

2. 感性颈椎病

吴某，女，44岁，2005年11月2日初诊。

主诉：颈部疼痛一年，伴恶心呕吐加重两个月。

初诊：一年前因长期伏案工作，工作劳累，出现颈部疼痛症状，未系统治疗，以后一旦长时间伏案，即出现恶心，呕吐症状，就诊于中日友好医院，诊断为颈椎病交感型，做颈部牵引后有所好转。两个月前颈部疼痛加重，伴恶心、呕吐、汗出，多方医治无明显好转，为求专科治疗，于2005年11月2日来我科就诊。症见：颈部疼痛活动受限，时有恶心、呕吐、汗出、头晕，睡眠欠佳，二便正常。查体：颈部僵硬，颈椎活动受限，臂丛神经牵拉试验（-），椎间孔挤压试验（-）。X射线片儿提示：颈椎生理曲度消失变直，$C_{3～5}$椎间系变窄，$C_{4～5}$椎体失稳，椎旁软组织部肿胀，颈椎退行性变，诊为：交感型颈椎病。予手法治疗。

手法操作：先予揉捻法、滚法等预备手法松解痉挛的肌肉，再采用不定点旋转扳法治疗：患者取正坐位，术者立于患者身后，稍微侧身，用右手置于患者颌下，左手托住枕部轻提，并且做颈部旋转运动2～3次，然后上提牵引颈部，并使其保持中立位。牵引的同时，将患者的头颈右旋至有固定感时，右手快速发力旋转颈部，此时即可听到一连串的弹响声，一般响声清脆者疗效为佳，之后以同样的手法向左侧旋复一次。最后与劈发、散法、拿法归合法等善后手法，捋顺肌颈部肌肉组织。

复诊：患者恶心、呕吐症状减轻，继续手法治疗，巩固疗效，4诊后患者临床症状明显好转，嘱其继续坚持功能锻炼，注意保暖及休息。

【思考】

1. 交感型颈椎病临床表现是什么？

2. 交感型颈椎病在什么位置找到痛性结节？

（案例来源：《当代名老中医典型医案集针灸推拿分册》）

3. 腰痛

王某，男，45岁，干部，2005年9月7日初诊。

主诉：腰部疼痛两个月，近两周加重。

初诊：两个月前无明显诱因出现腰部隐痛，酸楚不适，时轻时重，反复发作，怕凉怕累。两周前因搬重物扭伤腰部，继而腰痛持续，较以前加重，腿膝酸软无力。服用许多治腰痛药，不见效果。故今来我院就诊。现症：腰部疼痛，腿膝酸软无力，背恶寒，纳可，二便调。查体：形体较瘦，查体合作，脊柱腰段外观正常，俯仰活动不受限，腰部无明显压痛，直腿抬高实验（-），脉沉迟无力，舌淡，苔薄白。腰部X射线片：腰椎各椎体未见明显改变。辨证：本病系平素体虚，肾气不足，而又受外伤，致气血运行不畅，腰肌拘挛不得舒展，而现腰痛。临床诊断：慢性腰部劳损，腰痛（肾虚血瘀）。治法：首选刘氏理筋八法（按、揉、推、滚、劈、击、摇和晃法）和温肾壮腰，化瘀祛痛中药治之。

理筋八法：①按法：患者俯卧位，术者站在其身旁，以右手掌根置于患者腰背部，沿脊柱及督脉及两旁之足太阳膀胱经经线，自上而下按压至腰骶部，反复操作数次。②揉法：术者单手虎口张开，拇指与中指分别置于患者两侧肾俞穴轻轻颤动，逐渐用力。③推法：术者以两手大鱼际，自脊柱中线向两侧分推。④滚法：术者用手背或掌指关节的突出部，着于患者的皮肤上，沿背部足太阳膀胱经两条经线及督脉自上而下的滚动，直至腰骶部。⑤劈法：术者双手小鱼际劈打患者背部。⑥击法：术者用双手十个指头指端叩击患者腰背部。⑦摇法：术者将双手掌置于患者腰臀部，推患者身躯，使之左右晃动。⑧晃法：患者取仰卧位，屈膝屈髋，术者双手握住其双膝，并屈膝贴近胸前做环转摇晃，每日1次，连续治疗5次。口服壮骨伸筋胶囊，每次服6粒，每日3次。

复诊（2005年9月14日）：经治疗后，患者自述腰痛减轻，遇累、遇冷腰仍酸楚不适。本病乃系肾虚血瘀之候，但经络得以梳理，瘀血渐散，故手法隔日实行一次。继服壮骨伸筋胶囊（服法同前）。

三诊（2005年9月21日）：腰酸痛基本消失。辨证：肾阳渐升，气血已行，筋脉得以濡养，为了巩固疗效，继续手法治疗10次。隔日一次，继服壮骨伸筋胶囊（服法同前）。

前后经20次手法治疗（2疗程）和口服中药壮骨伸筋胶囊，腰痛症状完全消失，活动自如。随诊两个月未见复发，正常工作。

【思考】

1. 简述腰部劳损的病因。

2. 简述刘氏理筋八法治疗特点。

（案例来源：《当代名老中医典型医案集针灸推拿分册》）

4. 桡骨小头半脱位

宋某，男，4岁，1997年10月初诊。

主诉：左肘关节不敢活动5天。

现病史：5天前与邻居大孩子玩耍，左手一拉一松后开始出现左手疼痛，不敢活动，其家长给予自行按摩后回家，回家后仍手不敢拿东西，前臂不敢上举，家人又找附近的理发师推拿。患儿痛苦异常，痛不减轻，反而局部肿胀起来，故来本科求治。

查体：痛苦面容，左上肢呈内旋下垂姿势。左手背轻度肿胀。左肘肱桡关节处肿胀明显，肘关节屈曲活动限。左桡骨小头处压痛阳性，旋转后动作受限。

辅助检查：X射线查是无明显骨质异常，关节位置正常。

诊断：桡骨小头半脱位。

治则：理筋整复。

治法：活血化瘀，消肿止痛。

处方：揉曲池，手三里、肘骨弯等穴3 min，用红花油磨左肘关节四周约3 min，然后做悬伸肘前臂旋后法。

本例患儿因关节肿胀较重，第一次未马上进行复位，而是先以手法消肿，再行复位手法。本例第二次治疗复位成功。并告诉家长，以吊带固定左肘一天，第三天完全复位。

【思考】

1. 桡骨小头半脱推拿治疗注意事项是什么？

2. 简述桡骨小头半脱位诊断。

（案例来源：《张素芳小儿推拿医案选》）

学习小结

推拿手法是推拿疗法的基本手段之一，是指用手或身体的其他部分，按一定的技术要求施于人体体表，从而实现其防治疾病的目的。本章主要内容介绍推手法的概念、命名分类、推拿手法的命名原理、推拿手法学的学科特点、推拿介质与热敷、推拿临床常用的体位。

复习题

1. 根据手法的动作形态特点可将手法分为哪几种？

2. 根据手法的主要作用部位分类可将手法分为哪几种？

3. 简述松解类手法的基本技术要求。

4. 简述整复类手法的基本技术要求。

5. 手法操作前为何要选择体位？

参考文献

[1] 李义凯, 蒋鹤松.推拿学 [M].上海: 科技出版社, 2016.

[2] 赵毅, 季远.推拿手法学 [M].北京: 中国中医药出版社, 2016.

[3] 仇励治, 冷向阳.针灸推拿疗法治疗腰椎间盘突出症的研究进展 [J].按摩与康复医学, 2021, 12 (15): 75-76.

第十四章　摆动类手法操作

本章导读

　　本章主要介绍摆动类推拿手法（一指禅推法、滚法和揉法）的定义、分类、操作要领、注意事项和临床应用。教学重点为摆动类手法的操作要领；教学难点为摆动类手法的临床应用。掌握摆动类手法的操作要领；熟悉摆动类手法的临床应用；了解摆动类手法的名医经验及现代研究进展；能注重推拿诊疗过程中医疗安全、医德修养和人文关怀。通过手法练习的模式，使学生自主学习和主动思考，加强团队协作，探索临床前沿进展，理解和掌握摆动类推拿操作的技术要领、注意事项，培养学生的创新思维能力、团队协作能力和热爱劳动人民的感情思想。

第一节　一指禅推法

　　1. 概　念

　　用拇指指端或螺纹面着力，通过前臂的主动摆动，带动拇指运动，使产生的功力续持不断地作用于人体受术部位，称为一指禅推法。一指禅推法是一指推拿流派的代表性手法。

　　2. 操作方法

　　术者手握空，拇指自然伸直并盖住拳眼，以拇指指端或螺纹面着力于受术部位，以肘关节为支点，前臂做主动摆动，带动腕部摆动及拇指指骨关节的屈伸运动，使所产生的功力轻重交替、持续不断地作用于人体受术部位。

　　3. 动作要领

　　（1）频率　每分钟120~160次。

　　（2）沉肩　肩部放松下沉。

　　（3）垂肘　即关节然下垂面内收，坐位操作时肘部位置略低于腕部。

　　（4）悬腕　即腕关节自然垂屈。在保持关节较松的态下，使腕关节屈曲接近90°。同时注意尺侧要低于桡侧。

　　（5）掌虚　除拇指着力外，其余手指与手掌的都要放松，自然弯曲，手掌空松。

（6）指实 拇指的指端或指腹着力，吸定于受术部位。

（7）紧推慢移 拇指摆动的频率较，但拇指沿经络成治疗路线的移动要沉缓慢。

4. 临床应用

一指禅推法接触面小，功力集中，渗透性强，故可应用于全身各个部位，临床常用头面部、颈项部、胸腹部和四肢关节等部位，尤以取经络穴为佳。一指禅推法具有疏经活络、调和营卫、祛瘀消积、开窍醒脑及调节脏腑功能等功效，广泛应用于内、外、妇、儿各科病证，尤其长治疗胃肠疾病（如胃脘痛、久泻及便秘等）、内科病（如头痛、失眠、高压、面瘫及劳倦内伤等）和关节疼痛等病证。

第二节 滚 法

1. 概　念

以手背近尺侧部分在受术部位做节律性往返滚动的手法，称为滚法。滚法由丁季峰先生于20世纪40年代初始，由一指禅推拿流派原有的滚法发展而来，是滚法推拿流派的标志性手法。

2. 操作方法

术者五指自然放松，以小指掌指关节背侧为主吸定于受术部位，沉肩，以肘部为支点，前臂做主动摆动，带动腕关节屈伸和前臂旋转的复合运动，使手背近尺侧部分在受术部位做节律性来回滚动。

3. 动作要领

（1）频率为每分钟120～160次。

（2）滚法由腕关节的屈伸和前臂的旋转两个运动复合而成。中指、小指的掌指关节面、掌背尺侧2/3部位和小鱼际尺侧为接触部位。

（3）肩部自然放松下垂，肩关节略前屈、外展，使上肢部与胸壁间隔约一拳的距离。

（4）腕关节的屈伸幅度较大，前滚时屈腕可达60°～80°，回滚时伸腕30°～40°。

（5）站立操作时上身前倾约30°，上臂与前臂的角120°～150°，上臂与受术体表的夹角30°～60°，可通过调整身体姿势来调整施术压力的大小。

（6）动作协调连贯，有节奏感，压力适中；压力、率、幅度均匀。

（7）来回滚动都要用力，向外滚动和向内回滚用力大小的比例约为3：1。

4. 临床应用

滚法接触面较大，刺激平和舒适，适用于颈项部、肩背部、腰臀部和四肢等肌肉较丰厚部位。滚法具有舒筋通络、活血祛瘀和滑利关节的功效，既是防治颈椎病、肩关节周围

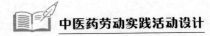

炎、腰椎间盘突出症、各种运动损伤、运动后疲劳、偏瘫及截瘫等疾病的常用手法，也是保健推拿的重要手法。

第三节 揉 法

1. 概　念

揉法以指、掌等部位吸定于人体体表做环旋运动，并带动皮下组织一起运动的手法称为揉法，包括指揉法、鱼际揉法和掌揉法等。

2. 操作方法

（1）指揉法用指腹着力于受术部位，做轻柔缓和的小幅度环旋揉动，并带皮下组织一起运动。常用的有拇指揉和中指揉法，以及用示指、中指着力的二指揉法。

（2）鱼际揉法　术者沉肩，屈肘成120°，腕关节放松，呈微屈或水平状，拇指略内收，其余四指自然放松，用鱼际吸定于受术部位，稍用力下压，以肘关节为支点，以前臂主动做有节律的摆动，通过鱼际带动皮下组织一起揉动。

（3）掌揉法　用手掌或掌根着力于受术部位，以肘关节为支点，前臂做主动动，带动腕及手掌做小幅度的环旋揉动，并带动皮下组织一起揉动。

2. 动作要领

（1）指揉法、鱼际揉法、掌揉法的频率一般为每分钟120~160次。但指揉面部腧穴、鱼际揉胃脘部等操作时可酌情缓慢施术。前臂揉法的频率为每分钟100次左右。

（2）揉法要求吸定于体表，并带动受术部位的皮下组织一起揉动，尽量避免体表摩擦。

（3）鱼际揉法腕关节自然放松，掌揉法的腕关节松紧适度，指揉法的腕关节须保持一定的紧张度。

（4）需要移动时，要求做到"紧揉慢移"，动作连贯。

（5）一般要求节律性操作。

【临床应用】

揉法具有疏通经络、行气活血、消肿止痛、宁心安神和宽胸理气等功效。指揉法接触面积小，功力集中，多在经络腧穴或压痛点操作。鱼际揉法柔和舒适，用于前额、腹部和四肢关节等部位。掌揉法适用于面积较大的背部、腹部和下肢等处。揉法可用于治疗头痛、眩晕、耳鸣、失眠及焦虑等头面部疾病；胸闷胁痛、脘腹胀满、便秘、腹泻等胸腹部疾患；颈肩腰背部、四肢关节部位的软组织损伤、肿痛等疾患。

应用案例

1. 感冒

孙某，女，5个月，2009年5月25日初诊。

主诉：鼻塞加重两天。

现病史：感冒已15 d，加重两天，鼻塞流清涕，喷嚏，夜间常憋醒，约半小时一次，大便扁干，小便正常，以服中西药10 d无效故来诊。

查体：精神可，面色白，可闻喷嚏，清涕长留，张口喘气，舌红苔薄白，指纹青至风关。

中医诊断：外感风寒。

西医诊断：上呼吸道感染。

治法：解表通窍，温阳散寒。

处方：四大手法各50次，揉外劳宫200次，揉一窝风200次，补脾经100次，清肺经200次，揉按迎香50次，黄蜂入洞50次，按肩颈10次，封门50次，肺俞50次。

5月26日诊：鼻塞明显减轻，吃奶自如，但量少。精神好，夜眠安。

共4次治疗后诸症消失。

【思考】

1. 小儿风寒外感症病机是什么？

2. 补脾经揉一窝风推拿手法方义？

（案例来源：《张素芳小儿推拿医案选》）

2. 椎动脉型颈椎病

程某，女，77岁，2005年10月24日初诊。

主诉：颈部不适伴头晕半年。

初诊：患者于6个月前长时间伏案出现颈部不适，因颈部位置不当，可出现头晕、恶心及欲吐等症，为求专科系统治疗，就诊于我科门诊。症见：颈部不适，头晕，耳鸣，失眠，多梦，四肢倦怠，舌质红，苔薄白，脉细。查体：颈部僵硬，$C_{5\sim6}$棘突左侧旁开1 cm处，压痛（＋），颈部活动受限，旋颈实验（＋），椎间孔挤压实验（－）。X射线片提示：生理曲度消失，$C_{5\sim7}$段椎体不稳，$C_{5\sim6}$、$C_{6\sim7}$钩椎关节唇样增生，椎间系变窄，张口位未见异常。诊为：椎动脉型颈椎病。予手法治疗。

手法操作：先予揉捻法、滚法等预备手法松解痉挛的肌肉，再采用不定点旋转扳法治疗：患者取正坐位，术者立患者身后，稍微侧身，用右手置于患者颔下，左手托住枕部，清提并做颈部旋转运动2~3次，然后上提牵引颈部，更使其保持中立位牵引的同时，将患者的头颈右旋，置有固定感时，右手快速发力旋转颈部，此时即可听到一连串的弹响声，一般响声清脆者疗效为佳。之后以同样的手法向左侧旋复一次。最后与劈发、散法及拿法归合法等善后手法，捋顺肌颈部肌肉组织。

复诊：患者头晕症状明显减轻，继续手法治疗，巩固疗效，2、3诊后患者临床症状明显好转，嘱其注意保暖及休息。

【思考】

1. 椎动脉型颈椎病临床表现是什么？

2. 简述查体。

（案例来源《当代名老中医典型医案集针灸推拿分册》）

3. 腰痛

周某，女，30岁，2005年9月7日就诊。

主诉：腰部疼痛一周。

初诊：患者一周前因劳累出现腰部疼痛，症状时轻时重，尤其是劳累后症状明显加重。为求专科治疗，于2005年9月7日求治于我科。门诊症见：腰部疼痛，时轻时重，得温痛减，舌淡，苔白，脉弦紧。查体：腰部肌肉痉挛，$L_{3~4}$左棘突旁1 cm处明显压痛。脊柱轻度右弯，直腿抬高实验（-）。X射线片：正位片提示脊柱轻度右侧弯，$L_{3~5}$椎体骨质增生。患者因劳累发病，身体虚弱，易感外邪。因疼痛较剧，痛有定处，得温痛减，多为寒邪侵犯。寒为阴邪，其性凝滞，故痛有定处；凝滞之邪善于闭阻，至气血运行更为不畅，故疼痛剧烈；寒邪所致，故舌苔白，脉弦紧。诊为：腰肌劳损。予手法治疗。

手法操作：①侧滚法：以第五掌指关节背侧面为支点，放于患处，腕关节做屈伸、外旋的连续来回活动。②指揉法：以手指腹侧面按于疼痛点（阿是穴）上，做小幅度的环旋揉动。③掌揉法：以掌根部或大鱼际为着力点，腕部放松，以腕关节连同前臂作回旋活动。手法完毕。

嘱其注意防寒保暖，加强腰背肌锻炼。

燕飞俯卧，四肢伸直，两腿并拢，头上身和两腿同时背身，令整个身体后身呈一自然弧形线，同时吸气，形如飞燕翔空，停留片刻后呼吸还原，如此反复10~30次。

【思考】

1. 腰肌劳损病因病机是什么？

2. 简述腰肌功能锻炼的作用。

（案例来源：《当代名老中医典型医案集针灸推拿分册》）

学习小结

摆动类手法的特点是手法缠绵，具有可持续操作性，且适应证广泛。操作时注意使手法产生的力（或功力）轻重交替、持续不断地作用于体表。主要介绍摆动类推拿手法（一指禅推法、滚法和揉法）的定义、分类、操作要领、注意事项和临床应用。

（华北理工大学　李旗）

复习题

1. 一指禅推法的操作方法是什么？

2. 一指禅推法的动作要领是什么？

3. 滚法的操作方法是什么？

4. 滚法的动作要领是什么？

5. 揉法的动作要领是什么？

6. 不同揉法的适用部位是什么？

参考文献

[1] 李义凯, 蒋鹤松. 推拿学 [M]. 上海: 科技出版社, 2016.

[2] 赵毅, 季远. 推拿手法学 [M]. 北京: 中国中医药出版社, 2016.

[3] 曾科, 王建伟. 推拿手法补泻的临床应用与研究进展 [J]. 中医文献杂志, 2021（3）: 88-90.

第十五章　摩擦类手法操作

本章导读

本章主要介绍摩擦类推拿手法（摩法、擦法、推法、搓法和抹法）的定义、分类、操作要领、注意事项和临床应用。教学重点为摩擦类手法的操作要领；教学难点为摩擦类手法的临床应用。掌握摩擦类手法的操作要领；熟悉摩擦类手法的临床应用；了解摩擦类手法的名医经验及现代研究进展；能注重推拿诊疗过程中医疗安全、医德修养和人文关怀。通过手法练习的模式，使学生更加理解推拿各家流派及手法特点，促进学生创新思维能力和信息技术应用能力培养。培养学生善于与患者沟通，对患者充满爱心，有较强的工作责任心。

第一节　摩　法

1. 概　念

用手在体表做环形摩动的手法，称为摩法，分为指摩法和掌摩法。

2. 操作方法

（1）指摩法。以手指指面作用与受术部位，手指自然伸直、并拢腕，关节放松微屈，沉肩、垂肘，以肘关节为支点，做肘关节的轻度屈伸运动，带动手指在体表做环形摩动，具体操作可以用拇指、示指、中指多指并拢施术。

（2）掌摩法。以手掌面作用于受术部位，腕关节放松，掌指自然伸直，以肩关节为支点，通过肩、肘关节的运动带动手掌做环形摩动。操作时可分别用掌面、鱼际、小鱼际及掌根等部位施术。

3. 动作要领

（1）指摩法的频率为每分钟120次左右，掌摩法的频率为每分钟100次左右。

（2）摩动的速度不宜过快，力度适中。

（3）指摩时腕关节保持适度紧张，掌摩时腕关节要放松。

4. 临床应用

（1）掌摩胸胁部。掌摩膻中、胁肋部，可宽胸理气、宣肺止咳，治疗咳嗽和气喘等症。

（2）掌摩腹腰部。掌摩中脘、天枢、脐部及全腹部，可和胃理气、消食导滞，调节胃肠功能，治疗脘腹胀痛、消化不良、泄泻及便秘等胃肠道疾患；掌拿摩小腹部的关元、气海，可暖宫调经，治疗月经不调、痛经；掌摩下腹部、腰骶部，可涩精止遗、温肾壮阳，治疗遗精、阳痿。

（3）掌摩关节及损伤部位。掌摩外伤痛及风湿关节痛处，可行气活血、散瘀消肿。

（4）指摩面部。面部美容多用指摩法，具有润肤美容、祛皱抗衰，增加皮肤弹性的功效。

（5）指摩腧穴。保健摩法用于经络腧穴还有保健作用。常用的保健穴道有涌泉、肾俞、关元及神阙等。为增强疗效，可在穴上涂擦精油或中药软膏。

第二节　擦　法

1. 概　念

在受术部位做直线来回摩擦运动的手法，称为擦法，根据着力部位的不同，可分为小鱼际擦法（侧擦法）、鱼际擦法、掌擦法、指擦法等。

2. 操作方法

术者腕关节伸直并保持一定的紧张度，着力部位贴附于体表，稍用力下压，以肩关节和肘时关节的联合屈伸动作，带动手指或手在受术体表均匀的直线往返摩擦运动。用小鱼际着力摩擦的，称为小鱼际擦法，又称为侧擦法；用鱼际着力摩擦的，称为鱼际擦法；用全掌着力摩擦的，称为掌擦法；用指面着力摩擦的，称为指擦法。

3. 动作要领

（1）频率一般为每分钟80～120次。

（2）操作时保持直线运动。

（3）往返都要用力，力度要均匀。

（4）将往返操作的距离尽可能拉长，以提高单位时间内的运动速度，增加产热量。

（5）用力大小以热量能渗透而皮肤不起褶皱为度。

（6）术者自然呼吸。

（7）擦法可隔着一层棉质单衣或治疗操作如直接接触皮肤，应先在受术部位涂上少许油、冬青膏等润滑介质，既有助于热量渗透，也可防止破皮。

（8）经擦法操作过的皮肤，一般不能再在该处施用其他手法，以免皮肤损伤。

（9）操作环境应保持温暖，以免着凉。

4. 临床应用

擦法适用于全身各部。其中，小鱼际擦法适用于脊柱两侧、肩胛上部、肩胛间区、肋间部；鱼际法适用于四肢部位，尤以上肢部为多；掌擦法接触面积大，适用于肩背部、胁肋部；指擦法适用于四肢小关节及胸骨部、锁骨下窝等处。擦法是一种柔和温热的刺激，临床多用于虚证、寒证和痛证。其功效主治为：①温肺化痰，擦上胸部及背部，用于咳嗽、气喘和胸闷。②温中健脾。擦上腹部及左侧下背部，用于慢性胃炎、胃及十二指肠溃疡等。③疏肝理气、消食导滞。擦胁肋部治疗肝气郁结之腹胀、胸闷等。④温肾助阳。擦肾俞、命门、督脉及涌泉等处，用于肾阳不足、气虚下陷诸证和小儿遗尿。⑤温散寒邪。擦背部两侧膀胱经，项部和鼻翼旁等，用于风感、鼻塞等病证。⑥活血祛瘀。治疗四肢软组织损伤、关节不利及颈肩腰背痛等。

第三节　推　法

1. 概　念

在受术部位做单方向直线推动的手法，称为推法。根据着力部位的不同可分为指推法、掌推法和肘推法等。

2. 操作方法

（1）拇指指推法。术者以手指贴附于施术部位，做单方向的向前挤压推动。

（2）拇指指腹推法。术者虎口张开，四指并拢，拇指向指中指方向做对掌运动式直线推动。

（3）拇指侧推法。以拇指桡侧缘着力，向食指指尖方向做对掌运动式直线推动。

（4）掌推法。术者用于手掌面或掌根着力于受术体表，以掌根为重点，以伸肘的力量为主做直线推动。仅以掌根着力推动者，称为拿根推法。拇指与其余四指分开，以手掌近虎口部（第1、2掌部）着力推动者，称为虎口推法。掌推法，可双手协同操作。

（5）肘推法。术者肘关节屈曲，用前臂上端近肘尖处着力，以肩关节的运动为主，做直线推动。

3. 动作要领

（1）推法要直线运动，不可曲斜。

（2）操作全程着力面贴实皮肤，压力均匀。

（3）掌推法和肘推法宜慢而平稳。

（4）肘推法刺激最强，应根据病情需要和受术者的耐受性选择运用，老弱瘦小者慎用。

（5）四肢掌推法的方向可以是离心性的，也可以是向心性的。

（6）直接在体表操作用力较重时，可在受术部位涂少许油性介质，以利于手法操作和保护皮肤。

4. 临床应用

推法具有活血化瘀、促进血液循环等作用。四肢离心性的推法能促进动脉血向四肢输送，向心性的推法能促进静脉血和淋巴液回流，适用于全身各部。该法主要治疗高血压、头痛、头晕、腰腿痛、风湿痹痛、感觉迟钝、胸闷胁胀、烦躁易怒、腹胀、便秘、食积，软组织损伤，局部肿痛等病证。

第四节 抹 法

1. 概 念

用拇指螺纹面或掌面在体表做上下、左右或弧形的抹动，称为抹法，分为指抹法与掌抹法两种。

2. 操作方法

（1）指抹法。以指腹或螺纹面置于受术体表，以腕关节为支点，手掌主动施力，做自由的直线及曲线抹动，称为指抹法。

（2）掌抹法。以掌面局部着力于施术部位，以肘关节为支点，腕关节放松，以前臂主动运动带动腕关节做自由的抹动。可用全掌、鱼际、小鱼际操作，也可双手同时操作。

3. 动作要领

（1）抹法的运动路线比较自由，可直线也可弧线、曲线移动，可单向也可往返操作，应根据受术体表的解剖特点灵活运用。

（2）抹法要求平稳缓和，轻而不浮，重而不滞。

（3）可在操作部位涂以润滑介质。

4. 临床应用

抹法轻柔舒适，多应用于头面部、胸腹部和手部。

（1）抹前额、头面部。具有开窍镇静、安神明目的功效，常用于治疗感冒、头痛、头晕、失眠、近视及面瘫等病证。

（2）抹肋间。具有宽胸理气的功效，常用于治疗胸闷、气喘等症。

（3）抹掌心及手背。具有舒筋通络、行气活血的功效，常用于治疗手指掌部麻木、酸痛等症，也是上肢保健推拿的常用手法。

（4）掌抹腰部。具有舒筋活血、解痉止痛的功效，配合涂抹精油或红花油，治疗急慢性腰部软组织损伤。

应用案例

1. 感冒

汪某，女，两岁半，2006年2月21日初诊。

主诉：鼻塞、流清涕两天。

现病史：因着凉而致喷嚏、流清涕，鼻塞不通，纳减，大便正常，小便多清长，夜眠不安。

查体：体温36.8℃，精神不振，面色略黄，舌淡红，苔薄白，咽不红，指纹红至风关。鼻流清涕，腹胀。

诊断：感冒（外感风寒）。

治法：祛风散寒。

处方：四大手法各50次，揉黄蜂入洞50次，分手阴阳100次，清肺经200次，揉二扇门100次，运内八卦100次，重揉乾卦100次，揉一窝蜂200次，分推腹阴阳100次，摩中脘200次，按揉风门、肺俞各50次。

2月22日诊：经推拿后，喷嚏、流涕已停，鼻塞已通，仍纳差，小便正常，睡眠已安，神情活泼，上方继续推拿治疗。

2月23日诊诸症消失，上方巩固治疗一次。

【思考】

1. 具有祛风散寒作用的推拿手法有哪些？

2. 为什么治疗中应用揉一窝风、摩中脘手法？

（案例来源：《张素芳小儿推拿医案选》）

2. 颈椎病

冉某，男，48岁，2005年11月2日初诊。

主诉：颈部疼痛伴下肢麻木、无力半年。

初诊：患者半年前出现颈部疼痛症状，症状逐渐出现，步态笨拙，下肢麻木、无力，经多家医院检查确诊为脊髓型颈椎病，并排除其他系统疾病，被力求专科治疗，于2005年11月2日来我科就诊。症见：颈部僵直疼痛，下肢麻木无力，舌红，苔薄白，脉滑数。查：颈3~6棘突旁压痛，颈后伸、侧弯受限，膝腱反射亢进，Hoffman征（＋），Babinski征（-）。X射线片提示：颈椎曲度变直，颈3~7椎间系狭窄，椎后缘骨质增生，钩椎关节增生，项韧带钙化，椎管儿狭窄。MRI提示：可在T2加权见到$C_{4~5}$椎间盘低信号，突向椎管，压迫硬膜囊和脊髓。诊为：脊髓型颈椎病（痹证/气滞血瘀）。予手法治疗。

手法操作：先予揉捻法、滚法等预备手法松解痉挛的肌肉，再采用不定点旋转扳法治疗：患者取正坐位，术者立于患者身后，稍微侧身，用右手置于患者颌下，左手托住枕部，轻提并且做颈部旋转运动2～3次。然后上提，牵引向颈部，并使其保持中立位，牵引的同时将患者的头颈右悬至有固定感时，右手快速发力旋转颈部，此时即可听到一连串儿的弹响声，一般响声清脆者疗效为佳。之后以同样手法向左侧悬复一次。最后与劈发、散法、拿法归合法等善后手法，捋顺肌颈部肌肉组织。

复诊：经手法治疗后，颈肩痛症状明显好转，踏棉感减轻，颈部活动自如。继续手法治疗。6诊后，临床症状好转，嘱其注意休息及适当做颈部练功。如以头书风字、回头望月等。

【思考】

1. 脊髓型颈椎病临床表现是什么？

2. 脊髓型颈椎病病因病机是什么？

（案例来源：《当代名老中医典型医案集针灸推拿分册》）

3. 腰痛

【案例】

宋某，女，67岁，2005年10月19日就诊。

主诉：腰部疼痛3个月，伴腿痛两周。

初诊：患者3个月前因劳累出现腰部疼痛症状，休息后缓解，时有发作，两周前出现腿痛。为求专科治疗，于2005年10月19日求治于我科。门诊症见：腰部疼痛，活动受限，睡眠不佳，舌暗淡，脉弦涩。查：腰肌紧张、痉挛。$L_{3～4}$摸到阶梯状改变，直腿抬高实验（-），X射线片提示：腰椎生理性曲度消失，$L_{3～5}$广泛骨质增生，$L_{4～5}$轻度滑脱。诊为：腰椎滑脱（腰痛，气滞血瘀）。治宜：活血化瘀，行气止痛。予手法治疗。

手法操作：患者坐位。助手站在患者右前方，双腿夹住患者左膝部，双手按在大腿不使其固定不动，医者坐于患者身后，左手从腋下绕过，放在患者右肩颈部，右手拇指放在患椎棘突左侧。患者放松腰部肌肉，医者左手搬动患者，使腰部前屈并向左旋转。在有固定感时，医者右手拇指推按棘突可听到弹响。再令患者俯卧床上，轻手法放松，下肢手法完毕。

复诊，患者腰痛症状明显减轻。继续手法治疗，3诊后临床症状消失，嘱其适当做燕飞等腰部练功，以加强腰背肌锻炼。

【思考】

1. 腰椎滑脱诊断方法是什么？

2. 腰部旋转法作用是什么？

（案例来源：《当代名老中医典型医案集针灸推拿分册》）

学习小结

摩擦类手法的特点是手法作用于体表后，在皮肤表面会形成摩、擦等不同形式的位置移动，且运动形式有的为单向直线，有的为直线往返，有的呈环形，有的则呈弧形。操作时注意以手的掌面或指面及肘臂部贴附在体表，做直线或环旋移动。在学习中，要掌握摩擦类手法的操作方法、动作要领及作用，注意摩擦类手法操作时的方向和特点。熟悉摩擦类手法的注意事项和作用部位，注意摩擦类手法的分类。了解摩擦类手法的派别及其沿革，注意摩擦类手法之间的相同点和不同点。

（华北理工大学　李旗）

思考题

1. 擦法的操作方法是什么？

2. 擦法的动作要领是什么？

3. 摩法的动作要领是什么？

4. 搓法的动作要领是什么？

5. 环摩的方向及补泻是什么？

6. 简述推法在临床中的应用。

7. 抹法同推法区别是什么？

参考文献

[1] 李义凯, 蒋鹤松. 推拿学 [M]. 上海: 科技出版社, 2016.

[2] 赵毅, 季远. 推拿手法学 [M]. 北京: 中国中医药出版社, 2016.

[3] 雷洋, 王玉霞, 周运峰. 推拿治疗疼痛的研究进展及其机制探讨 [J]. 中华中医药杂志, 2021, 36（3）: 1531.

第十六章　挤压类手法

本章导读

本章主要内容介绍挤压类推拿手法（按法、点法、掐法、拨法、捏法、拿法、捻法和跷踩法）的定义、分类、操作要领、注意事项和临床应用。教学重点为挤压类手法的操作要领；教学难点为挤压类手法的临床应用。掌握挤压类手法的操作要领；熟悉挤压类手法的临床应用；了解挤压类手法的名医经验及现代研究进展；能注重推拿诊疗过程中医疗安全、医德修养和人文关怀。通过讲授，配合手法练习的模式，理解和掌握挤压类手法推拿操作的技术要领、注意事项，使学生自主学习和主动思考，加强团队协作，培养学生具有严谨求实的工作态度、高尚的医疗道德和良好的职业素质，掌握基本的劳动技能，懂得劳动创造社会财富。

第一节　按　法

1. 概　念

按法是指用指腹、手掌或肘尖等部位着力，先轻渐重，由浅而深地反复直按压体表的手法。根据其着力部位的不同，可分为指按法、拿按法与肘按法等。

2. 操作方法

（1）指按法。术者以手指螺纹面或指节着力于受术部位，由轻而重垂直向下用力按压。可单指或多指操作，也可双手操作或双手叠指操作。如拇指按法，以拇指螺纹面着力，其余四指握拳或张开以支撑协作，使刺激充分达到肌肉组织的深层，待受术者产生酸、麻、重及胀等感觉时持续数秒，然后逐渐减压放松，如此反复操作叠指按时，一拇指螺纹而置于治疗点上，另一手拇指叠按在指甲部助力。

（2）掌按法：

①单掌按法。术者上身略前倾，腕关节背伸，用掌根部或全掌着力于受术部位，以上臂发力，由浅入深，由轻而重，垂直向下按压至局部产生得气感，稍作停留，即"按而留之"，再逐渐减压，回复起始位置。

②叠掌按法。一手掌在下，作为主力手置于受术部位，另一手掌叠放在其手背上助

力，上身前倾，依靠躯干发力，使力沿上肢纵轴传导到手掌，垂直向下按压，再逐渐减压，回复起始位置。另外，当叠掌按法用于整复胸、腰椎后关节紊乱时，可在上半身前倾、重心落到相应的棘突之后，再用"寸劲"做一快速发力按压，旋即抬手可反复2～3次。

（3）肘按法。术者上身前倾，一手肘关节屈曲，以前臂上端近肘关节部着力于受术体表，依靠身体重力发力，由浅入深，由轻而重，向下垂直按压，再逐渐减压，回复起始位置。

3.动作要领

（1）按压的方向应垂直于受术者体表。

（2）除了用于整复脊柱以外，用力要由轻到重平稳加压，再由重而轻逐渐减压。

（3）临证时需根据受术部位及受术者个人体质的强弱与耐痛的程度，辨证选用各种按法。

（4）可用叠指、叠掌、伸肘及上身前倾等姿势来增加按压的力量。

（5）指按或掌按背部时须节律性操作，下按时患者呼气，减压时患者顺势吸气，一个动作周期4～6 s。

（6）掌按腹部时，手掌应随着受术者的呼吸而起伏用力。

4.临床应用

按法具有开通闭塞、解痉止痛、舒筋活血、蠲痹通络和理筋整复的作用。指按法用于全身各部的经穴及压痛点，对软组织损伤、各种退行性病变，以及内科、科、五官科等疾病均适用。掌按法多用于面积大而又较为平坦的部位，如腰背部、臀部、腹部及下肢部等，适用于急慢性腰痛，脊柱后关节乱、脊柱生理度直或后弓畸形，腹痛等，并常与揉法复合成按揉法。肘按法压力较大、刺激较强，具有理气止痛的功效，多用于肩上部、臀部、股后部及腰骶部等肌肉丰厚处，主要适用于慢性腰腿痛等顽固性软组织疼痛。

第二节　点　法

1.概　念

以指端、指骨间关节起部或肘尖垂直按压的手法，称为点法，包括指点法和肘点法。

2.操作方法

（1）指点法有指端点法和指节点法两种方法。

①指端点法。主要有拇指指端点法、中指指端点法。拇指点时腕关节伸直或屈曲，手握空拳，拇指伸直并紧贴示指中节桡侧，用拇指端着力于受术部位，逐渐垂直用力向下按压。或以中指、示指、环指三指用力夹持中指末节，以中指指端力于体表，垂直用力向下按压。前者平稳用力，后者可冲击发力。

②指节点法。又称屈指点法。 手握空拳，前臂略旋前，以屈曲的食指或拇指的指骨间关节背侧突起部着力，垂直用力平稳下压。

（2）肘点法。术者一手屈肘握拳，拳心向胸，以肘尖部着力于受术体表，另一手屈肘，以掌按住下面的拳面，上身前倾，以肩及躯干发力，垂直用力平稳下压。

（3）动作要领。

①点法的用力方向要垂直于受术部位。

②用力由轻至重，由浅入深，再由深而浅，平稳持续。

③指点法操作时腕关节保持紧张，既有利于力的传导，又能避免腕关节损伤。

④拇指指端点按时，示指桡侧缘须抵住拇指螺纹面，以避免拇指受伤。

⑤中指冲击式点法刺激较强，会引起疼痛，在操作前须告知患者。

⑥肘点法压力大，刺激强，要根据受术部位、病情及患者体质等情况酌情使用，点后常继以揉法。

4. 临床应用

点法着力面小，压力集中，作用层次深，刺激较强，适用于全身各腧穴或压痛点。此法具有开通闭塞、通络止痛和调节脏腑的功效，用于治疗脘腹挛痛、风湿痹痛、经筋或骨缝深处的慢性疼痛证、瘫痪等，也可根据腧穴的主治特点治疗相应的病证。冲击式的指点法多用于中风偏瘫、截瘫等感觉迟钝、麻木不仁的患者。肘点法一般用于环跳等肌肉丰厚处，主治顽固性腰腿痛。

第三节　拿　法

1. 概　念

捏而提起谓之拿。有三指拿法、五指拿法等。

2. 操作方法

术者腕关节略屈曲，用拇指与其余手指的螺纹面相对用力，捏住肌肉并将其垂直提起，再缓慢放松，如此反复操作。拇指与示指、中指二指协同用力者称为三指拿法，拇指与其余四指协同用力者称为五指拿法。拿法可单手操作，也可双手操作。

3. 动作要领

（1）腕关节要自然放松，动作协调、灵活、轻巧。

（2）指骨间关节宜伸直，以加大接触面积，不宜用指端、指甲抠掐。

（3）提拿动作形成节奏性操作，一般重复多次。

（4）提起后需配合回送动作，以使动作连贯而柔和。

（5）捏拿和回送的操作要由轻到重，再由重到轻，平稳过渡。

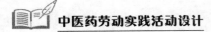

（6）双手拿时，两手可同步或交替地做提拿与放松动作。

（7）可沿肌筋走行方向边拿边移动，也可在局部反复操作。

（8）应避开骨突部位，防止引起疼痛。

4. 临床应用

拿法刺激深沉而柔和，临床主要用于颈项、肩背、侧腹部和四肢部，具有发汗解表、行气活血、通经活络、软坚散结和解痉止痛的功效。与其他手法配合治疗颈椎病、软组织损伤、落枕、肩关节周围炎、外感头痛、腹痛、半身不遂、高血压及运动性疲劳等病证。拿法操作有拿项部、拿胸锁乳突肌、拿肩井、拿四肢、拿三角肌、拿前臂伸肌群和拿小腿后部。

第四节　捏　法

1. 概　念

用拇指与其他手指相对用力挤捏肌肤的手法，称为捏法，有二指捏法、三指捏法和五指捏法等。

2. 操作方法

术者用拇指与其他手指指腹相对用力挤捏肌肤。二指捏法为拇指与示指或中指末节指腹或屈曲的示指中节桡侧相对用力；三指捏法为拇指与示指、中指二指相对用力；五指捏法为拇指与其余四指相对用力。

3. 动作要领

（1）术者指骨间关节应尽量伸直，用指面着力挤捏，不宜用指端抠掐。

（2）连续操作时要有节律性。

（3）可边挤捏边沿肢体纵轴方向移动，如用于促进静脉血和淋巴液回流，一般是向心性移动。

4. 临床应用

捏法适用于肩背、四肢、颈项部和头面部，具有舒筋通络、行气活血、解肌发表和解除疲劳的作用。常用的捏法操作，有捏风池、捏内外关、捏合谷、捏脊、捏胸锁乳突肌等。常用于治疗颈项和四肢的肌肉痉挛、酸痛及小儿肌性斜颈等病证。二指捏法在面部操作还可治疗面瘫、面肌痉挛后期肌肉萎缩、麻痹等，也可用于美容保健。

第五节　搓　法

1. 概　念

双手掌夹持住肢体来回搓动的手法，称为搓法。

2. 操作方法

术者用双手掌面相对用力夹持住肢体，做方向相反的来回搓动。

3. 动作要领

（1）操作频率为每分钟200次左右。

（2）两手掌面对称用力，夹持力度宜轻不宜重，动作轻巧灵活。

（3）在双手交替搓动的同时，可沿躯干或四肢的纵轴上下移动。

（4）搓动的频率快，但上下移动的速度则宜稍慢，即"紧搓慢移"。

4. 临床应用

搓法是推拿常用的辅助手法之一，多用于人体四肢，也可用于腰及肋胁部，具有行气活血和舒筋通络的功效。用于治疗肢体酸痛、关节活动不利及胸胁屏伤等病证。

应用案例

1. 咳嗽

谢某，男，5岁半，2005年10月7日初诊。

主诉：咳嗽加重两周余。

现病史：因气候转变导致咳嗽加重，目前咳嗽有痰，不易吐，并经常清嗓子后，纳差，大便偏干，小便正常，已在附近医院静滴头孢类药6 d，但诸症无明显改善，故来诊。在与家长交谈中得知：患儿2004年10月患心肌炎在省一医院住院治疗，月余症状改善出院，此后患儿体弱多病，往往送幼儿园一周必感冒，感冒后即咳嗽，胸闷气短，必须休息3周，好转后又送幼儿园，如此反复，近一年几乎月月输液，然后服中药调理，患儿脾气大，不顺心时爱哭闹，夜间睡眠时间短，睡时咬牙。

查体：面色白，精神可，口内有臭味儿，两肺呼吸音粗，未闻及干湿啰音，咽红，右侧扁桃体一度肿大，按脘腹部胀，舌红苔黄腻，脉滑数，指纹紫滞至气关。

中医诊断：体虚感冒（邪毒留恋，营卫不和）。

西医诊断：反复呼吸道感染。

治法：养阴清热，调和营卫。

处方：分手阴阳100次，捣小天心49次，清板门500次，补脾经200次，掐心经30次，清肺经300次，掐少商50次，补肾经100次，摩心前区300次，摩心俞、肺俞、厥阴俞各300

次，揉扁桃体外方200次。

疗程：30次，每周6次，每日1次。

10月8日诊：精神可，纳差，气息粗，活动后气短，大便仍干燥，呈黑褐色，按上方加推大肠300次连续治疗。

11月2日诊：气短、叹息音消失，纳增，面色红润，爱活动，体格明显强壮。

12月2日：因其堂弟咳嗽来诊所，患儿家长说，患儿已上幼儿园一个月了，这次全家人轮流感冒唯他未染，家长说，没想到小儿推拿治疗效果这样好。

【思考】

1. 心咳之状是什么？

2. 咳与心功能有哪些关系？

（案例来源：《张素芳小儿推拿医案选》）

2. 颈椎病

刘某，男，58岁，2005年9月7日就诊。

主诉：颈部疼痛伴头晕，胸部闷胀感3个月。

初诊：患者3个月前因工作劳累感到颈部疼痛并头晕，继而出现胸部闷胀感，前往社区医院就诊，诊断为冠心病心绞痛。心电图检查无明显异常，含服硝酸甘油无明显好转，因怀疑为颈椎病。为求专科系统治疗，于2005年9月7日求治于我科门诊。症见：颈部疼痛，头晕，胸部时有闷胀感，睡眠不佳，面色不华，舌淡，苔白，脉沉细。查体：颈部肌肉痉挛，活动受限$C_{3~4}$、$C_{4~5}$棘突旁压痛（+），Hoffman征（-），X射线片提示：颈椎曲度变直，$C_{4~7}$椎关节增生，$C_{3~4}$、$C_{4~5}$椎间系变窄，椎间孔小。患者为老年男性，体弱久病导致气血虚弱，肝藏血，肾藏精，精能生血，血能生精，劳损太过。肝肾两虚，精血不足，不能濡养筋脉，筋脉失养而疼痛；血虚不能上荣，而见头晕，面色不华，气血不足；心失所养，而时有闷胀。诊为：混合型颈椎病（交感型、椎动脉型）。予手法治疗。

手法操作：先予揉捻法、滚法等预备手法松解痉挛的肌肉，再采用不定点旋转扳法治疗：患者取正坐位，术者立于患者身后，稍微侧身，用右手置于患者颌下，左手托住枕部，轻提并且做颈部旋转运动2～3次。然后上提，牵引向颈部，并使其保持中立位，牵引的同时将患者的头颈右悬至有固定感时，右手快速发力旋转颈部，此时即可听到一连串儿的弹响声，一般响声清脆者疗效为佳。之后以同样手法向左侧悬复一次。最后与劈发、散法、拿法归合法等善后手法，捋顺肌颈部肌肉组织。

复诊：患者颈痛症状明显好转，继续手法治疗，嘱其注意休息及适当做颈部锻炼，如以头书风字、回头望月等。5诊后临床症状消失。

【思考】

1. 交感型颈椎病致颈性心绞痛与冠心病、心绞痛的区别？

2. 交感型颈椎病致颈性心绞痛的特点？

（案例来源：《当代名老中医典型医案集针灸推拿分册》）

学习小结

挤压类手法的特点是以对称性用力按压或捏拿的方式作用于机体，刺激既柔和又深透。操作时注意宜垂直用力，使刺激缓缓透达体内。在学习中，要掌握挤压类手法的操作方法、动作要领及作用，注意摩擦类手法操作时的方向和特点。同时，要熟悉挤压类手法的注意事项、作用部位和临床应用，注意挤压类手法的分类和鉴别。对挤压类手法的沿革应有所了解。

（华北理工大学　李旗）

复习题

1. 按法的动作要领是什么？

2. 按法的注意事项是什么？

3. 压法的动作要领是什么？

4. 点法的动作要领是什么？

5. 点法和压法的区别是什么？

6. 拿法的临床应用如何？

7. 捻法的动作要领是什么？

8. 压法同按法的联系和区别。

参考文献

[1]李义凯, 蒋鹤松. 推拿学[M]. 上海: 科技出版社, 2016.

[2]赵毅, 季远. 推拿手法学[M]. 北京: 中国中医药出版社, 2016.

[3]林敏, 贾超, 林超雄, 陈兴华. 推拿按动脉法的源流与研究进展[J]. 光明中医, 2020, 35（22）: 3664.

第十七章　叩击类手法

本章导读

本章主要介绍叩击类推拿手法（拍法、击法、弹法和啄法）的定义、分类、操作要领、注意事项和临床应用。教学重点为叩击类手法的操作要领；教学难点为叩击类手法的临床应用。掌握叩击类手法的操作要领；熟悉叩击类手法的临床应用；了解叩击类手法的名医经验及现代研究进展；能注重推拿诊疗过程中医疗安全、医德修养和人文关怀。通过讲授，配合手法练习的模式，使学生更加了解推拿手法的起源与发展、通过名家经验及现代研究进展的探讨，促进学生创新思维能力和信息技术应用能力培养，激发学生学习推拿的兴趣。

第一节　拍　法

1. 概　念

用手掌或手指拍打受术部位的手法，称为拍法。

2. 操作方法

（1）掌拍法。术者五指并拢，掌指关节微屈，掌心微凹成虚掌，腕关节放松，以肘关节的屈伸发力，使手掌平稳地拍打受术部位。

（2）指拍法。术者手指伸直并拢，借用前臂力量，以中间3个手指的指腹轻巧而有节奏地拍打受术部位。

3. 动作要领

（1）拍法要求动作轻巧平稳而有节律。

（2）腕关节应放松，以前臂带动手掌。

（3）掌拍法的指面和手掌要同时接触受术部位。

（4）腕关节动作幅度不可过大，手指不可甩动，以避免受术者皮肤疼痛。

（5）可双手交替操作。

（6）掌拍背部用于肺部排痰时，要由下面上、由外到内地操作。

4. 临床应用

拍法具有促进气血运行、消除肌肉疲劳、解痉止痛及宣肺排痰等功效。手法接触面积大适用于肩背部、腰骶部和下肢部。治疗急性扭伤、肌肉痉挛、慢性劳损、风湿痹痛、局部感觉迟钝及麻木不仁等病证。掌拍背部和三指拍胸骨部法，有促进液排出的作用。

第二节　击　法

1. 概　念

用拳、掌、指和棒状工具叩击体表的手法，称为击法，分为拳击法、掌击法、指击法和棒击法4种。

2. 操作方法

（1）拳击法。术者手握空拳，拇指置于掌心，腕关节放松，以前臂主动用力，用下拳眼或拳心捶打受术部位，分别称为拳眼击法和拳心击法，还有一种以握拳的拳背击打的拳背击法，叩击时腕关节要挺直。

（2）掌击法。术者运用肘关节屈伸的力量，以手掌尺侧部、掌根或掌心着力，击打受术部位，分别称掌侧击法、掌根击法和掌心击法。也可两掌相合，以前臂的旋后运动做掌侧击法，称为合击法。

（3）指击法。术者手指略弯曲，五指分开成爪形，以腕关节的屈伸发力，五指指端同时叩击受术部位。另有一种两掌相合，两手拇指、环指和小指相扣，以前臂的旋后运动发力，以示指、中指侧面叩击受术部位的手法，称为二指侧击法。

（4）棒击法。术者手握特制的桑枝棒的一端，用棒体平稳而有节律地击打受术部位。每个部位连续击打3～5次。

3. 动作要领

（1）叩击时用力要平稳。

（2）拳击法和掌击法可单手操作，也可双手操作。

（3）指端叩击时，指甲应修短。

（4）拳击法和棒击法操作时应提前告知受术者，或注意轻重节奏，不可施加冷拳或冷棒。

（5）棒击法操作时，棒体一般应与肢体或肌纤维方向平行（腰骶部除外）。

（6）骨骼关节突起处慎掌击和指击，禁用棒击；后脑、肾区部位和小儿禁止拳击、棒击。

4. 临床应用

击法多适用于肩背和四肢部，具有通经活络，行气止痛和活血化瘀的功效，用于治疗软组织疼痛、肌肉痉挛、风温痹痛、头痛及头晕等病证。常用的操作法有拳击肩胛上部、腰背部和四肢，拳背击大椎，掌根击肩骨间部，合掌击项部、肩胛上部，掌心击头顶，五指击头顶，二指侧击前额，棒击下肢等。

应用案例

1. 咳嗽

赵某，女，5岁，2001年1月4日初诊。

主诉：咳嗽10余天。

现病史：每临睡前醒后剧咳，并作呕，有时呕出胶黏色白块儿痰，后咳平息，纳好，不知饥饱，不断要吃，小便正常，大便日两次，黏腻色绿，夜眠不安，呕吐后能睡。

查体：精神可，面色略黄，舌红苔黄腻，指纹紫滞，腹胀，两肺呼吸音粗，痰鸣音。

中医诊断：咳嗽（寒积咳嗽）。

治法：消积降逆，宣肺祛痰。

处方：揉板门300次，清大肠200次，云内八卦200次，补脾经200次，清肺经300次，掐揉四横纹各200次，小横纹200次，摩中府、云门各100次。

治疗第1次，清板门推约10 min后，咳剧呕吐，色白黏厚，吐痰及黏液一掌心，第2天晨又吐一次，量多还是黏稠，但咳嗽次数减少，精神活泼。经四次治疗基本不咳嗽、呕吐，大便日一次，色黄，质黏，两肺闻及少量痰鸣音。

【思考】

1. 胃与咳之间关系是什么？

2. 推拿处方方义是什么？

（案例来源：《张素芳小儿推拿医案选》）

2. 肩周炎

田某，男，54岁，2005年11月30日就诊。

主诉：肩背疼痛两年加重一周。

初诊：患者两年前出现肩背部疼痛，肩关节活动受限，热敷后缓解。一周前因天气变化又出现上述症状，2005年11月30日求治于我科门诊。症见：患者肩背部疼痛，夜间尤甚。肩关节活动受限，查体：肩部肿胀不明显，肩前外侧压痛（+），肩外展试验（+），X射线片：骨质未见异常。诊为：肩关节周围炎。予手法治疗。

手法操作：患者坐位，术者站患侧后方，一手握腕，一手扶肩，在拔伸力下做肩部摇晃。然后扶肩之手放在腋下，加大拔伸牵引力。在拔伸力下，下垂上肢向健侧内收。将患肢内收对侧肩部，同时扶肩之手在患处揉捻。继续使患肢抬高，绕到头顶，尽量使手靠近对耳部。绕过头顶，全部过程如梳头状，拔直上肢，另一手拇指在患处揉按、戳按。术者站在患者前方，一手握腕，一手扶肩，将患肢背手放在身后，尽量向上推按数次。助手托其腕部平伸上肢，术者以双手掌相对从上肢前后侧上下交替搓散，再从上下侧搓散。术者站在患侧前方，一手按住肩部，一手握其四指，抬肩至水平位，然后用力向斜下方拔伸，此为顿筋法。术者站在患侧，双手握住手腕部拔身抖颤。术者一手拿患侧腕部，另一手将用上肢捋顺法。最后以肩部的归结、顺散法放松肌肉组织。

复诊：患者肩背部疼痛症状减轻，肩部活动改善，继续手法治疗，5诊后临床症状好转，嘱其做肩部功能锻炼，注意防寒保暖。

【思考】

1. 简述肩关节周围炎的临床表现。

2. 简述肩关节周围炎推拿治疗作用。

（案例来源：《当代名老中医典型医案集针灸推拿分册》）

3. 髋关节滑膜炎

程某，男，6岁，1997年3月初诊。

主诉：患儿右腿痛，跛行6 h。

现病史：因坐拖拉机时，左腿搁置在右腿上4 h，于下车后即呼腿痛，并呈跛行，故来诊。

查体：痛苦面容，面色黄，呻吟，步行困难，平卧位上下肢相比，右下肢比左下肢长约1 cm。右侧髋上有明显压痛，四字实验阳性，屈髋实验阳性，髋关节后伸受限，舌红，苔薄白。

辅助检查：右侧髋关节X射线正位片，可见关节位置正常，无明显骨质病变。

中医诊断：腿痛（气滞血瘀）。

西医诊断：髋关节滑膜炎。

治法：活血化瘀，舒筋通络。

处方：居髎、环跳、鼠蹊、阳陵、五枢，以拇指揉以上穴位，第一次先轻手法治疗，10 min后可逐步加重，但以其耐受力度，然后以小鱼际滚法在髋关节周围及腹股沟儿深处，同时适当配合髋关节外展、屈伸活动。

本例患儿共经两次治疗，症状完全消失，行走正常。

【思考】

1. 髋关节滑膜炎临床表现是什么？

2. 预防与保健有哪些？

（案例来源：《当代名老中医典型医案集针灸推拿分册》）

学习小结

叩击类手法的特点是叩击拍打体表，击打劲力的收放自如和刚柔相济。操作时注意宜垂直用力，要有节奏感，击打后患者有轻松感。在学习中，要掌握叩击类手法的操作方法、动作要领及作用，注意叩击类手法操作时的力量和特点。同时，要熟悉叩击类手法的注意事项、作用部位和临床应用，注意叩击类手法的分类和鉴别。对叩击类手法的派别及其沿革应有所了解。

（华北理工大学　李旗）

思考题

1. 拍法动作要领是什么？

2. 拍法的注意事项是什么？

3. 击法的操作方法是什么？

4. 击法的动作要领是什么？

5. 叩法的操作方法是什么？

参考文献

[1] 李义凯, 蒋鹤松. 推拿学[M]. 上海: 科技出版社, 2016.

[2] 赵毅, 季远. 推拿手法学[M]. 北京: 中国中医药出版社, 2016.

[3] 刘江亭, 李永彦, 方方, 等. 推拿手法数字化研究进展[J]. 山东中医药大学学报2018, 42（5）: 463.

第十八章　振动类手法操作

本章导读

本章主要介绍振动类推拿手法（抖法和振法）的定义、分类、操作要领、注意事项和临床应用。教学重点为振动类手法的操作要领。教学难点为振动类手法的临床应用。掌握振动类手法的操作要领；熟悉振动类手法的临床应用；了解振动类手法的名医经验及现代研究进展；能注重推拿诊疗过程中医疗安全、医德修养和人文关怀。通过讲授，配合手法练习的模式，理解和掌握振动类手法推拿操作的技术要领、注意事项，培养学生的刻苦钻研、勇于实践和团队协作，促进学生创新思维能力和信息技术应用能力培养，更加理解劳动光荣和热爱劳动人民的感情思想。

第一节　抖　法

1. 概　念

握住受术者的四肢做连续、小幅度径向抖动的手法，称为抖法。有抖上肢、抖腕部和抖下肢法。

2. 操作方法

（1）抖上肢。受术者取坐位或仰卧位，双手握住受术者的腕部，将其上肢缓缓向前外侧起60°左右，然后小幅度连续的、频率较高的上下抖动，将抖动波向上传送到肩部。也可单手握住受术者掌部做左右横向抖动，要求将抖动波向上传送到肱三头肌。

（2）抖腕部。受术者取坐位，腕关节放松。术者站在其侧前方，双手拇指相对，横置于腕背横纹处，两食指相对，横置于受术者腕关节掌侧横纹处，双手拇指和食指用力捏住受术者腕关节上下横纹处，并做上下往返的快速搓动，带动腕关节频率较快的、连续的、小幅度屈伸运动。或者术者面朝受术者手指，双手拇指在上、四指在下握住前臂下段，做上下快速抖动，使腕关节产生小幅度连续的、频率较快的屈伸运动。

（3）抖下肢。受术者取仰卧位，下肢自然放松伸直。术者站在于其足后方，用双手握住受术者的踝部，向上提起并抬离床面，然后做连续的、小幅度的上下抖动，使抖动波向上传送到股四头肌及髋部。

3. 动作要领

（1）抖上肢的频率为每分钟200～250次，抖下肢的频率为每分钟100次左右。

（2）抖动频率要由慢到快。

（3）受术肢体要伸直，自然放松。

（4）操作时动作要连续不断。

（5）抖上肢的幅度较小，应控制在2～3 cm，抖下肢幅度稍大。

（6）术者操作时要保持呼吸自然，不可屏气。

（7）在抖上、下肢前，可先施以拔伸法和搓法。

（8）有习惯性肩关节脱位者慎用上肢抖法。

4. 临床应用

抖法主要用于四肢，以上肢最为多用，经常作为一个部位的结束手法。抖法有舒筋活血、通络解痉、滑利关节、松解粘连和清除疲劳的功效，对三角肌、肱三头肌、股四头肌等上、下肢肌肉的放松效果较好，可对肩关节周围炎、四肢关节部伤筋及四肢体运动性疲劳酸痛等病证起到辅助性治疗作用。

第二节　振　法

1. 概　念

以指或掌做垂直于体表的快速振动的方法称为振法，主要有掌振法与指振法两种。

2. 操作方法

（1）掌振法。受术者取坐位或卧位。术者站立或坐位，沉肩、垂肘放松上臂和前臂，五指自然伸直，以手掌根及五指指腹为着力点，将手掌面轻放于受术部位，前臂肌肉做静止性收缩，发出快速而强烈的震颤，使振动波通过掌心垂直作用于受术者体表。

（2）指振法。受术者取坐位或卧位。术者以中指端轻轻抵住受术部位，示指和环指屈曲并夹住中指，意念集中于指，前臂和手部的肌肉做静止性收缩，手臂发出强烈而快速的震颤，使震颤波沿着手指的轴线方向垂直作用于受术部位。也可示指叠于中指之上做指振法。

3. 动作要领

（1）振法的频率可高达每分钟700次左右，最低要求为每分钟300次。掌振法略快于指振法。

（2）前臂、掌指部必须静止性用力，即手部及前臂肌肉绷紧，外观无大幅度的关节运动。

（3）振动时手掌手指轻置受术体表，不要用力按压。

（4）意念集中在指端或掌心，呼吸自然匀称、不可屏气。

（5）术者可通过肘关节做缓慢的小幅度屈伸，使上肢的屈肌群与伸肌群交替紧张与放松，保持血流畅，以缓解疲劳，但施术压力要尽可能保持均匀不变。

（6）振法的振动波要垂直作用于受术体表。

4.临床应用

振法具有温经止痛、活血消肿、宽胸理气和温阳补虚等功效，多用于腹部、背部和腰骶部，指振法适用于全身各部腧穴。①掌振疼痛局部有温经散寒、消肿止痛的作用，可治疗软组织损伤肿痛、寒湿痹痛。②掌振腹部有温中健脾等作用，可治疗胃脘挛疼痛、呕吐、脾虚泄泻、便秘、痛经和月经不调。③掌振肩胛间区有宽胸理气、化痰畅肺的作用，用于治疗咳嗽痰多等肺系病证及心悸、胸痹等。④掌振小腹丹田和腰骶命门有益气温阳、调理冲任的作用，用于遗尿、怕冷、腰膝酸软、阳痿、早泄、前列腺炎、不育不孕、月经不调、痛经和闭经。

（华北理工大学　李旗）

应用案例

1.哮喘

王某，男，4岁半，2011年10月12日初诊。

主诉：哮喘反复发作4年余。

现病史：患儿出生两个多月时出现哮喘症状，在当地医院住院治疗，哮喘症状缓解，两岁后哮喘频发，症状加重，在原济南军区总医院治疗，每年住院7～8次，2009年11月开始，喷激素。两年后9月又复发，在原济南军区总院住院10 d，症状得到控制后出院，目前咳喘得到控制，每天喷两次辅舒酮，身体虚弱，纳差。夜间汗多，睡眠时间少，入睡困难，为预防哮喘反复发作，提高身体素质，要求推拿治疗。

过敏史：沙丁鱼、粉尘、冷空气均能诱发哮喘，父母均有哮喘史。

查体：发育，营养一般，精神好，面色白，双眼下睑有紫红色眼袋，舌红苔淡白，脉滑数，双肺呼吸音粗，偶闻及痰鸣音，未闻及哮鸣音。

中医诊断：哮喘（肺脾气虚）。

西医诊断：哮喘缓解期。

治法：宣肺健脾补肾。

处方：分手阴阳200次，补脾经600次，清肺补肺各500次，补肾经300次，揉中府100次，云门100次，揉定喘、风门、肺俞、厥阴俞各150次，每日一次，一疗程30次。

10月14日诊：推拿两次后睡眠平稳，纳一般，二便正常。推拿同前。

10月25日诊：昨开始轻微流清涕，黑眼圈儿较重，夜间兴奋不睡，一般到两三点后才睡，前方加捣小天心49次，摩心俞300次。

10月26日诊：睡眠安稳。

10月29日诊：夜间哮喘发作，持续半小时，家长按白天用的方法自行处理，半小时哮鸣音消失，渐入睡。

11月3日诊：面色白中透红有光泽，精神好，能正常上幼儿园。

11月4日诊：昨日其父想加强其活动量，夜间带其外出活动20 min。回家后，其母发现其心律快，测体温38.3℃，头晕，背部不适，半夜哮喘发，家长给揉定喘穴30 min，查体，体温40.5℃，面色白，昏昏欲睡，精神差，呼吸音粗，脉滑数。

处方：清天河水1 000次，水底捞明月400次，揉大椎、定喘各500次，清肺经300次，清板门500次。

11月15日诊：体温36.8℃，精神活泼，家长说，自出生以来第一次住院没用抗生素。

11月29日诊：哮喘未发，体重增加，身高由117 cm，增至119 cm。

【思考】

1. 肺脾气虚病机是什么？

2. 处方中补脾经、揉脾俞有何作用？

（案例来源：《张素芳小儿推拿医案选》）

2. 腰痛

王某，男，42岁，工人，2000年8月11日初诊。

主诉：腰腿痛两个月，近半个月症状加重。

初诊：本病源于两个月前搬重物扭腰，当时腰痛不重，次日清晨突然腰痛剧烈，不能活动，右腿放射痛，经某医院给服沈阳红花、手法按摩，症状稍缓解，但仍持续疼痛。近日症状加重。检查：患者平腰、略有侧弯，活动受限，前屈与后伸$L_{4\sim5}$棘突旁（右）压痛明显，并向臀部及右腿后外侧放射，腰背肌紧张。直腿抬高实验，左80°、右40°，右小腿外侧有麻木区，肌张力减弱，沿坐骨神经干有明显压痛。舌淡苔薄白，脉弦紧。CT扫描提示：$L_{4\sim5}$椎间盘突出，两侧隐窝狭窄。临床诊断：腰椎间盘突出症，腰痛血瘀阻滞。

辨证：腰伤后致督脉、足太阳膀胱经两经经气受阻，气滞血瘀，经络运行不畅，致腰痛似折，不可俯仰。治法：宜按摩法，按其经络，以通郁闭之气，摩其壅滞以散淤结之痛。

手法：刘氏两步十法。

第一步，运用按、压、揉、推、滚5个轻手法。

按法：术者以两手拇指掌侧面（指腹）自患者上背部沿脊柱两旁足太阳膀胱经的第二条经线，由上而下的按摩致腰骶部，连续3次。

压法：术者两手交叉，右手在上，左手在下，以手掌自患者的第一胸椎开始，沿棘突向下按压至腰骶部，左手于按压时稍向足侧用力，连续3次。

揉法：术者单手虎口张开，拇指与中指分别置于两侧肾俞穴，轻轻颤动，逐渐用力。

推法：术者以两手大鱼际，自下腰部中线向左右两侧分开推。

滚法：术者用手背或手背支撑指关节的突出部，沿患者足太阳膀胱经之两条经线，自上而下的滚动，至腰骶部时稍加用力，患侧滚至足跟部，反复3次。

第二步，运用摇、抖、搬、盘和运5个重手法。

摇法：术者两手掌置于患者腰臀部，推摇患者身躯，使之左右摆动，连续数次。

抖法：术者立于患者左侧，以双手握住其双踝，用力牵伸与上下抖动，使患者身体抖起呈波浪形动作，连续3次。

搬法：分俯卧搬法和侧卧搬法两种，俯卧搬法又分为搬腿法和搬肩法。

俯卧搬腿法：术者一手按压患者第3、4腰椎，一手托对侧膝关节，使关节后伸至一定程度，双手同时相对交错用力。恰当时可听到弹响声，左右各做一次。

俯卧搬肩法：术者一手按压于患者第4、5腰椎处，一手搬起对侧肩部，双手同时交错，用力左右各做一次。

侧卧搬法：患者侧卧，健肢在下伸直，患肢在上屈曲，术者立于患者腹侧，屈双肘，一种放于患者髂骨后外缘，一种放于患者肩前，相互交错用力，然后换体位，另侧再做一次。

盘法，分为仰卧盘腰与侧卧盘腿两种。

仰卧盘腰法：患者仰卧屈膝屈髋，术者双手握起双膝，使贴近胸前，先左右旋转摇动，然后推动双膝。使腰髋膝过度屈曲，反复做数次，继之以左手固定患者右肩，右手向对侧下压双膝，扭转腰部，然后换右手压患者左肩，左手向相反方向向下压双膝，重复一次。

侧卧盘腿法：患者侧卧，健腿在下伸直，患肢在上屈区，术者站于患者腹侧，一手从患腿下绕过按于臀部，前臂托笼患者小腿，以腹部贴靠于患者膝前方，一手握膝上方，前后移动躯干，使患者骨盆产生推拉动作，带动腰椎的活动。然后使患者屈髋，使膝部贴胸。术者一手向下方推屈膝部，一手搂住臀部，以前臂托高患肢小腿，在内旋的动作下，使患肢伸直。

运法：术者以左手握患者膝部，右手握其踝部，运用徐缓加提的运动手法，使患肢做屈曲伸展逐渐升高和略行拔伸的动作，运展的时间稍迟久为好。

手法后，患者卧床休息30 min。每天可有规律地做腰背肌锻炼，避免在腿伸直姿势下搬取重物，以防扭伤腰部，引起病情加重或复发，汗后避风冷，预防感冒，经上述手法治疗一次后，患者自觉腰腿疼痛减轻，腰部有轻松感，活动幅度略增大，直腿抬高左80°、右50°。

2000年8月13日复诊：患者自述症状明显好转，进行第二次手法治疗，术后反应良好，共经一个疗程（10次）手法推拿后，腰腿痛基本消失，脊柱侧弯纠正，直腿抬高双侧均达90°，已恢复正常工作。

【思考】

1. 腰腿痛临床病机是什么？

2. 腰腿痛推拿治疗特点是什么？

（案例来源：《当代名老中医典型医案集针灸推拿分册》）

3. 落枕

【案例】

季某，男，4岁半，2009年3月3日初诊。

主诉：颈项痛2 h。

现病史：晨起洗漱后突然哭闹叫喊"脖子痛"，头向一侧歪斜，不敢活动，故来诊。查体：患儿头向右侧歪成强迫式，前屈向左侧屈，左右旋转、后伸活动均受限，左侧胸锁乳突肌、斜方肌广泛压痛肿胀。

中医诊断：落枕（痹症）。

西医诊断：颈肩部肌纤维炎（左侧）。

治法：疏风祛邪。

处方：摩耳后高骨、桥弓、拿风池、肩颈，揉秉风、一窝风，时间12 min，治疗后头已能慢慢抬起。

3月4日诊：左侧颈项疼痛明显减轻，头基本能竖直。查左颈项及胸锁乳突肌轻度肿胀、压痛。治疗同上。

3月5日诊：诸症消失，活动自如。巩固治疗一次。

【思考】

1.小儿落枕病机是什么？

2.小儿推拿治疗落枕功用是什么？

（案例来源：《张素芳小儿推拿医案选》）

学习小结

振动类手法的特点是振颤频率较高，节奏均匀，动作连续性强。注意振法操作时手臂部不要有主动运动；颤法操作时前臂和手部要主动颤动，要有一定的压力；抖法抖动所产生的抖动波应从肢体的远端传向近端，抖动的幅度要小，频率要快。在学习中，要掌握振动类手法的操作方法、动作要领及作用，注意抖法、振法和颤法操作时的特点。

熟悉振动类手法的注意事项和作用部位，注意振法和颤法的区别。对振动类手法的沿革应有所了解。

（华北理工大学　李旗）

复习题

1. 抖上肢法的操作方法是什么？
2. 抖法的动作要领是什么？
3. 简述抖法的临床应用。
4. 振法的动作要领是什么？
5. 颤法的动作要领是什么？
6. 简述振法和颤法的区别。

参考文献

[1] 李义凯, 蒋鹤松. 推拿学 [M]. 上海: 科技出版社, 2016.

[2] 赵毅, 季远. 推拿手法学 [M]. 北京: 中国中医药出版社, 2016.

[3] 朱博文, 郭太品, 张骞, 等. 动物学实验中推拿手法及其量化标准的研究进展 [J]. 湖南中医杂志, 2017, 33 (12): 174-175.

第十九章 运动关节类手法

本章导读

本章主要介绍运动关节类推拿手法（摇法、拔伸法和扳法）的定义、分类、操作要领、注意事项和临床应用。教学重点为运动关节类手法的操作要领；教学难点为运动关节类手法的临床应用。掌握运动关节类手法的操作要领；熟悉运动关节类手法的临床应用；了解运动关节类手法的名医经验及现代研究进展；能注重推拿诊疗过程中医疗安全、医德修养和人文关怀。通过讲授，配合手法练习的模式，熟悉成人推拿的技能训练方法及临床应用；提升学生手法技能操作和应用水平，善于与患者沟通，对患者充满爱心，有较强的工作责任心。树立正确的劳动观点，养成良好的劳动习惯。

第一节 摇 法

1.概　念

将关节运动轴的方做被动的旋转运动，称为摇法。

2.操作方法

（1）颈椎摇法。受术者取坐位，颈部放松，头略前倾，术者站其侧后方，以一手扶持其顶枕部或后枕部，另一手托住其下颌部，两手协同用力，将受术者头部做顺时针或逆时针方向旋转运动，从而带动颈椎摇转。

（2）肩关节摇法。

①托肘摇肩法。受术者取坐位或仰卧位，上肢放松。术者站于其身侧，一手扶住近侧肩上部，另一手虎口轻扣其肘弯并托住肘部，使其前臂搭在术者前臂上，然后做肩关节顺时针和逆时针方向的环旋摇动。

②卧肘摇肩法。受术者取坐位，上肢放松，肘自然屈曲。术者站于其侧后方，一手扶住近侧肩上部，另一手轻轻握住肘部，由低到高做肩关节的环旋运动。

③握手摇肩法。受术者取坐位或仰卧位，上肢放松。术者站立其前方，一手扶住近侧肩上部，另一握住其同侧手掌，稍用力将其手臂牵引伸直，然后做肩关节顺时针和逆时针方向的环摇。

④大幅度摇肩法。又称运肩法。受术者取坐位，上肢自然放松下垂，肩关节略外展。起始姿势：术者两足呈"丁"字步立于其外侧，双手夹持住受术者前臂下端近腕部；术者以一手的手背和一手的手掌夹住受术者手腕，将其上肢缓缓向前上方抬起至水平位；继续前上举起，位于下方之手应逐渐旋前翻掌，当前上举至最高点时，翻掌之手以虎口握住其腕部；随即握腕之引导上肢从最高点向后下方下降至水平位，同时另一手以虎口顺势从腕部沿前臂、上臂下抹至肩上部，一手继续引导受术者上肢下降至起位置，从水平位下降的过程中，抹至肩部之手掌旋转180°，并继续以虎口沿其上臂、前臂下抹至腕部，回复到两手夹持腕部的起始姿势。如此周而复始，摇转若干圈以后，术者可旋转腰部调整步态，做反方向的大轴度摇肩法。

（3）肘关节摇法。受术者取坐位或仰卧位，上肢放松。术者一手手掌托其肘后部，另一手轻轻捏持其腕部，做顺时针或逆时针方向的肘关节环旋摇动。

（4）腕关节摇法。受术者取坐位或仰卧位，上肢放松。术者一手捏住其前臂下段，另一手捏住其手掌或手指，先略做拔伸，然后双手协同用力，在保持一定牵拉力的状态下，引导腕关节做顺时针或逆时针方向的环旋摇动。或术者一手捏住前臂下端，另一手五指分开于受术者五指相扣，双手配合，引导腕关节做双向环旋摇动。

（5）掌指关节摇法。受术者取坐位或仰卧位。术者一手捏住受术者手掌，另一手捏住某一手指，在稍做牵拉的状态下做掌指关节的双向环旋摇动。

（6）腰椎摇法。

①俯卧位腰椎摇法。受术者俯卧，双下肢并拢伸直。术者一手按于其腰部，另一手从其双膝下穿过，将双下肢托起，引导双下肢做双向环旋摇动，逐渐加大摇转的幅度。

②坐位腰椎摇法。受术者取坐位，双手十指相扣并环抱于枕项部。术者站于其侧后方，一手按住其腰部，另一手从其肩前穿过，以手掌扣住其项部，两手协调用力，引导受术者腰部做缓慢的环旋运动，逐渐加大摇转的幅度。

（7）髋关节摇法。受术者取仰卧位，术者站于其侧，先一手扶其膝部，另一手握其足踝部或足跟部，先将一侧下肢屈膝屈髋，然后两手协同用力，做髋关节的顺时针或逆时针方向的环旋摇动。或术者一手前臂从受术腘窝下穿过，双掌抱住受术膝部两侧，做髋关节的双向环旋摇动。

（8）膝关节摇法。受术者仰卧，一侧下肢屈髋屈膝，对侧下肢伸直放松。术者以一手托住腘窝下方，另一手握住其足跟部或足踝部，做小幅度的双向环旋摇动。也可取俯卧位屈膝摇之。

（9）踝关节摇法。受术者取仰卧位或坐位，下肢放松伸直。术者站于其足后，以一手掌心托住足跟，一手捏住脚掌侧面，在稍用力拔伸状态下做双向环旋摇动。或受术者取俯卧位，一腿屈膝屈髋。术者站于其侧，一手握住小腿下端近踝关节部，另一手捏住其足趾部，双手配合做踝关节的双向环旋摇动。

3. 动作要领

（1）摇转的幅度应由小到大，并控制在关节的生理活动范围内，或在受术者能够耐受的范围内操作。

（2）摇转的速度宜慢，尤其是起始操作时速度要缓慢，受术者逐渐适应后稍微加速。

（3）操作要协调平稳，因势利导，适可而止。

（4）习惯性关节脱位、椎动脉型颈椎病、交感神经型颈病，以及颈部外伤、骨折等病症，禁止用摇法。

4. 临床应用

摇法具有舒筋活络、滑利关节、松解粘连等功效，适用于颈、腰、四肢等全身各关节部位，多用于治疗关节酸痛、各种软组织损害性疾病及运动功能障碍等病。如针对落枕、颈椎病和颈项部软组织损害，可用颈部摇法；肩关节周围炎、肩部软组损害，可用肩关节摇法；急性腰扭伤或腰肌劳损、腰椎间盘突出的恢复期，可用腰部摇法；膝、踝关节扭伤的恢复期、骨折后遗症等，可用膝、踝关节摇法。

第二节　背　法

1. 概　念

将受术者背起，对腰椎进行牵引、摇晃、振动及瞬间后伸的操作方法，称为背法。

2. 操作方法

术者与受术者靠背站立，双足分开与肩同宽，两臂从受术者腋下穿过，两肘勾住受术者两肘。然后屈膝、弯腰以腰骶部抵住受术者腰部，将受术者反背起，使其双足离地停留片刻后，小幅度左右摇晃或上下抖动数次，最后做一突发、快速的伸膝挺臀动作，常可听到腰关节的弹响声。

3. 动作要领

（1）术者应以部腰骶部抵住受术者腰部病变节段。

（2）受术者被背起时应自然呼吸，仰靠于术者背上，充分放松身体，两腿自然下垂，利用其自重牵拉腰椎。

（3）背法的关键动作是伸膝挺臀，伸膝挺臀动作的准备姿势是弯腰屈膝。

（4）操作时要根据受术者的体质、病情及耐受力调整挺臀的力量、速度，避免暴力。

（5）操作完毕将受术者缓慢放下时，须避免因体位改变而失去平衡。

（6）术者如身高明显低于受术者，可站在板上操作。

（7）对于腰部后伸时疼痛剧烈者，应适当减少瞬间后伸力度和幅度。

4. 临床应用

背法用于腰部，既可利用下肢重量对腰部进行牵引拔伸，又可增加腰部后伸屈度，具有舒筋解痉、整复错缝的作用。适用于腰部急慢性软组织损伤、腰椎间盘突出症及腰椎退行性病变出现的腰肌痉挛、关节紊乱等症的治疗。

应用案例

1. 颈型颈椎病

刘某，女，40岁，2005年10月19日初诊。

主诉：颈部不适两周。

初诊：患者两周前不慎受凉，继而出现颈部不适，活动不利，热敷后缓解，仍反复发作，为力求系统治疗，于2005年10月19日就诊。证见患者颈部不适，活动不利，颈肩背发僵怕冷。遇寒痛增，得温痛减，舌淡苔薄白，脉浮紧。查体：颈椎活动受限，僵硬，颈肌痉挛，C_4、C_5棘间，C_6、C_7棘突两侧有压痛，臂丛神经牵拉实验（-），X射线片提示：生理曲度变直，功能片提示：C_4、C_5段节段失稳。诊为：颈型颈椎病（风寒湿）。治疗：予手法治疗。

手法操作：先予揉捻法、滚法等预备手法松解痉挛的肌肉，再采用不定点旋转扳法治疗：患者取正坐位，术者立于患者身后，稍微侧身，用右手置于患者颌下，左手托住枕部并轻提，并且做颈部旋转运动2~3次，然后上提牵引颈部，并使其保持中立位，牵引的同时，令患者的头颈右旋，置有固定感时快速发力旋转颈部，此时即可听到一连串的弹响声，一般响声清脆者疗效为佳，之后以同样手法向左侧旋复一次。最后与劈发、散法和拿法归合法等善后手法，捋顺肌颈部肌肉组织。

手法后，患者临床症状好转，嘱其注意保暖，坚持做颈部练功。

【思考】

1. 病为颈椎病什么型？

2. 病因病机是什么？

（案例来源：《当代名老中医典型医案集针灸推拿分册》）

2. 腰痛

李某，女，57岁，2005年9月14日就诊。

主诉：腰部不适10 d。

初诊：患者10 d前因劳累出现腰部不适，时轻时重，劳累后加重，为求专科治疗，于2005年9月14日求治于我科门诊。症见：腰部不适，时轻时重，得温痛减，舌淡，苔白，脉弦紧。查体：腰部肌肉痉挛，无明显压痛点，直腿抬高试验（-）。X射线片提示：L$_{3\sim5}$椎体骨质增生。诊为：腰肌劳损（腰痛/气滞血瘀）。予腰部手法治疗。

手法操作：先以侧滚法、摩法、指揉法、散法或按压法等松解手法，松解紧张的腰部肌肉；再以三搬法调整紊乱的小关节：患者俯卧位自然放松，医者站在患者健侧。搬肩推腰：左手搬起患者肩部，右手在腰部患处推按。搬腿推腰：右手搬起患者大腿，左手在腰部患处推按。搬肩推臀：患者侧卧，上部腿屈膝屈髋，下部腿伸直，医者一手搬肩向后，另一手推臀向前，使腰部旋钮。推搬数次后，令患者放松，医者再逐渐用力，待有固定感时，突然用力推之，此时腰部常可发出响声，对侧同法再做一次。手法完毕，腰痛及时缓解。嘱其平日可做摇椅式、燕飞等腰部功能锻炼，加强腰背肌力量。

复诊：患者腰部疼痛症状明显减轻，治疗效果明显，继续手法治疗，巩固疗效，3诊后患者临床症状明显好转，嘱其继续坚持腰背肌锻炼。

【思考】

1. 腰肌劳损病机是什么？

2. 推拿治疗腰肌劳损的功效是什么？

（案例来源：《当代名老中医典型医案集针灸推拿分册》）

3. 抽搐

【案例】

张某，女，34岁。2005年4月28日初诊。

主诉：瞬间抽搐，反复发作30年。

初诊：其母代述，患者自幼反复抽搐，早期偶尔出现呆板目定少神，1~2 s即过，后来发作次数增多，入学成绩跟不上，到专科医生检查，诊为癫痫小发作，曾给药物治疗，但仍未见效果。现每天频发20到30次，每次2~3 s，结果发作时两目呆滞，意识不清，醒后除感头晕外都如常人一般。记忆力尚可，反应较迟钝。睡眠安，纳佳，二便正常。查体：脉滑，舌淡红，苔薄白，对话切题，计数尚准确，就诊时发作两次，先目神定，继而垂头闭目，身摇晃，唤之不知，约半分钟自醒，问之能答，只觉头轻微晕胀，疲倦过后，谈笑如常人，诊为风痰内闭之痫证。

此患者之痫病，起于幼年，与先天有关，惊吓所致则气机逆乱，精微不布，痰浊内生，上犯脑窍。《丹溪心法·痫》说："非无痰涎壅塞，迷闷孔窍"，故治疗以涤痰镇惊为主，以耳穴调理五脏。治法：祛风化痰镇惊。

处方：（1）风俯透哑门、风池、间使、阳陵泉每次20 min。

推背捏脊，10 min。

复诊：一次后日发作减至15～20次。去阳陵泉更丰隆，加耳穴交感、头、脑、肝、脾、肾、心，每周2次，治疗一个月后发作频率减至10次以下。但每次发作时间反长至半分钟左右，上方再加合谷、太冲、心、属、肝、属、脾、输、肾俞，三个月后发作1～2次，自我感觉良好，即报告参加医护班学习。半年来病情稳定，作业虽多，但能完成胜任，更每月治疗两次，巩固治疗。

【思考】

1. 抽搐推拿功用是什么？

2. 抽搐推拿方法是什么？

（案例来源：《当代名老中医典型医案集针灸推拿分册》）

学习小结

对关节做被动性活动，使其在生理活动范围内进行屈伸或旋转、内收及外展等运动，称为运动关节类手法。运动关节类手法为推拿临床常用手法，其性质属于被动活动。运动关节类手法主要包括摇法、背法、扳法和拔伸法。其特点是手法节奏明快，在临床如能运用得当，对某些病症往往能起到立竿见影的效果，不失为一种行之有效的手法。运动关节类手法应该是一种被控制的、有限度的、分阶段的被动活动，操作时要稳妥；该手法在操作时要预先确定治疗部位和范围，幅度的大小应根据病情恰如其分地掌握，一旦达到治疗目的，适可而止，操作时要准确；每个关节都有其一定的活动范围和运动方向，操作时要因势利导，不能超出其正常生理活动范围，更不能强拉硬扳，急躁从事，操作时要轻巧。运动关节类手法的实践性非常强，只有通过反复的练习和实践，才能真正达到由生而熟，熟而生巧的程度，乃至得心应手，运用自如的治疗效果。

（华北理工大学　李旗）

思考题

1. 大幅度摇肩法的操作方法是什么？

2. 摇法的注意事项是什么？

3. 背法的注意事项是什么？

4. 颈部斜扳法的操作方法是什么？

5. 颈椎旋转定位扳法的操作方法是什么？

6. 胸牵引扳法的操作方法是什么？

7. 腰部斜扳法的操作方法是什么？

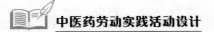

参考文献

［1］李义凯, 蒋鹤松. 推拿学［M］. 上海: 科技出版社, 2016.

［2］赵毅, 季远. 推拿手法学［M］. 北京: 中国中医药出版社, 2016.

［3］刘兰椿, 秦天歌, 鲁梦倩. 推拿手法安全性的研究进展［J］. 世界中医药 2020, 15（12）: 1832-1834.